Meurois-Givaudan

# Im Lande Kal

Anne und Daniel Meurois-Givaudan

# Im Lande Kal

## Der Weg der Essener

Aus dem Französischen von Clemens Wilhelm

KAILASH

KAILASH

Eine Buchreihe herausgegeben von Hajo Banzhaf

Die Originalausgabe erschien unter dem Titel
*Chemins de ce temps-là*


Die Deutsche Bibliothek – CIP-Einheitsaufnahme
Meurois-Givaudan, Anne:
Im Lande Kal : der Weg der Essener / Anne und Daniel
Meurois-Givaudan. Aus dem Franz. von Clemens Wilhelm. –
2. Aufl. – München : Hugendubel, 1994
(Kailash)
Einheitssacht.: Chemins de ce temps-là <dt.>
ISBN 3-88034-765-4
NE: Meurois-Givaudan, Daniel:

2. Auflage 1994



Umschlaggestaltung: Zembsch' Werkstatt, München,
unter Verwendung eines Motivs von Peter Strauss, Traunreut
Produktion: Tillmann Roeder, München
Satz: Fotosatz Otto Gutfreund, Darmstadt
Druck und Bindung: Spiegel Buch, Ulm-Jungingen
Printed in Germany

ISBN 3-88034-765-4

*Für Hildrec, Belsat und Lérina.*
*Für alle, die auf demselben Weg zurück sind und sich nicht mehr Essener nennen, weil das Jetzt ihre Speise ist.*

# Inhalt

# Vorwort

Fünf Jahre nach der Veröffentlichung der »Essener Erinnerungen« sind viele Blumen aufgeblüht. Nicht ohne Bewegung legen wir Dir, lieber Leser, heute den zweiten Band einer Arbeit vor, der ebenfalls die Frucht einer langen Lektüre der Akasha-Chronik ist, dem großen Buch der Zeiten, zu dem wir durch Zurücklassung des physischen Leibes Zugang finden.

Dieser Band ist nicht einfach die Fortsetzung des ersten, sondern dessen Weiterentwicklung. Die Vertiefung, die sich in diesem Buch ausdrückt, hat uns auf den Spuren des Joseph von Arimathia und Maria Magdalena in das Gallien der Jahre nach der Kreuzigung zurückgeführt.

Nicht anders als im vorangegangenen Werk sollen die Persönlichkeiten von Miriam und Simon nicht den Angelpunkt dieser Erzählung bilden. Jetzt wie damals sind sie die Zeugen verkannter – oder völlig ignorierter – Wahrheiten, denen die Aufgabe zufällt, diese auszusprechen. Deshalb wurde nichts von dem Folgenden romantisiert oder in irgendeiner Weise verzerrt. Es handelt sich also um einen getreulichen Bericht, gewissermaßen das »Reisetagebuch« zweier Menschen, die das Gallien des 1. Jahrhunderts durchwandert haben. Die Seiten der Akasha-Chronik, die wir nicht anders als mit größter Achtung aufblättern konnten, sprechen zu uns von einer Zeit, in der es den Begriff der Spiritualität noch nicht gab, weil das Heilige alltäglich war. Es handelte sich insbesondere nicht darum, »Papier zu schwärzen«, sondern im Gegenteil darum, es heller zu machen.

Eine solche Aufgabe setzt Verantwortlichkeit voraus, und wir sind aufrichtig davon überzeugt, diese im Hinblick auf die Ereignisse und die Menschen, die auf den folgenden Seiten zum Leben erweckt werden, gewahrt zu haben. Ziel eines solchen Werkes ist also nicht, um es noch deutlicher auszudrücken, eine fruchtlose Nostalgie nach einer Zeit zu nähren, die schön und kraftvoll, in der aber das Leben außerordentlich hart war. Ziel ist es vielmehr, ein Thema zu aktualisieren, das allzuviele unserer Zeitgenossen zu Unrecht als unzeitgemäß betrachten.

Nach diesem Eintauchen in die »Vergangenheit« vor 2000 Jahren scheint uns, daß dasjenige, was man die »Evangelienzeit« nennt, nicht einfach Geschichte ist, derer man sich für bestimmte Imaginationen bedienen kann. Es scheint uns vielmehr, daß die Energie, die diese Geschichte belebte und die sich, ob wir es wollen oder nicht, in jede unserer Körperzellen eingeprägt hat, heute mehr denn je gegenwärtig ist. Es geht uns nicht um die markanten oder auch scheinbar zweitrangigen Fakten, die in diesem Werk erwähnt werden und die Geschichte unserer Zivilisation beeinflußt haben (wiewohl einiges davon freilich dazu angetan ist, Historiker und Theologen in Aufregung zu stürzen). Es geht uns um Energie, sowohl was die heute in unserer Welt wieder gegenwärtigen Menschen betrifft, als auch was einen »Zeitgeist« betrifft, in dem ein und derselbe Atem weht.

Die Kapitel, um deren Transkription wir uns bemüht haben, dienen, um dies nochmals zu unterstreichen, nicht der Verklärung der Vergangenheit. Sie führen uns Situationen von gestern vor Augen, die in vielerlei Hinsicht in den heutigen weiterleben und uns Fingerzeige geben, damit wir uns besser auf die bevorstehende gewaltige Bewußtseinserweiterung vorbereiten können.

Sie dienen, kurz gesagt, keinem anderen Zweck als demjenigen, der wunderbaren Energie der Liebe zum Durchbruch zu verhelfen, die uns heute so beharrlich die Hand reicht, und ihr zu dienen.

Natürlich sind die Essener, Nazariten, Nazaräer und keltischen Stammesfürsten, die in ihrer Art die Baumeister jener Zeit waren, als solche lange tot. Was sie letztlich waren, spielt freilich kaum eine Rolle. Wir sollten die intellektuellen und doktrinären Streitigkeiten endlich hinter uns haben. Ihre Kräfte, ihre Seelen sind aber heute gegenwärtig, und durch sie müssen wir uns mit den vielen Gesichtern des Einen Lebens versöhnen.

Wenn dieses Buch nicht nur eine etwas größere Wachheit, sondern auch mehr Aktivität und Willenskraft in der Ewigen Gegenwart zuwege bringen kann, wird es nicht umsonst geschrieben sein.

Buch I

# I. Im Zauber einer Nacht

Als wir an diesem Morgen tastend am Boden unserer Hütte unsere wenigen Sachen zusammensuchten, rötete noch kaum der erste Schimmer der Morgendämmerung den Horizont. Durch die Türöffnung dessen, was unsere erste Unterkunft im Lande Kal gewesen war, sahen wir die ersten Nebelschleier über dem Volk der Binsen sich heben. Als weiße Mäntel breiteten sie sich sanft verfließend über die Weite des Wassers. In ihre feuchte Kühle mischte sich von Zeit zu Zeit noch der Geruch des mächtigen Feuers, das einige von uns die ganze Nacht über unterhalten hatten. Als Simon und ich auf dem schwankenden Holzsteg standen, das zum Festland führte, glimmte noch ein Häuflein rubinrot glühender Asche ... Die Umrisse menschlicher Gestalten, diejenigen unserer Gefährten, huschten um uns her, langsam und mit meditativen Gesten. Einige von ihnen hatten sich wohl entschlossen, den Rest der Nacht dort zu verbringen, in ihre Mäntel eingehüllt, um die Kraft der eben verklungenen Worte Josephs[1] in ihren Herzen nachschwingen zu lassen und festzuhalten.

Den Beutel aus grobem Leinen und Wolle umgehängt, gingen wir mit raschen Schritten auf sie zu, wie um die Betäubung eines zu kurzen und zu kalten Schlummers von uns abzuschütteln. Die Worte, die wir in dieser Nacht im Schein der Flammen empfangen und ausgetauscht hatten, die bis zum Himmel zu lodern schienen, erfüllten diesen Ort noch.

Der Tag des Abschiednehmens war gekommen; es galt nun, das Risiko einzugehen, das magische Band zu sprengen, das uns alle vereinte und uns fast eine Empfindung der Unverwundbarkeit gegeben hatte. In dieser Nacht hatte uns dies eine Stimme im Krachen des mächtigen Feuers gesagt, es uns immer wieder mit eindringlichen Worten wiederholt, die Stimme Josephs, hinter deren Festigkeit wir ein wenig die Sprache des Meisters zu erkennen glaubten.

Heute sollten wir also auseinandergehen, und die Erwartung dieses Augenblicks war uns so schwer, daß Simon und ich ihn nicht zu lange hinauszögern wollten. Wir würden unverzüglich

---

[1] Joseph von Arimathia.

gen Westen aufbrechen, wie es uns am Vorabend gesagt worden war. Bevor wir uns aber auf den Weg machten, wollten wir ein letztes Mal gemeinsam den Hauch der Stille und des Friedens in uns aufsaugen. Als wir uns der kleinen Gruppe näherten, sahen wir Miriam von Magdala immer noch dort stehen, wo wir sie vor einigen Stunden verlassen hatten. An einen Baumstamm gelehnt, schien sie sich nicht von der Stelle bewegt zu haben, mit einem langen Stock in den hellen Glutresten stochernd. Sie lächelte sanft und nickte leicht mit dem Kopf. Es war eine Geste, mit der sie unserem plötzlichen Drängen zum Aufbruch zustimmte.

Mit einer entschlossenen Bewegung griff sie jetzt in einen verschlissenen Leinenbeutel, der neben ihr auf dem Boden lag. Sie nahm einige Harzkörner heraus, die sie in die verbliebene Glut warf. Simon zog mich zu ihr hin, und wir setzten uns in ihre Nähe. Auf der anderen Seite der Glut begann ein Bruder, von dem wir wenig mehr als eine unscharfe Silhouette wahrnahmen, auf der Flöte zu spielen.

Es war der scharfe Klang jener Flöten von den Hügeln Galiläas, die das Leuchten der Mandelbäume und der Flachsfelder besangen. Unwillkürlich empfand ich angesichts der Worte, die noch in meiner Seele nachklangen, die dadurch erweckte Nostalgie als störend und unpassend, und ich überraschte mich dabei, wie ich einige Male mit leiser Stimme wiederholte: »Nein ... nein«.

Was in mir, was in uns beiden an diesem Morgen lebendig war, war das ernste und feste Gesicht Josephs, als er sich in der Mitte der Nacht unter uns erhob und unsere Gespräche unterbrach. Ich sehe ihn immer noch vor mir, seine Augen, über denen sich dichte, fast schneeweiße Brauen wölbten, seinen mächtigen Bart, der im Meereswind wehte. Obwohl er älter war als die meisten von uns, schien er mehr Feuer zu haben als unsere ganze Versammlung.

»Auf, meine Freunde«, rief er aus, wie um die uns bewegenden Fragen abzuschneiden, »ich glaube, daß dieses Land Kal jetzt von uns etwas erwartet. Alle diese Nächte habe ich mein Herz befragt, und es ist mir klar geworden, daß unsere Zeit an diesem Ort abgelaufen ist. Ohne Zweifel seid ihr schon seit Wochen auf diesen Augenblick und auf diese Worte vorbereitet... Ich hätte mir gewünscht, daß sie von euch gekommen wären... Aber es ist klar, daß der Meister mir eine Aufgabe übertragen hat, der ich mich nicht entziehen kann. Deshalb sage ich euch: Es ist nun an der Zeit... Es ist nun die Stunde gekommen, daß wir in diese Welt hinausgehen müssen. Die Menschen dieser Gegend haben uns aufgenommen, wir leben jetzt unter ihnen, fast wie sie;

jeden Tag wurde ihre Sprache mehr die unsrige. Worauf wollen wir noch warten? Auf ein Zeichen des Namenlosen? Die Süße der Tage, die wir in dieser Gegend verbringen durften, darf uns nicht taub und blind machen, darf uns nicht die Türen des Schatzkästleins verriegeln, daß uns anvertraut ist. Sie schafft leicht denjenigen ein gutes Gewissen, die wissen oder zu wissen behaupten. Ich werde dorthin gehen, wohin er mich sendet... Nicht als Eroberer, sondern als der Priester, der ich in meinem Herzen bin... Ich möchte sagen, als Zeuge einer Kraft...«

Joseph hielt einige Augenblicke die Augen gesenkt, und wir sahen, daß ihn eine ungewöhnliche Bewegung erfaßt hatte, eine Ergriffenheit, wie wir sie an ihm noch kaum wahrgenommen hatten.

»... der Zeuge der Kraft, die jedem Menschen zum Erbteil gegeben ist«, wiederholte er, indem er sich wieder faßte. »Ich verhehle euch nicht, daß die Aufgabe, die uns erwartet, schwierig ist; wißt aber, daß ihre Schwierigkeit immer im Verhältnis zu der Klarheit sein wird, mit der es uns gelingen wird, in unserem Geist die Vision des Ziels aufrecht zu erhalten. Wenn das, was wir wollen, Brüder und Schwestern, unverfälscht bleibt, wenn dieser Wille nicht durch unser individuelles Wollen korrumpiert wird, wenn wir den Worten des Meisters treu bleiben, dann werden wir nicht versuchen, in den Herzen der Männer und Frauen von Kal eine neue Religion zu verankern... Denn ich versichere euch, wie er es mir gesagt hat, die Gefahr ist groß!

Bis jetzt konnte ich euch nur wenige Hinweise zu unserer Arbeit geben. Ihr habt mich mit Fragen bedrängt, als ich euch in der Nachfolge des Meisters bat, mir über das Meer zu folgen. Manche Fragen konnte ich nicht beantworten, andere habe ich vielleicht schlecht beantwortet, und ihr seid an meiner Seite gegangen, ohne mehr wissen zu wollen, sondern um besser zu verstehen. Dafür danke ich euch, aber ich sage euch auch ... hört mir zu. Hört, was ich euch jetzt sagen kann und was ich monatelang in meinem Geist ordnen und auf meiner Zunge bewegen mußte.

Wir müssen die Herzen der Menschen öffnen, ihr Bewußtsein befruchten, und wir müssen auch und letzten Endes diese Erde, die uns beherbergt, zum Sprungbrett in eine Welt machen, deren letzten Zweck unsere Brüder von Heliopolis kennen. Wißt, daß diese Welt auch eine Welt für den fleischlichen Menschen sein wird...«

Ich erinnere mich, daß wir in diesem Augenblick einander anblickten. Joseph sprach in Rätseln; statt unserem Geist Klarheit zu schenken, verwirrte er uns.

»Erinnert euch«, fuhr er fort, wobei er den Blick ganz nach innen zu richten schien, »erinnert euch an jenen Gegenstand, den ich euch einige Augenblicke sehen ließ, als wir gemeinsam an diese Küste segelten. Ich sage euch, Brüder, dieser Gegenstand ist kein Gegenstand... Es ist der Schatten, den ein Licht wirft, das viele Herzen tragen kann. Es ist ein Sonnenschatten, und mir ist die Aufgabe zugefallen, ihn zu einem genau bestimmten Punkt zu bringen. Verwundert euch nicht über meine Rede; seid euch von jetzt ab darüber im klaren, daß wir mit einer zweifachen Aufgabe in dieses Land gesegelt sind, einer nach dem Wort des Meisters, einer anderen nach demjenigen unserer großen Brüder von Heliopolis. Die erste besteht darin, wie ihr wißt, in den Weiten dieses Landes, die uns erwarten, die großen Prinzipien zum Keimen zu bringen, die uns bis jetzt gespeist haben. Seid euch im klaren, daß es hierfür die Pflugschar, nicht die Sichel des Schnitters braucht! Die zweite betrifft eine nicht weniger langwierige Aufgabe, die aber von anderer Art ist. Sie heißt Dynamisierung und gilt dem Leib dieses Landes Kal... Dynamisierung dieses fleischlichen Leibes; denn zweifelt nicht, ihr alle, die ihr mich hört, daß dieses Land ein Wesen mit Eingeweiden und einem Herzen ist. Seit heute schickt es sich an, anders zu strahlen, denn dieser Gegenstand, der keiner ist, dieser Sonnenschatten, den ich immerfort an meiner Seite trage, hat die Aufgabe, eine lange Spur auf den Straßen dieses Landes zu hinterlassen... Nicht auf den Straßen, über die unsere Füße gehen werden, sondern auf den wirklichen Straßen seines Leibes, in denen das Feuer einer gewissen Schlange loht... Wozu dies? Damit im Strom der Zeiten die Menschen sich erinnern und sich stets an einem Nektar laben können, der ihnen helfen wird, die Verkrustungen der Erde zu lösen.

Die Spuren, die wir in diesen Gefilden zu hinterlassen versuchen, sollen auch das Fundament einer konkreten Kraft sein, durch die dem Menschenvolk sein Werdegang erhellt wird.

Das Reich, das der Meister in unserer Brust erweckt hat, entzieht sich noch unserem Blick, doch seid gewiß, daß dies andere Reich, auf dem unsere Füße jeden Tag wandeln, ihm nicht entgegengesetzt ist, wenn wir nur seinen Sinn begreifen. An uns liegt es, daraus die Brücke zu schaffen, die es zu sein bestimmt ist.

Ich kann mich euch gegenüber hierüber nicht in klareren Worten ausdrücken, meine Freunde. Ich fühle mich hierzu nicht berechtigt. Euer Leben gleicht einem Mosaik; ihr hattet das Glück, das Schlüsselsteinchen zu finden; überlaßt es jetzt eurer Liebe und den Steinen des Weges, die übrigen Elemente zusammenzubringen.«

Nach diesen Worten war Joseph im Begriff, sich wieder zu setzen, als ein neues Leuchten seinen Blick erhellte, während seine Stimme milder und wärmer wurde. Er fügte hinzu:

»Vergeßt nicht, daß die Kraft des Kristos nicht den Stoff dieser Welt verachtet hat, vergeßt nicht, daß sie bereit war, einen Leib anzunehmen, um sich äußern zu können.

Wenn wir auf den Adern des Landes Kal wandern, können wir die Arme dieses Leibes ausstrecken.«

Lange Zeit sagte niemand etwas nach diesen Worten Josephs; sie führten uns um Jahre zu den Toren von Genesareth zurück, als wir die Lehren des Meisters selbst empfingen:

»Wenn die Reiche hier unten das Bild des Reiches des Vaters widerspiegeln werden, dann werden die Menschen wissen, daß etwas in ihrem Herzen gereift ist. Mein Leib ist wie meine Seele, und meine Seele bleibt meinem Geist ähnlich. Wenn das eine das andere hassen würde, wie könnte ich leben? So sage ich euch, daß eure Rechte eure Linke nicht verleugnen soll, und daß der Atem, der eure Brust belebt, lernen soll, die staubige Pflanze zu Euren Füßen zu segnen. Es gibt keinen Stein, dessen letztes Ziel es nicht wäre, sich zu meinem Vater zu erheben ...«

Das Rascheln von Kleidern riß mich aus meinen Erinnerungen; Simon und die anderen waren aufgestanden. Von der anderen Seite des Feuers winkte uns die Gestalt Josephs, undeutlich aus den knisternden Flammen hervortretend, mit abgemessenen Gesten, wie um uns zu sich zu bitten. Als wir uns an seiner Seite versammelt hatten, hatte er nach dem Brauch unseres Volkes den weiten Schleier aus weißem Leinen, der seinen Scheitel bedeckte, über sein Gesicht herabgezogen. Dies war das Zeichen, daß dasjenige, was er uns anvertraute, heiligen Gehalt hatte oder Teil eines zu hütenden Geheimnisses war. Nur Miriam von Magdala war außerhalb unserer Gruppe geblieben. Sie hatte sich zwar erhoben, doch schien es ihr wichtiger zu sein, das Feuer zu unterhalten, in das sie mit Entschlossenheit einige dicke Äste hineinwarf.

»Es ist an der Zeit«, sprach Joseph mit ruhiger Stimme, »daß ihr erfahrt, was euch aus verschiedenen Gründen verborgen bleiben mußte. Jene, die ihr dort seht, die den Namen Miriam aus dem Dorfe Migdal trägt, ist meine Tochter im Geiste, aber auch im Fleische. Ich habe immer befürchtet, daß eines Tages meine Aufgabe mich mit den römischen Machthabern in Konflikt bringen würde, und daß meine Kinder als erste gefährdet wären. Wenige wußten bis zu dieser Nacht um dieses Geheimnis, noch weniger sind es, denen es hätte anvertraut werden sollen. Ich habe dies mit dem Meister vor langer Zeit in dieser Weise abgesprochen, damit sich alles erfülle. Wenn ich euch dies heute anvertraue, dann deshalb, weil die Aufgabe Miriams nicht weniger schwierig ist als die meinige, und damit ihr ihren weiteren Weg im vollen Bewußtsein dessen, worum es geht, unterstützt.«

Stille trat zunächst nach diesen Worten ein, doch dann erhob sich Gemurmel in unserer kleinen Versammlung. Nur bei einigen wenigen von uns wie dem alten Zachäus zeigten sich Fältchen eines leichten Lächelns auf dem Antlitz, wie wenn sie schon alles gewußt hätten. Selbstbeherrschung oder einfach Mitwisserschaft... Es interessierte uns kaum, so beschäftigt waren wir mit der Frage, was dies alles zu bedeuten habe, wenn wir recht verstanden hatten. Es verging eine Weile, bis da und dort Lachen aufkam, in das schließlich jeder einstimmte. Wir hatten das Gefühl, daß ein kleines Körnchen ganz neuen Glücks ganz plötzlich unter uns gefallen war. Miriam, die immer noch am Feuer stand, begann ebenfalls zu lachen, glücklich wie ein Lausbub, der soeben allen einen Streich gespielt hat.

»Aber Joseph«, rief Simon aus, der meine Hand faßte und zugleich die Unruhe zu dämpfen versuchte, die durch unsere Erheiterung entstanden war, »Joseph, hast du nicht von deinen Kindern gesprochen? Gibt es denn noch jemand anderen unter uns, dessen Vater du bist?«

»Nein, Simon, nicht unter uns, doch habe ich auch einen Sohn, und ihr kennt ihn alle...«

Wieder wandten sich alle Blicke Joseph zu und unvermittelt, wie wenn das Lachen der Ernsthaftigkeit weichen wollte, wie wenn jeder ahnen würde, wie bedeutsam seine Worte sein würden, lauschte jeder...

»Es ist Eliasar, meine Freunde.«

Diesmal blieb jede laute Reaktion in unserer kleinen Gruppe aus. Das Bewußtsein für ein von Wesen, deren Existenz wir kaum ahnen konnten, sorgfältig gewebtes Geflecht stieg in unseren Seelen auf, und wir dachten an die vergangenen Jahre.

Eliasar, sagte ich mir ... deshalb konnten wir früher uns manchmal sein Verhalten Miriam gegenüber nicht erklären, als wir uns in Betanien bei Martha aufhielten! Eliasar ... den der Meister bald schon Johannes nennen sollte.

Niemand wagte es, Fragen zu stellen. Nicht, daß wir keine tausend Fragen gehabt hätten, die sich in unseren Augen spiegelten, sondern weil sich eine große Bewegung unserer bemächtigt hatte. Es war ein Gefühl, in das sich große Achtung und Bewunderung gegenüber Joseph mischten. Wieviele Dinge dieser Art mochte er noch im Grunde seines Herzens tragen, die vielleicht den Weg unseres Schicksals ändern könnten? Natürlich begriffen wir damals den Grund seiner Enthüllung noch nicht recht, die möglichen künftigen Folgen. Wir waren verwirrt und hatten nichts weiter als eine dumpfe Vorahnung...

Der gischtbefrachtete Wind des Meeres war allmählich aufgelebt. Er spielte mit dem hohen Gras und dem Schilf und trug uns von Zeit zu Zeit den verlorenen Gesang eines Nachtvogels zu.

»Wenn diese Nacht die letzte ist, in der wir so beisammen sein können, dann sprich weiter zu uns, Joseph, lehre uns!« bat schließlich der alte Zachäus.

Nachdem er diese Worte gesprochen hatte, erfüllten sich die Falten seines vom Wüstenwind gegerbten Gesichtes mit einem wunderbaren Leben. Wenn ich mir sein Antlitz heute in Erinnerung rufe, scheint es mir, als hätten sie ganz alleine unsere Sehnsüchte, unsere Wünsche, unseren Willen ausgedrückt.

»Die Menschen von Kal sind es, die euch ab morgen lehren werden«, antwortete Joseph. »Glaubt nicht, daß sie niemals an der Quelle getrunken hätten, die euren Geist speist. Scheint denn die Sonne nur auf unsere Berge von Judäa? Es gibt eine Weisheit, die seit undenklichen Zeiten in das kleinste Fleckchen dieses Landes eingegraben ist, eine Weisheit, dessen Studium der Meister selbst nicht für gering erachtete. Als er noch klein war und bevor er sich in die Reiche des Ostens begab, bat er mich, ihn die Gefilde entdecken zu lassen, die ab morgen die euren sein werden. Haltet euch immer diese Wahrheit vor Augen: Ihr seid die ewigen Schüler des Einen. Ihr seid für immer dessen Schüler!«

»Hat aber der Meister nicht immer wieder gesagt, daß alle Menschen auf der Erde aufgerufen sind, ihm ähnlich zu werden, wie er zu handeln?« rief einer von uns aus.

»Bruder, Bruder lerne zuzuhören... Wieviele Male hat nicht der Meister selbst auch verkündet, daß er für immer Schüler seines Vaters, der unermüdliche Pilger des Großen Bewußtseins bleiben würde? Keine Lebensform unter dieser Sonne oder unter einer anderen hört auch nur einen Tag auf zu wachsen. Es gibt keine Manifestation des Lebens, und ich meine damit jede Keimung einer sich dieser Manifestation bewußten Liebe, die nicht die doppelte Funktion eines empfangenden Gefäßes und eines Labsal spendenden Kelches spielte. Meine Brüder und Schwestern, niemand entgeht dem Gesetz, daß wir, wenn wir die Eingeweihten der einen sind, immer auch die Schüler irgendwelcher anderer sind.

Wer wird von nun an euer Meister sein? Nicht mehr so sehr der Meister, an dessen Seite wir alle gewandelt sind und der mit uns das Brot gebrochen hat, als jener Vogel, den ihr vielleicht morgen am Wegrand auflesen werdet, oder auch jener Strauß Heilkräuter, aus dem ihr ein wenig Lebenssubstanz gewinnt.

Diese Worte sind hart für euch, ich weiß es. Habt acht, daß eure Sprache nicht das Ziel verfehle! Verhärtet euer Tun nicht hinter einem starren Bild des Meisters, das wir wahrgenommen haben. Er selbst hat uns dies immer wieder gesagt. Sein Name allein ist so wenig. Was wachsen muß, ist vielmehr das von ihm erweckte Prinzip, die unwandelbare Kraft der Liebe, die in ihm wohnt. Dieser Schatz ist der wirkliche Meister eines jeden, der Messias aller Herzen und aller Reiche. Habt ihr nicht begriffen, daß der Meister Jesus, dessen Füße wir geküßt haben, nicht so sehr auf sich selbst gewiesen hat, als vielmehr auf dasjenige, was in euch schlummert?

Ich wiederhole es, verfehlt nicht das Ziel. Das Wesen des Kristos ist es, das auch noch im Stoff dieser Erde erweckt werden will.

Tretet nun näher, denn unsere Wege sollen sich nicht trennen, bevor wir nicht ein letztes Mal miteinander das Licht geteilt haben.«

Joseph schlug nun einen Zipfel seines Schleiers zurück und holte vorsichtig aus dem wollenen Beutel an seiner Seite den Gegenstand heraus, den er uns schon auf dem offenen Meer hatte sehen lassen. Indes enthüllte er ihn nicht ganz. Er ließ uns nur hinter den Falten eines Stück weißen Leinentuchs dessen schlichte Konturen ahnen.

Als wir näher getreten waren, erhob er sich wortlos und schritt durch unsere Mitte, während wir auf dem Boden knieten. Vor jedem von uns blieb er einen Augenblick stehen und legte mit einer bescheidenen Geste die kleine Kugel aus weißem Leinen auf unseren Scheitel, den wir ihm entgegenneigten. Der Wind lebte auf, und als ich an der Reihe war, war ich voll zuversichtlicher Erwartung, daß sich meine ganze Seele für alle Zeiten mit einer Woge des Friedens füllen würde. Doch nichts Derartiges geschah; ich fühlte nichts weiter als einen leisen Druck auf meinem Scheitel und einen frischen Schauer, der meinen Körper durchlief. Als ich aufstehen wollte, begegneten meine Augen denen Josephs.

»Miriam«, schienen sie zu sagen, »beherrsche deine Gedanken; höre auf, die du soviel empfangen hast, noch mehr zu erwarten, denn jetzt ist die Stunde des Gebens gekommen ...«

Die Botschaft war klar, so klar, daß seine Worte an jenem Morgen immer noch ihr Licht in meinem Herzen entfalteten, als wir uns wieder zum Feuer gesetzt hatten.

Der Klang der Flöte riß mich schließlich ebenso leicht aus meinen Träumereien, wie er mich in sie versetzt hatte. Der Tag war angebrochen, und am rosafarbenen Himmel zogen lange Reihen von Vögeln mit klagenden Lauten dahin.

Miriam von Magdala erhob sich nun und ging, als sie sah, daß wir unsere Beutel geschultert hatten, zu einem großen Brotkorb aus geflochtenem Schilf, dem sie ein Fladenbrot und einen kleinen Klumpen Salz entnahm. Sie kam zu uns her und blieb schließlich bei einem Krug stehen, aus dem sie mit einem irdenen Kännchen ein wenig Wasser schöpfte.

»Seht«, sagte sie schlicht, während sie vor uns hintrat, »seht hier ein wenig Brot, Salz und Wasser; teilt es mit uns nach der Sitte des Volkes von Essania. Damit wollen wir diesen Tag segnen und uns auf alle Dämmerungen freuen, die uns noch erwarten...«

Miriam hatte das Wort ausgesprochen, das einzige Wort, das jetzt unsere Herzen und unsere Körper brauchten: sich freuen. Selbst in all dem Schweigen, das sie einen guten Teil der Nacht gewahrt hatte, hatte sie immer diese Freude in sich getragen wie eine Gegenwart, die sie heiterer und stärker machte.

Sie, die mit einigen anderen Frauen unseres Volkes seit jeher nach altem Brauch die Öle und Balsame bereitete, hatte jetzt wie nie zuvor den Namen »Tochter der Freude« verdient, den die Alten unserer Rasse denjenigen verliehen, die die Aufgabe hatten, der dichten Materie der Welt das subtile Feuer der Pflanzen einzuhauchen. Dies war auch der Name, der in den geheimen Ritualen denjenigen verliehen wurde, die ihr Leben der Energie der Mond-Sonne weihten.

Niemand konnte bestreiten, daß dieser Name in allen Regungen ihres Wesens zum Ausdruck kam. In dieser Freude des Herzens brachen wir nun das Brot, reichten wir einander das Salz weiter und teilten schließlich das Wasser aus demselben irdenen Kännchen.

Einige Brüder in Weiß aus dem Lande Kal, zweifellos von den Scherzworten angezogen, die jetzt hin und wider flogen, gesellten sich zu uns, und bald waren wir dreißig Leute, die das Gefühl hatten, ein Fest zu feiern.

Der Wind blies noch immer vom Meer herüber. Er hatte die Nebel verjagt, spielte ausgelassener mit dem Schilf und zerzauste unser Haar. Vielleicht wollte auch er uns drängen, schneller unsere groben Leinenbeutel aufzunehmen und den kleinen Pfad einzuschlagen, der sich irgendwo im hohen Buschwerk verlor. Die Arme kreuzten sich vor der Brust in einem plötzlichen gemeinsamen Antrieb – und kurz waren die Abschiede.

Es gibt Augenblicke, in denen die Natur am Handeln des Menschen teilhat. Es gibt Tage, an denen ihr Atem nichts weiter möchte als die unbedachtesten Antriebe in denjenigen zu entfachen, die ihren geheimen Anruf zu empfangen vermögen. Die Worte, die sie spricht, sind Bilder, die in den Gedanken der Menschen weben, damit sie sich ihrer Versprechungen erinnern.

Simon hatte meine Hand fest ergriffen. Erst als wir weit genug in das hohe Gras eingedrungen waren und der gerade Weg sich verloren hatte, erst dann wagten wir, uns umzudrehen. Über den Kolben des sturmgepeitschten Schilfs waren die zarten Konturen der Hütten schon verblaßt. Es war nichts mehr zu sehen, nichts als das Tintenblau des Himmels, wie der Ungewißheiten der Nacht ledig. Es war ein seltsamer Augenblick, in dem die Empfindungen der Leere und der Überfülle unser ganzes Wesen gleichzeitig ergriffen.

So schlugen wir entschlossen den Weg über das Land zu den Ebenen des Westens ein.

# II. Die Leute Benjamins

Lange Zeit blieben die Landzungen sumpfig, auf denen wir wanderten, so daß wir nur sehr schwer vorankamen. Die Binsen und das Schilf wechselten ab bald mit großen schlanken Bäumen, bald mit mächtigen Dornbüschen, durch die wir uns vorankämpften. Es gab dort eine ungeheure Vielzahl von Vögeln, die unseren Augen so ungewohnt, so fremd waren, daß wir immer wieder stehenblieben, um sie zu betrachten. Am zweiten Abend nach unserem Aufbruch erreichten wir schließlich festeren Boden. Es war mit Erde durchsetzter Sand, und eine neue Hitze brannte auf unseren Fußsohlen. Die kärgliche Vegetation, die sich hier dem Boden abrang, erinnerte uns an diejenige der Hügel unserer Kindheit: dieselben schütteren Grasbüschel, dasselbe spärlich belaubte Dorngestrüpp, von dem wir immer wieder unsere Kleider losreißen mußten, dieselben Sträuße blauer und gelber Blumen schließlich, die von der Sonne wie flachgedrückt waren.

Was uns hierhin geführt hatte, war eine Rauchfahne, die wir seit Stunden am Himmel beobachteten. Es mußte dort ein Dorf geben, ein Lager vielleicht... Wie, wenn es die Unseren wären, diejenigen, die uns einige Tage vor dem Aufruf Josephs verlassen hatten? Eine eitle Hoffnung dies, eine Hoffnung, die wir nicht aufkommen lassen durften. Hinter einem Wäldchen entdeckten wir schließlich nichts weiter als einige schäbige, aus Zweigen eilig errichtete Hütten, und eine Feuerstelle, deren Asche noch warm war.

Es erschien uns seltsam, daß hier jemand zu einer Stunde ein Lager verlassen haben sollte, zu der jedermann sich um ein Nachtlager kümmern würde. Die Fußabdrücke auf der Erde wiesen auf die Anwesenheit von einem guten Dutzend Menschen und einigen Pferden hin. Unwillkürlich tauchten in uns die Bilder bewaffneter Gestalten auf, Erinnerungen an jene kleinen römischen Trupps, die wir schon seit Jahren zu vermeiden versuchten. Der Ort behagte uns nicht, doch ließen uns unsere durchfeuchteten Kleider und unsere ermüdeten Muskeln keine andere Wahl, als die Nacht hier zu verbringen. Freilich, das Lager war besser als das Reisig des Abend zuvor, doch bedrückte uns der Gedanke an diejenigen, die es noch vor kurzem bevölkert hatten.

Zum erstenmal im Lande Kal fühlten wir uns wirklich in der Fremde. Diese neue Empfindung hatte aber doch auch etwas Anregendes. Es war, wie wenn wir nun endlich unserer eigenen Bestimmung entgegenblickten, in den Händen und im Herzen alles Gold der Welt, das wir austeilen sollten. Unter einem unsicheren Dach aus Reisigbüscheln und trockenem Laub umgab uns die Nacht. Unbekannte Düfte stiegen aus dem Boden auf, und die Strahlen des Mondes spielten ihr Spiel mit den tausend Schleiern, die Spinnen hier und dort ausgespannt hatten. Wir schliefen wenig, zu sehr erfüllt von jener Glut, die Joseph in uns erregt hatte, und von jener Nähe des Unbekannten, wo der Meister, dies wußten wir, unaufhörlich an unserer Seite gehen würde. Lange Stunden vergingen im leisen Gespräch.

»Wie seltsam ist doch diese Aufgabe«, sagte Simon, »daß wir von einem Meister sprechen sollen, der keiner sein wollte, und doch sollten wir seine Worte in goldenen Lettern in unser Herz schreiben...«

»Welch einzigartige Unternehmung«, fügte er hinzu, »sich an die Wurzeln des menschlichen Herzens zu wenden, sie nach und nach von den Krusten der Gewohnheit zu befreien. Glaubst du, Miriam, daß wir vom Meister sprechen können, ohne ›der Meister‹ zu sagen, daß wir in seinem Namen sprechen können, ohne seine Worte zu versteinern?

Glaubst du, daß wir die Sonne seiner Liebe ausgießen können, ohne ein neues Gesetz zu diktieren? Wir müssen uns um jeden Preis vom Buchstaben lösen. Wenn es sein muß, werden wir uns jede Nacht ein neues Obdach suchen, damit die Kraft, die in uns wohnt, nicht der Erstarrung verfällt... Seien wir also wie der Bach, der sich auch vom klirrenden Frost nicht aufhalten läßt. Ich weiß nicht, wohin uns dies in diesem Leben führen wird, aber ich weiß jetzt, welchen Weg wir nicht gehen dürfen...«

Einige Tage vergingen, ohne daß uns andere Menschen begegnet wären als einige Familien, die ihr Fleckchen Erde bestellten, oder Hirten mit ihrer Herde. Auch ein Trupp Bewaffneter kreuzte unseren Weg. Sie hielten einen Augenblick ihre kleinen, stämmigen Pferde unweit von uns an, vielleicht um uns genauer zu beobachten. Sie waren mit Lederriemen gepanzert und trugen prächtige gelblich schimmernde Felle. An ihrem Gürtel blinkten die Klingen gewaltiger Hirschfänger. Waren es Jäger oder Krieger? Möglicherweise beides zugleich. Ich war beeindruckt von dem Adel ihrer Haltung wie auch von der Fülle ihres Haars, das an dasjenige unseres Volkes erinnerte. Sie entfernten sich schließlich, wie sie gekommen waren, langsam, ohne das geringste Wort an uns zu richten.

Eines Morgens zogen Häuser aus Lehm, Ziegeln und Steinen, die sich im Grunde eines kahlen Tals duckten, unseren Blick auf sich. Als wir näherkamen, entdeckten wir, daß sie fast eine kleine Stadt bildeten, die teilweise befestigt war. Der unsichere Pfad, den wir gefunden hatten, mündete in eine breite, offensichtlich sorgfältig unterhaltene Straße, die teilweise gepflastert war. Dies war zweifellos ein Werk der Römer, jene Art von Leistungen, die bei uns unausweichlich ein zwiespältiges Gefühl der Bewunderung wie des Mißtrauens auslösten. Diese Straßen, die wir vom Ortseingang von Kapharnaum, von Tiberias oder Jerusalem her kannten, hatten wir immer sorgfältig vermieden, um Kontrollen zu entgehen. Wenn man auch zugeben mußte, daß man auf ihnen schneller von einem Ort zum anderen gelangen konnte, so konnte doch unser Volk nicht umhin, hierin eine Form der Erstarrung zu sehen, das Symbol eines Willens, alles im Leben zu reglementieren. Wir sagten immer, daß sie nicht im Rhythmus unseres Herzens schlugen, daß sie den Querwegen zu fremd waren, die unsere Seele liebte.

Als wir am Eingang des großen Marktfleckens schließlich den Fuß auf die großen Pflastersteine setzten, überkam uns fast wieder das beinah vergessene Gefühl der Furcht. Die Stadt erwies sich als sehr bedeutend. Seit wir uns ihr genähert hatten, begegneten uns ständig schwere Ochsengespanne. Dies erfüllte uns doch mit leiser Freude, hatten wir doch noch das Traben der fröhlichen Esel von Judäa im Gedächtnis ... Bald drang der Lärm eines Marktplatzes an unsere Ohren. Simon und ich erwarteten, daß das immer zahlreicher werdende Volk der Bauern und Händler, das sich am Eingang des Marktplatzes drängte, uns ansprechen würde, doch geschah nichts dergleichen. Jeder ging seinen Geschäften nach, ohne sich um den Nachbarn zu kümmern. Es galt, am schnellsten seine Getreidefracht voranzubringen, am kräftigsten seine mit Kisten beladenen Pferde anzutreiben! Anders als die meisten Bauten war das Tor, durch das wir in das Innere der Stadt gelangten, von zwei massiven Holztürmen und hohen Palisaden umgeben.

Das Ganze bildete einen einzigartigen Kompromiß zwischen der römischen Weltsicht und derjenigen, die wir allmählich als diejenige der Menschen von Kal erahnten.

Schon bei unseren ersten Schritten in der Stadt hatte uns die Pracht der Gebäude erstaunt. Die Straßen waren breiter als alle, die wir jemals gesehen hatten, und die meisten Häuser waren aus schönen Steinen oder sorgfältig gemauerten Ziegeln errichtet. Überall sah man Bewaffnete, in Metall und schweres Tuch gehüllt, und sie waren beinahe ebenso zahlreich wie die Händler.

Wir verstanden bald, warum unsere Anwesenheit kein Aufsehen erregte: Das Gemisch der Rassen und Völker war so bunt, daß wir keineswegs auffielen.

Bevor wir von Joseph Abschied genommen hatten, hatte er uns ausdrücklich aufgefordert, in die erste große Stadt in Richtung der untergehenden Sonne zu gehen, weil es in ihren Mauern eine alte Gemeinde von Menschen gäbe, die noch dem Gesetz Moses' anhingen. Diese lebten, wie er uns weiter erläuterte, dort schon seit vielen Generationen und würden uns möglicherweise bei unserer Aufgabe behilflich sein; außerdem sollten wir ihnen eine Sammlung Pergamentrollen übergeben, die die Annäherung erleichtern könnten.

Wir brauchten also lediglich diese Menschen zu finden und dann unser Herz sprechen zu lassen, damit diese fühlen konnten, daß sich der Blick des Meisters dem ihren zuwandte. Dies konnte weiter keine Schwierigkeit sein, ja wir durften wohl erwarten, daß sie sogar glücklich sein würden, zwei ihrer fernen Brüder empfangen zu können.

Wir waren wirklich recht naiv in unseren langen, vom Schmutz des Sumpflandes befleckten Kleidern und unserem wirren Haar, das alle wilden Düfte der Natur in sich trug. Wir mußten wohl eher den Eindruck abgerissener Bettler als denjenigen von Botschaftern machen.

Nachdem wir in der Menge den Weg erfragt hatten, gelangten wir durch das Gewirr der Gassen und Plätze schließlich in einen großen Hof, der, wie man uns versichert hatte, einem bedeutenden Rabbinerkollegium gehörte. Rings um uns ragten hohe, erdfarbene Mauern auf. Sie erschienen uns wie gewaltige Schutzwälle, die man hier errichtet hatte, um einen geheimen Schatz zu hüten. Die Gebäude waren in das Licht der Sonne getaucht, jener großen weißen Sonne, die die Augen blendete. Der ganze Bau wies seltsame, winzige Fenster auf, die alle von innen mit schweren Vorhängen verhängt zu sein schienen. Wir wagten nicht, zu rufen; wir legten die Hand über das Gesicht, um unseren Blick vor dem grellen Tageslicht zu schützen und blickten uns überall um, wo sich Leben zeigen könnte. Schließlich vernahmen wir das Knarren einer Türangel. Wir wandten uns um und sahen in einer Türöffnung die Gestalten dreier Männer. In einer Aufwallung der Freude legten wir die Hand auf das Herz. Die drei Männer zeigten keine Regung; keine Braue, keine Falte ihrer tiefblauen Gewänder bewegte sich.

»Brüder«, begann Simon zögernd und etwas verwirrt, »wir kommen von sehr weit her, um euch zu treffen. Möchtet ihr uns nicht empfangen?«

Die langen braunen Bärte bewegten sich, und die Gestalten bemühten sich einige Schritte zu uns her. Es waren Männer im reiferen Alter mit einer seltsam glatten Haut, wie wenn diese seit langem nicht mehr den sengenden Strahlen der Sonne ausgesetzt gewesen wäre.

»Was wollt ihr denn?« fragte kühl einer von ihnen, indem er uns mit einem metallenen Blick von oben bis unten musterte.

»Wir kommen aus dem Lande Judäa, von jenseits des Meeres, und wir sind von Joseph aus der Familie Arimathia gesandt, um euch große Dinge zu verkünden ...«

Simon hatte diese Worte in einem einzigen Atemzug gesprochen, von neuer Begeisterung ergriffen, die sein erstes Zögern zerstreut hatte. Ich meinerseits erlegte mir strengstes Schweigen auf. Die Männer, die dem Gesetz Moses' gehorchten, aber nicht dem Volk von Essania angehörten, würden es kaum schätzen, daß eine Frau im Gespräch das Wort ergriff. Der Augenblick schien mir nicht gerade günstig, gegen die Regel zu verstoßen ...

»Ich kenne diesen Menschen nicht, von dem du sprichst«, gab jener ungerührt zur Antwort, der an uns das Wort gerichtet hatte. »Aber nach euren Kleidern zu urteilen, habt ihr einen langen Weg hinter euch. Legt eure Sandalen ab und tretet ein.«

Dies war freilich rasch erledigt, denn wir hatten die Gewohnheit, barfuß zu gehen, weil wir glaubten, so den tiefen Atem der Erde besser spüren zu können.

Wir gingen an den drei Gestalten vorbei; während wir uns bückten, um die Schwelle der kleinen Pforte zu überschreiten, bemerkten wir erst den prächtigen Faltenwurf ihrer Kleider, den reichen Gewandschmuck in Form von Quasten und Troddeln.

Der Raum war nüchtern und fast kahl. Nur zwei Truhen aus einem sorgfältig bearbeiteten Holz standen in einer Ecke. Man geleitete uns rasch in einen zweiten, ebenso kärglich ausgestatteten Raum und schließlich in einen dritten, von dem aus eine kleine Treppe aus grauem Stein auf eine höhere Wohnebene führte. Irgend etwas, vielleicht die Art des Lichtes, vielleicht ein feiner Duft erinnerte uns an manche Sadduzäer-Häuser in den Gassen von Genesareth oder Bethanien.

Auf diesem Stockwerk war die Ausstattung eine völlig andere. Ein großer Teil der Wände war mit schwerem Tuch aus intensivem, teilweise fast indigoartigem Blau beschlagen. Geschnitzte Stühle, kleine, sorgfältig geglättete Holzbänke und ein langer, prächtiger Tisch, der mit fremdartigen Motiven bedeckt war, fanden sich hier in einer wohldurchdachten Ordnung. Hinzu kamen eine Vielzahl von Kissen und Matten, alles von größter Erlesenheit. Inmitten dieser Dinge war uns nur eine einzige

Sache wohlvertraut: Im Halbdunkel zeichnete sich, auf einen Wandbehang genäht, ein quadratisches Stück Stoff ab, auf das die Umrisse eines großen Schöpfungsbaumes aller Völker unserer Rasse aufgemalt waren. Dies war als diskretes, aber beziehungsreiches Emblem der letzte Beweis, daß wir an die richtige Tür geklopft hatten, und daß wir vielleicht die gleiche Sprache sprechen würden.

Die drei Männer, die allmählich ihre abweisende Haltung aufgaben und uns mit etwas mehr Höflichkeit behandelten, führten uns schließlich in einen Nebenraum, wo auf dem Boden einige Metallschüsseln und ein großer Krug standen. Man ließ uns dort zurück, damit wir unsere Waschungen vornehmen und ein frisches Gewand anlegen konnten, das wir säuberlich eingerollt zuunterst in unserem Beutel mitgenommen hatten. Als dies alles erledigt war, begaben wir uns wieder in den schönen, reich ausgeschlagenen Raum.

Es waren nun nicht mehr drei Männer, die uns hier erwarteten, sondern ein gutes Dutzend, die in eine offenbar angeregte Diskussion vertieft waren, wenn sie auch nur halblaut geführt wurde. Fast wie auf Befehl hefteten sich alle Blicke mit einem ebenso neugierigen wie eisigen Ausdruck sogleich auf mich. Ich begriff, daß meine Anwesenheit hier nicht nach dem Geschmack aller war. Niemand sagte indes etwas, und wir setzten uns auf dicke Kissen, die man uns zurechtgemacht hatte. Finger strichen durch lange braune und weiße Bärte, und einige Schleier wurden über Gesichter gezogen. Derjenige, der uns zuvor empfangen hatte, eröffnete das Gespräch.

»Ich heiße euch beide willkommen«, sagte er mit einer sonoren Stimme, in der unüberhörbar ein leiser Vorwurf mitschwang. »Ich verhehle euch nicht, daß nur eure Sprache, die ihr sprecht, und die in der Tat derjenigen sehr ähnlich ist, die wir in unseren Mauern gebrauchen, euren Aufenthalt hier ermöglicht. Wir pflegen keine Fremden zu empfangen, und ich meine damit Menschen, die unserer Wissenschaft und unserem Wissen fern stehen. Dieser Ort muß ein Ort des Studiums und des Gebetes für diejenigen bleiben, die treue Anhänger des Gesetzes des Ewigen sind... Mit welcher Absicht seid ihr also hier eingedrungen? Was habt ihr uns zu verkünden, wenn ihr so viele Monde gereist seid, wie ihr sagt?«

»Das Wort des Ewigen...«, erwiderte Simon kühn.

»Das Wort des Ewigen ist hier«, wies ihn ein noch junger Mann zurecht, indem er die Hand auf einige Rollen legte, die von einem Stoffband zusammengehalten wurden. »Behauptet ihr, diesem Wort etwas hinzufügen zu können?«

»Nein, doch der Meister, der unsere Schritte lenkt, erleuchtet es mit der Sonne des seinigen ...«

»Ist es jener Joseph, von dem du uns sogleich sprachst? Wir kennen ihn nicht... Wer ist dein Meister, daß er sich erkühnt, unsere heiligen Texte zu kommentieren?«

Ich senkte die Augen. Es wurde mir allmählich klar, wie schwierig die Aufgabe war, und welche Aggressionen sie wecken konnte. Ich hörte, wie Simon tief Atem schöpfte, wie um seine ganze Kraft zusammenzunehmen.

»Brüder«, sagte er, »wir haben keinen Meister in dem Sinne, wie ihr meint, und dasjenige, was wir euch mitteilen wollen, kommentiert nicht die alten Schriften; sein Wort verlebendigt sie, es sprießt an ihnen wie ein junges Reis.«

Einige ließen ein kaum unterdrücktes Lachen hören, und der junge Mann, der mit Simon sprach, legte den Kopf mit einem breiten, spöttischen Lächeln nach hinten.

»Wie kannst du uns Brüder nennen, der du eine so seltsame Auffassung vom Wort der Propheten hast? Wisse, daß das Wort des Ewigen für immer geschrieben ist; niemand kann ein Jota wegnehmen oder hinzufügen ... und gewiß nicht jener Joseph, dessen Ruf nicht bis zu uns gedrungen ist.«

Der junge Rabbi hatte dieses ›Hinzufügen‹ mit so beißender Ironie angesprochen, daß ich einen Augenblick glaubte, es bliebe uns nichts, als uns zu erheben und zu gehen.

»Yacub!« fiel nun derjenige ein, der uns hereingeführt hatte. »Lasse sie ausreden. Wenn eine Gotteslästerung oder Ketzerei vorliegt, muß es sich in aller Klarheit zeigen.«

»Bruder«, antwortete Simon, rasch die eingetretene Stille nutzend, »wenn ich euch Brüder nenne, dann deshalb, weil unsere Väter Brüder sind, und wenn wir euch die Geschichte des Meisters erzählen möchten, der kein Meister sein will, ist es nicht deshalb, um euch anzugreifen oder Verwirrung in Euer Herz zu gießen. Unser Beweggrund ist dieser: Die Schrift hat sich erfüllt, und dies hat unsere Schritte bis zu euch gelenkt. Erlaubt uns, uns frei zu äußern, denn derjenige, der in uns lebt, heißt Jeshua aus dem Stamme David. Er hat seinen Leib und seine Seele für die Erfüllung dieser Rollen hingegeben, die ich vor euch liegen sehe. So hört nun ...«

Und Simon erzählte die lange Geschichte unseres Lebens an der Seite des Meisters.

So lebten im Halbdunkeln dieses Raums wie unter dem Schimmer hundert prüfender Augenpaare die Wege Samarias, Galiläas und Judäas wieder auf, die Abende mit dem Großen Weißen Meister, die Wunder, die er vollbrachte, die größeren noch, die er aussprach, das Unverständnis der Menschen und schließlich das Geheimnis des Kristos. Tausendmal hatten wir diese Geschichte in der Stille unserer Nächte formuliert. Wir hatten ihren ganzen Zauber beschworen, indem wir einfach sagten: Dies habe ich gesehen, dies habe ich gehört, dies ist es, was mein Herz erfüllt... Und der Meister würde zu jedem sprechen...

Als Simon geendet hatte, erhob sich einer der Männer und verließ den Raum. Das Lächeln war von den Gesichtern gewichen, die Stirnen und die Züge hatten sich verfinstert.

Eine Stimme ertönte plötzlich unter einem weißen Schleier, der ein nach vorn geneigtes Gesicht bedeckte. Es war eine alte, aber noch feste Stimme. Ihre Worte fielen wie Beilhiebe:

»Seid ihr gekommen, um uns zu sagen, daß der Messias aller Völker Israels Jeshua heißt, und daß er euer Meister ist? Habt ihr deshalb diese Reise auf euch genommen? Es wäre mir lieb, Fremdlinge, wenn ich euch falsch verstanden hätte; eure Rede hat nichts mit dem Wort Moses' und der Propheten zu tun. Der König, der uns alle zu sich versammeln wird, wird seine Posaunen in alle Himmelsrichtungen ertönen lassen; er wird den Sturm über unsere Feinde entfesseln und den Willen des Ewigen allen reinen Menschen diktieren. Ist euch bewußt, daß ihr diesen Ort mit unverschämter Rede beschmutzt? Das Gesetz steht unverrückbar fest; ihr aber verhöhnt das Gesetz!«

»Aber von welchem Gesetz sprecht ihr«, konnte ich mich nicht mehr zurückhalten, entschlossen zu kämpfen, »dem Gesetz der Menschen oder demjenigen des Ewigen, von eurem Gesetz oder demjenigen des Namenlosen?«

Ein Sturm brach los. Empörtes Gelächter und Schimpfworte erfüllten den Saal und ergossen sich über mich. Dies war zuviel für sie. Wie konnte eine Frau sich erdreisten, in einer Diskussion das Wort zu ergreifen, das eine Wende zum theologischen Streitgespräch genommen hatte?

Im Bewußtsein, daß wir nichts mehr zu verlieren hatten, sprach ich unter dem besorgten Blick Simons weiter.

»Brüder, müssen wir nicht auf dieser Erde immer das Wort des Einen, in der Vergangenheit wie in der Zukunft leben?

Warum müssen diejenigen, die das Wort der Wahrheit überbringen, für ewige Zeiten die Sklaven alter Zeiten oder künftiger Epochen sein?

Warum müssen wir auf den Buchstaben pochen, wenn der Geist des Vaters uns unaufhörlich durchströmt?

Sagt mir doch, wer euer Meister ist? Wie nennt er sich? Sind es einige Steinscheiben, eine Pergamentrolle, oder ist es die Liebe, deren Sonne täglich euer Herz erfüllen möchte? Wir jedenfalls haben unsere Wahl getroffen.

Es gibt eine Weisheit, von der jeden Morgen unseres Lebens wir zu trinken uns entschlossen haben. Sie widerspricht in keiner Weise unserem alten Wissen, sie ist im Gegenteil dessen Feuer, Ursprung und Zukunft!

Der Meister, dessen Kraft wir hinaustragen wollen, ist der König unseres Herzens. Er ist dort eins mit der Quelle allen Lebens. Die Essenz, die ihn belebt, ist die Schönheit, die in den Tiefen eines jeden von uns schlummert. Glaubt mir, er braucht nicht an der Spitze menschlicher Armeen zu reiten. Wartet ihr auf einen wirklichen Herrscher? Sagt nicht, daß eure Weisheit so sehr beschränkt ist! Als wir durch diese Tür gingen, waren es die Enkel Jakobs, die Enkel Benjamins, die wir finden wollten, Menschen, die die direkte Verbindung mit dem Licht des Namenlosen aufrechterhalten hatten, und ihr wollt nun die Flamme versteinern...«

»Woher hast du das, was du da sagst? Wer hat dich dies gelehrt?«

Der junge Mann, in dessen Gesicht das Erstaunen geschrieben stand, war aufgesprungen.

»Ja, sage uns, wer dir von den Söhnen Benjamins erzählt hat«, murmelte bedächtig ein Alter, der bisher noch nicht in Erscheinung getreten war.

In seinem Ton entdeckte ich zum erstenmal eine Spur des Wohlwollens in diesen Mauern. In der Hoffnung, hier vielleicht einen Verbündeten zu finden, suchte ich unwillkürlich seinen Blick. Doch war es ein unsteter Blick, der mir ständig auswich, etwas verloren unter den dichten weißen Brauen. Ich hatte das Gefühl, daß ich mich zu weit vorgewagt hatte, und Simon, der mein Zögern spürte, beantwortete die Frage.

»Unser Bruder Joseph, mit dem wir das Meer überquert haben, hat uns ausführlich über euch unterrichtet, über eure Herkunft und eure Lebensweise in diesem Lande Kal. Vor langer Zeit hat das Volk von Essania, aus dem wir hervorgegangen sind, einen Bund mit den Söhnen Davids geschlossen. David und Benjamin waren Brüder vom selben Geblüt; so erstaunt euch also nicht, daß Wissen über euch an uns gelangt ist.«

»Hör' auf mit diesen Torheiten!« ergriff der junge Mann in scharfem Ton wieder das Wort, indem er die Schultern hob. »Wie könnt ihr behaupten, unsere Väter und den Grund unserer Anwesenheit hier zu kennen, wenn wir selbst versuchen, die Pläne des Ewigen in diesem Zusammenhang zu durchdringen? Wir glauben, daß das Studium des heiligen Wortes unsere Bestimmung ist, und es gibt keinen bevorzugten Ort für dieses Studium.«

»Ihr alle, die ihr die Texte der Propheten ehrt, wißt, daß die Menschen unserer Tradition seit undenklichen Zeiten schriftlich die Geschichte einiger unserer Väter und den Zweck eures langen Weges bis an diese Gestade weitergegeben haben!«

»Hinaus mit ihnen, wir wollen uns nicht länger solche Geschichten anhören!«

Drei weitere Männer erhoben sich nun mit geballten Fäusten. Das lange, sorgfältig gefaltete Tuch ihres blauen Gewandes erbebte in ihrer Raserei. Spott und Wut lasen wir nun in allen Blicken. Auch Simon erhob sich unverzüglich, und als er sich bückte, um seinen Leinenbeutel aufzunehmen, faßte ihn der mit dem braunen Bart, der uns hierhergeführt hatte, derb an der Schulter und schob ihn zur Tür.

Mir war, als hätte sich eine eisige Last auf mich gesenkt. Wie war es möglich, daß man uns so begegnete? Im Bruchteil einer Sekunde tauchte vor mir die weiße Gestalt des Meisters auf, wie er mit Feuer vor den Priestern des großen Tempels von Jerusalem sprach. War jene Energie in unserem Herzen, die er uns so gerne mitteilen wollte? Wir waren gekommen, um von Versöhnung, von Liebe und vom Licht zu reden, und ernteten blanken Haß!

Ich erhob mich ebenfalls mit dem Rest der Versammlung und beeilte mich, mich Simon anzuschließen, der nochmals versuchte, in dem anschwellenden Tumult etwas zu sagen.

»Ich bitte euch, Brüder«, sagte er, »hört uns noch wenige Augenblicke zu; wir kommen mit leeren Händen, um zu euch von dem Reinsten zu reden, was es im Menschen gibt ...«

Er hatte noch nicht ausgesprochen, als der junge Mann aus der Gruppe seiner Gefährten hervor auf ihn zusprang, ihn am Hals und am Gewand packte und grob gegen die Wand drückte.

»Geh,« murmelte er mit nur mühsam unterdrücktem Haß, »deine Welt ist nicht die unsere, und du hast hier nichts zu schaffen!«

»Was konnten wir euch von euch zeigen, daß ihr es nicht akzeptiert? Wenn dein Herz jetzt so verhärtet ist, mein Bruder, wie verfährst du dann beim Studium der Schriften unserer Väter? Ich habe dir gesagt, daß wir nicht gekommen sind, Verwirrung in eure Seelen zu gießen, und doch sage ich dir jetzt, daß ich mich freue, wenn wir es getan haben. Glaube nicht, daß ich dir dies im Groll sage; ich sage es deshalb, weil ich weiß, daß ein Gewissen, das nicht aufgerüttelt ist, ein schlafendes und nutzloses Gewissen ist ... Ein Mensch, der im Schatten seinen Wissens schlummert, gleicht einer Weizenähre, die auf dem Halm verdorrt. Die Gewalt, die mich deine Hand spüren läßt, belehrt mich darüber, wie sehr dein Herz leidet. Und woran könnte es leiden, wenn nicht daran, daß es die Sonne nicht kennt? Wenn wir es verwundet haben, ich wiederhole es, freue ich mich darüber, denn seine Wunde ist nicht schlimmer als diejenige der Erde, die das Mal der Pflugschar empfängt.«

Nach diesen Worten löste sich Simon langsam aus der Umklammerung und nahm ein zweites Mal seinen Beutel auf, der auf den Boden gefallen war. Ich schloß mich ihm unverzüglich an, und wir gingen ohne ein weiteres Wort zu der Steintreppe, die zum Erdgeschoß hinunterführte. Die kleine Versammlung blieb wortlos zurück, und in einem lastenden Schweigen gingen wir durch die Räume, um wieder in den Hof mit seinen hohen Mauern zu gelangen.

Bevor wir die schmale und niedrige Schwelle überschritten, die hinausführte, fielen unsere Blicke auf ein kleines Gemach, das durch einen schweren, purpurfarbenen Vorhang nicht ganz verdeckt war. Es war eine Art winziger Gebetsraum, in dem in einer Wand eine rechteckige Nische ausgehauen war, in der der vergoldete Schädel eines Stiers mit mächtigen Hörnern ruhte. Wir erhaschten kaum einen Blick davon, doch genügte es, um uns an jene kultischen Skulpturen zu erinnern, die wir noch vor kurzem in den Tiefen des Tempels von Heliopolis ehrfürchtig betrachtet hatten. Es war der Stier Mero, der für die Priester des Roten Landes das Symbol der irdischen Funktion der Mond-Sonne war; es war die Fruchtbarkeitsenergie, die die Sichelform der beiden Hörner des Tieres andeutete.

Die Fragen, die die Gegenwart dieser Skulptur in uns aufwarf, stürzten uns in Verwirrung, und als wir uns wieder in dem stillen und sonnendurchfluteten Hof befanden, wußten wir nicht, wohin wir unsere Schritte lenken sollten. Wir traten nun wieder auf die verlassene Gasse hinaus. Die Blicke, die wir tauschten, verrieten nichts als den gemeinsamen Wunsch, einen Ort zu finden, an dem wir uns wieder sammeln könnten.

Der Lärm aus den Krambuden, das Schreien und Rufen auf der Straße und ein Gewirr von Gerüchen drangen bereits wieder zu uns her. Nach wenigen Schritten ließ uns indes eine gebückte Gestalt innehalten, die sich unter dem Bogen einer schweren eisenbeschlagenen Tür befand. Ihre Haltung, die markanten Gesichtszüge ließen in uns keinen Zweifel aufkommen: Es war einer der Rabbiner, die uns soeben so übel zugesetzt hatten, der einzige von ihnen, der uns wenigstens einen Hauch Wohlwollen entgegengebracht und zuzuhören versucht hatte. Wir kamen nicht dazu, uns zu fragen, wie er in den schützenden Schatten jener Pforte gelangt war, denn er lud uns mit einer Handbewegung ein näherzutreten.

»Freunde«, flüsterte er, indem er Simon fest an einer Falte seines Gewandes faßte, »Ich kenne euren Namen nicht, ich weiß nicht genau, woher ihr kommt, aber ich spüre, daß ihr etwas Wahres gesagt habt. Tadelt meine Mitbrüder nicht zu sehr; Generationen sind verstrichen, seit sich unser Volk in dieser Gegend niedergelassen hat, und viele Dinge sind in dieser Zeit verlorengegangen, andere wurden entstellt. Eben weil sie dies wissen, haben die Meinen ihre Haltung verhärtet, um dasjenige zu erhalten, was von einem alten Wissen geblieben ist, das die Menschen einer anderen Welt uns hinterlassen haben. Ihr Herz ist vielleicht verhärtet, wie ihr ihnen gesagt habt, doch die Gewalt desjenigen, was ihr berichtet, hat ihnen den Boden unter den Füßen entzogen... Ich bitte euch, dies zu verstehen. Ich selbst weiß von meinen Meistern, daß wir alle aus dem Stamm Benjamin hervorgegangen sind, doch geht dies alles in der Nacht der Zeiten verloren, und wir haben uns auf dem Weg durch die Reiche des Ostens mit so vielen Völkern vermischt. Es heißt, daß wilde Kriegsstämme mit sehr weißer Haut sich unseren Frauen vermählt haben und unseren Rang erhöht haben. Wir wissen es also nicht mehr genau, aber ich glaube, daß in den Adern der Menschen dieser Stadt und der benachbarten Ebenen noch ein wenig Blut Benjamins fließt.[1]

Ich weiß, daß die Anführer einiger Kriegerstämme, die über die Gegend herrschten, dem Gesetz Moses' sehr treu anhingen. Ist dies nicht ein Zeichen?

Doch sagt mir, ihr erinnert mich, abgesehen von eurer Hautfarbe, sehr an jene Priester des Esus, die in unseren Bergen leben und manchmal zu zweit oder zu dritt die Stadt besuchen. Von woher kommt ihr genau? Habt ihr die Wahrheit gesprochen?«

»Wir haben die Wahrheit gesprochen«, antwortete ich einfach.

»Wenn dies so ist, erzählt mir von eurem Meister. Sagt mir, wie kann ein Meister es ablehnen, ein Meister sein zu wollen?«

Indem er leise diese Worte sprach, zog uns der Alte mit den dichten weißen Brauen näher zu sich heran; zweifellos fürchtete er neugierige Blicke oder einen scharfen Anruf.

Ich nahm schließlich seine Augen wahr, kleine, müde Perlen, die aber von Wissensdurst funkelten. Ich glaube, daß sie an diesem Tag ein wenig Balsam in mein verstörtes Herz gossen.

Einige Augenblicke lang schien Simon in sich neue Kräfte sammeln zu wollen; dann begann er zu sprechen.

---

[1] So könnte der Stamm der Sikambrer entstanden sein.

»Kannst du dir das Bild eines Meisters vorstellen, der keinen Diener hat? Er hat keinen Diener, weil er auf Gehorsamkeit verzichten kann. Kannst du dir das Bild eines Meisters vorstellen, dem nicht daran gelegen ist, geehrt und bedient zu werden, sondern der sich selbst mit Liebe erfüllen möchte, sich so sehr mit dieser Liebe erfüllen möchte, daß er nur eines möchte, an ihrer lebendigen Kraft teilhaben?

Es gibt, Bruder, in der Unendlichkeit der Welten eine Quelle des Friedens, die keinen Namen hat. Sie ist die Kraft, die das Leben keimen läßt und sich dem Herzen eines jeden mitteilt, wobei sie dennoch eines und unteilbar bleibt. Diese Quelle der Ewigkeit hat unser Bruder Jesus zu sich gerufen, daß sie sich in ihm ausdrücke, und sie hat ihn eine solche Dimension annehmen lassen, daß ihn die Energie des Kristos geadelt hat. Dies ist die Lehre, die uns gegeben wurde, dies ist auch der Weg derjenigen, für die die Liebe ein besserer Führer als die Furcht ist, für die auch die Erfahrung dieser Liebe die tausend Zeichen desjenigen verlebendigt, was die Menschen das Gesetz nennen. Dies ist es, was uns gelehrt wurde... Man braucht so wenig zu glauben; man muß vielmehr lernen zu erkennen. Man kann viel mehr geben als empfangen, denn wer Kristos in sich selbst erlebt hat, dessen Schatzkammer ist unerschöpflich.

Wir wollen dich nicht überzeugen, weder dich noch die Menschen dieser Stadt, denn dasjenige, was in uns aufzublühen beginnt, weiß sehr wohl, daß man den Willen zu lieben einem Herzen nicht aufzwingen kann, wie man einer Kohorte einen Befehl zuruft. Der Körper kann gehorchen, und das Herz kann Gehorsam vortäuschen, doch solange beide nicht den Wunsch haben, eins zu sein, wird es keinen Frieden geben...«

»Ja«, sagte der Alte, »ja... aber wenn dies alles wahr ist und ohne Trug, was tun wir dann mit den Büchern?«

»Vielleicht ist die Stunde gekommen, daß ihr sie nicht mehr auswendig lernt, sondern beginnt, sie zu lesen; vielleicht braucht ihr sie gar nicht mehr zu lesen, sondern müßt sie hören. Wollen sie wirklich nur zu euren Augen sprechen, mein Bruder?«

Der Alte erwiderte nichts mehr; sein Blick schien sich im Unendlichen zu verlieren, während seine Hand hinter ihm nach dem Holz der Tür tastete. Er trat einen Schritt zurück und drückte seinen Körper gegen die Tür, die sich knarrend in ihren Angeln drehte. Wir sahen, wie seine gebeugte Gestalt langsam zwischen den halboffenen Flügeln verschwand, und wir erhaschten dahinter gerade noch einen Blick auf eine Insel von Grün und scharlachroten Blüten.

Wir blieben allein zurück, im Herzen ein wenig mehr Stille, ein wenig mehr Zögern, ein wenig mehr Fragen. Simon legte die Hand auf den Beutel, den er an seiner Seite trug, und tastete nachdenklich nach den Schriften, die uns Joseph anvertraut hatte. Was sollten wir jetzt mit ihnen tun, wo sich die Dinge keineswegs so entwickelten, wie wir uns erträumt hatten?

Es blieb uns nichts anderes übrig, als uns einen Weg an den Marktständen vorbei zu bahnen und uns dem brausenden Leben der Menge zu stellen.

Auf unserem Weg durch die Stadt, unschlüssig, welche Richtung wir einschlagen sollten, hatten wir an diesem Tag das Gefühl, daß uns ihr Reichtum geradezu aggressiv entgegenschlug; überall kostbare Metalle, feine Töpferwaren und schwere Tücher. Waren es die Römer, deren Helme und Schwerter in allen Gassen schimmerten, die den Menschen von Kal jenen Sinn für Luxus gegeben hatten, oder trugen sie ihn schon in sich?

Auf einem kleinen Platz war ein Knabe neben einem Stapel von Hülsenfrüchten, deren Namen wir nicht kannten, unter den Augen der amüsierten Menge damit beschäftigt, einer Ziege einige Kunststückchen beizubringen. Als wir das Tier sahen, wie es auf den Hinterpfoten tanzte, mußten auch wir lachen, von der allgemeinen Heiterkeit angesteckt. Und dieses Lachen befreite uns von unseren schweren Gedanken; mit ihm begannen wir, das Leben dieser Männer und Frauen zu teilen, von denen wir nicht einmal wußten, ob sie uns überhaupt hören wollten.

Ein kleines Lied aus unserem Dorf kam mir in den Sinn, das etwa wie folgt ging: »Woher kommt ihre Freude, mein Vater, vom Anblick ihrer Sonne, von der Betrachtung des Ewigen? Woher kommt dein Durst, mein Sohn, hörst du auf deinen Körper, oder lauschst du deinem Herzen?«

Als der Tag sich neigte, beschlossen wir, die Tore der Stadt in der umgekehrten Richtung zu durchschreiten, um uns nach einem Wäldchen für die Nacht umzusehen.

# III. Auf inneren Pfaden

Wir gingen den ganzen darauffolgenden Tag in Richtung Norden. Eigentlich wußten wir nicht genau, welchen Weg wir einschlagen sollten; wir hatten einfach die Empfindung, daß uns alle unsere Kräfte nach und nach verließen.

Unsere Schritte waren schwer, und je mehr wir uns der blauen, geschwungenen Linie der Berge näherten, desto einsamer fühlten wir uns. Freilich, wir teilten eine einfache Mahlzeit mit einem Hirten, der seine Ziegen hütete, dann mit einigen Alten, die einen steinigen Acker am Hang bearbeiteten, doch kam es hierauf nicht an. Es war ja unser Herz, das fror, Hunger und Durst litt.

Die meiste Zeit des Tages waren wir von langen Reihen hoher Kiefern, die sich längs der Berghänge hinzogen, vor der stechenden Sonne geschützt. Ihre Kühle gab uns ein wenig von dem Frieden, den wir brauchten und half uns, die wenigen Gedanken wieder zu sammeln, die uns verblieben waren und die jetzt wie ein Häuflein Soldaten auf wilder Flucht versprengt waren.

Wie versprengte Soldaten! Dieser seltsame Vergleich war mir spontan eingefallen, und er schien einen Schlüssel zu dem Schmerz zu beinhalten, der uns quälte. Gegen Abend waren wir wieder ein wenig mit uns ins Reine gekommen und konnten uns beim Wandern allmählich Klarheit darüber verschaffen, was wir tun würden. Wir besaßen keine Karte von diesem Land; wir konnten uns einige Monate, bevor wir uns einschifften, nur flüchtig die ungefähren Umrisse des Landes Kal einprägen. Joseph hatte uns nur gesagt: »Ihr müßt unbedingt auf eurem Weg den Adern des Landes folgen, auf das ihr euren Fuß setzt, nachdem euch die allgemeine Richtung vorgegeben wurde.«

Hieran hatten wir uns gehalten; wir hatten uns bemüht, stets beim morgendlichen Erwachen einer unübersetzbaren Sprache zu lauschen, einer Sprache, die eine zweitausendjährige Pilgerfahrt völlig aus dem Gedächtnis der Menschen ausradiert zu haben scheint. Sie tauchte wie eine Art heiliger Instinkt auf, der uns alle wissen ließ, daß uns die Erde genau an jenem Punkt des Horizonts und keinem anderen brauchte, und wir sie. Der Meister selbst hatte nie anders gehandelt, und in langen Jahren hatte er uns immer wieder dieses Prinzip gelehrt.

»Ihr gehört mehr zur Erde, als daß sie euch gehört«, hatte er immer wieder gesagt, »und deshalb lade ich euch zu einer Vermählung mit ihren Kräften; deshalb sage ich euch auch, seid wie der Saftstrom, der in ihren Adern rinnt. Ob sie sich im Sand dahinwinden, ob sie den Zitronenbaum bewässern oder sich in die Schluchten der Berge einsenken – diese Adern sind wie eine Speise, die weiß, wie sie das Menschengeschlecht wachsen oder abnehmen lassen kann.«

Wir hatten versucht, uns daran zu halten, bis zu jener Stadt, zu jenen Mauern und zu jenem Kreis von Rabbinern. Und doch nagte jetzt der Zweifel an uns. Waren wir vielleicht der Aufgabe nicht gewachsen, war es vielleicht mehr eine Flucht, die uns in die Berge des Nordens trieb, als ein Anruf?

Mit diesen trüben Gedanken, die wie ein Herbstwind den letzten Rest von Selbstvertrauen aus unserem Herzen fegten, gelangten wir in einen Kastanienwald, in dem hohe Farnkräuter wuchsen. Erschöpft legten wir unsere Beutel und unsere Umhänge nieder und bereiteten unser Nachtlager. Aneinandergedrängt überfiel uns rasch die Nacht; sie erstickte die Gedanken, die wir in ihrer Stille weiterspinnen wollten und ließ unsere Muskeln unter einem Schleier der Feuchtigkeit erstarren.

Ein seltsames Leuchten riß uns aus unserem Schlaf, ein weißes Licht von solcher Helligkeit, daß wir zunächst noch mit geschlossenen Lidern von seiner Reinheit geblendet wurden. Noch bevor ich die Augen öffnete, hatte ich die unbeschreibliche Empfindung, daß es gleichzeitig aus dem Inneren unseres Körpers und von einer äußeren Quelle herstammte. Von einer Süße unwiderstehlicher Kraft geweckt, setzten wir uns fast gleichzeitig auf unserem Farnlager auf, die Augen fest geschlossen, von einer bangen Erwartung erfüllt.

Doch war es nicht die Sonne, die uns so liebkoste; niemals hatten ihre samtenen Strahlen einen solchen heiteren Glanz gehabt ... Ein Wesen in einem langen Gewand stand einige Schritte vor uns im Gras. Es war von einer solchen Aureole des Friedens umgeben, sein Lächeln war so süß, daß ich einige Tränen nicht unterdrücken konnte. Es blieb dort stehen, wortlos, und plötzlich war es, als ob der Wald zurückgewichen wäre. Ich hörte Simon mit tonloser Stimme murmeln: » ... der Meister!«

Im selben Augenblick erfaßte mich eine große Inspiration, und ich fühlte ein anderes Leben in meinen Augen. Die mächtigen Stämme der Kastanien, ihr dichtes Geäst erschienen mir ganz neu. Der Meister stand am Fuße von einem der Bäume. Er betrachtete uns wie eine Sonne, die alles von uns abwusch, was unserem Wesen fremd war. Ohne Zweifel, um uns die Wirklichkeit seiner Gegenwart zu beweisen, ging seine hohe Gestalt einige Schritte auf uns zu, und wir sahen, wie die langen Farnwedel sich unter seinem Schritt beugten.

»Meine Freunde«, vernahmen wir, ohne daß sich seine Lippen bewegten, »meine Freunde, warum diese Verwirrung in euren Herzen?«

Wir konnten nicht sprechen. Seit den intensiven Blicken, die wir in einer kleinen Schäferei in Galiläa ausgetauscht hatten, waren so viele Jahre in Erwartung des Glücks eines solchen Augenblicks vergangen... Und nun geschah es, gerade jetzt, wo wir uns am wenigsten würdig fühlten!

Der verdichtete Lichtleib des Meistern trat noch näher auf uns zu; seine Erscheinung war so deutlich, daß der Tau auf seinen Füßen eine Arabeske irisierender Perlen bildete.

»Meine Freunde«, wiederholte er, »was ist der Grund, daß ihr euch von einer solchen Verwirrung verzehren laßt? Ich glaube, in euch den verstörten Blick von Soldaten auf heilloser Flucht zu lesen. Muß ich dies so verstehen, daß ihr zu den Waffen gegriffen habt, um den Männern und Frauen dieses Landes mein Wort zu verkünden? Wißt aber: Wenn ihr einen Krieg führt, werdet ihr auf ewig die Besiegten sein. Ich sage euch dies für die kommenden Ewigkeiten: Wer in meinem Namen spricht, wird in den Sand schreiben, wenn er es im Geiste der Eroberung tut. Wer mein Wort annimmt, ist ewiger Schüler; niemals hat er den Blick des Wissenden, der sein Wissen aufzwingen möchte. Nur das Gesetz der Menschen kann aufgezwungen werden. Mein Gesetz aber ist kein anderes als dasjenige der Liebe, das man nicht verordnen kann; es sät sich aus und schlägt langsam Wurzeln. Seht in ihm nicht die Blüte eines Menschentraums, meine Brüder, es ist die Wirklichkeit, die wächst, während alles andere vergeht.

Glaubt mir also, es gilt nicht etwas zu erobern in meinem Namen oder demjenigen meines Vaters, ob dies in diesem Reich oder in anderen Welten ist. Wer die Rüstung anzieht, und habe er auch einen Strahl der Sonne in seinem Besitz, kämpft vor allem für seinen eigenen Ruhm; er fügt der Vielzahl der Schalen seiner inkarnierten Seele einen weiteren Panzer hinzu. Wißt, meine Freunde, daß der Rhythmus eures Weges, derjenige der Wanderschaft der Söhne des Kristos für euch, für sie niemals eine persönliche Angelegenheit sein kann, die es zu erledigen oder durchzusetzen gilt.

Der Hochmut des Menschen ist der gerissenste Gegner, dem er trotzen muß. Er wohnt in den geheimsten Winkeln seiner Persönlichkeit und nährt sich von tausend alltäglichen Dingen, aus denen sie sich zusammensetzt. Ich sage es euch und ich werde es euch für ewige Zeiten sagen: *Wer* spricht im Menschen? Ist es eine Maske, die ›es richtig machen‹ will, oder ist es die Kraft, die jenseits aller Kräfte ist? Möchten doch diejenigen, die sich die Sprache der Sonne zu eigen machen, ihre eigene Sprache aufgeben, denn sie sehen nicht, daß auch sie an der Dualität der Welten webt. Es gibt keine Niederlagen und keinen Sieg auf meinem Weg, denn dieser Weg führt in Wahrheit in den Kristos; er entspricht keiner der Wirklichkeiten, die die fleischliche Persönlichkeit baut, denn er *ist* die Wirklichkeit.

Meine Freunde, sprecht nicht soviel *von* meinem Namen als vielmehr *in* meinem Namen, denn in ihm gibt es eine Essenz der Freiheit, ein Feuer, das die Ketten schmelzen läßt. Niemand kann jemals eine solche Essenz schenken, denn sie blüht nur demjenigen auf, der die Großartigkeit des wahrhaftigen Herzens akzeptiert. Das Ziel scheint auf dem Wege auf, und die Initiation, die ich euch anbiete, ist der Weg selbst.

Ihr beide, Miriam und Simon, ihr erforscht euch, wie Millionen von Menschen es getan haben und wie es Millionen von Menschen noch tun werden. Wisset aber: Wer sich analysiert, tut dies immer äußerlich, er wägt und richtet; in Wirklichkeit, glaubt mir, ist er nicht in sich. Nur der sendet die Ewige Liebe aus, der in sich bleibt, der aus seinem Geist, seiner Seele und seinem Leib eine einzige Melodie macht. Begreift auch, daß in euch wie in allen, die die Essenz des Lebens zum Keimen bringen wollen, die Perlen der Sonne, des Mondes und der Erde vorhanden sind, die vereinigt werden müssen. Diese Vermählung wird den Adel der Menschen des Großen Friedens schmieden. Sie wird den Willen meines Vaters bis in ihren Körper wirken lassen, sie wird die Begierden der Maske zerbrechen, hinter dem täuschenden Äußeren der Ereignisse lesen können.

Sagt mir, meine Brüder, was sich in euch ausspricht, wenn euer Herz von Leid erfüllt ist? Beklagt ihr euer Unvermögen, den Ereignissen jene Wende zu geben, die euch richtig dünkt, oder beklagt ihr die Unkenntnis desjenigen, was noch schlummert? Wisset in beiden Fällen, daß ihr euch umsonst bekümmert, denn hat derjenige nichts Besseres zu tun, der sich selbst oder die anderen beklagt? Vergeßt nicht in dieser Stunde, in der euch eure Bürde schwer erscheint, daß jeder für den anderen ein Nichtwissender ist... Schlaf und Wachen sind nur Trugbilder; was ihr suchen und vom Grunde eures Herzens her sichtbar machen müßt, ist eine wirkliche Morgendämmerung. Eine Morgendämmerung, die nicht von dieser Welt ist, die ihr aber in dieser Welt aufleuchten lassen müßt. Diese Menschheit ist noch wie ein

Sämling, der nichts von der Blüte weiß, aus der er hervorgegangen ist. Rafft euch in diesem Augenblick zur Höhe eurer selbst auf, zum Kelch, in dem ihr ihr selbst seid. Erinnert euch, Brüder, erinnert euch an den alleinigen Frieden, der da ist, derjenige, den man nicht erzwingen kann!«

Der Meister verstummte, und die Stille, die er nun in uns senkte, ließ eine Freude in uns aufwallen, derer wir uns nicht mehr für fähig gehalten hätten. Wir verharrten so, wie mir schien, lange Zeit und betrachteten ihn unbeweglich, der diesen kleinen Winkel des Waldes, in dem wir für eine Nacht Obdach gesucht hatten, in Millionen Goldtröpfchen zum Schwingen brachte. Ich nahm bald nichts mehr wahr als sein Lächeln, das sich unauslöschlich in meine Seele einprägte; dann schlossen sich meine Augen, wie wenn die Erscheinung zu gewaltig wäre.

In diesem Augenblick drangen einige weitere Worte in unsere Herzen:

»Wenige Schritte von hier werdet ihr stromaufwärts am Bach, der euch begegnen wird, leicht ein altes Gemäuer am Felshang finden. Sucht in seinem Inneren; was ihr von dort mitnehmen werdet, wird euch als Geschenk für den nächsten Ort dienen, in den ihr gelangen werdet... Geht nun...«

Als ich die Augen öffnete, war die Gestalt des Meisters verschwunden. Es war nichts mehr um uns als das kristallene Schweigen des Waldes. An meiner Seite wandte Simon das Gesicht zur Erde, und sein heftiger Atem verriet seine tiefe Bewegung.

»Miriam!« rief er plötzlich aus, indem er sich aufrichtete. Und ohne daß wir noch ein Wort wechseln mußten, nahmen wir, von einer Woge der Freude getragen, in Eile unser Bündel auf.

Den Mantel hastig über die Schultern geworfen, stürzten wir in die angegebene Richtung. Ich erinnere mich noch, daß das Glück, das uns erfüllte, uns in einen beinahe hypnotischen Zustand versetzt hatte. Unser Geist kannte nur noch ein Ziel, unser Denken galt nur noch dem nächsten Augenblick, und dies steigerte die Genauigkeit unserer Bewegungen ins Ungeahnte und schien unsere Glieder empfindungslos zu machen. So eilten wir über Gräben und Felsen und stürzten uns ins Dickicht, ohne den geringsten Schmerz zu verspüren und ohne unseren Schritt zu verlangsamen. Es schien uns, als ob unser Körper nicht mehr zu uns gehörte, als ob es etwas gäbe, das mehr war als wir selbst, das die Fäden zog und unsere Körper mit einer gewaltigen Kraft auflud. Während ich lief, war mir dieser wunderbare Zustand ganz deutlich bewußt, und als er mitten im Geröll eines kleinen Sturzbachs zu Ende ging, ging mein erster Gedanke zum alten Zerah meiner Kindheit zurück.

»Siehst du«, sagte er eines Tages zu mir, »wenn der menschliche Geist in spontanen Kontakt mit einer göttlichen Quelle tritt, können seine Beziehungen zu seinem Körper denjenigen eines Schöpfers zu seiner Schöpfung ähnlich werden. Man kann ihn dann in einem Maße dynamisieren, wie du dir es kaum vorstellen kannst. Die Alten sagten, daß in diesem Zustand ein Glied, das man abtrennen würde, sofort wieder nachwachsen würde. Ich habe dies selbst noch nie erlebt, aber ich glaube sehr wohl, daß es möglich ist. Ist dir klar, Miriam, daß der menschliche Körper, den du siehst, nur das gröbste Wesensglied des Menschen ist? Halte ihn in Ehren, denn er ist das Gefäß, durch das du eines der Gesichter des Namenlosen erkennst, aber vergiß nie, daß die Sonne, die in ihm scheint, sein grenzenloser Baumeister ist. Es heißt, daß einst die Menschen unseres Volkes unter besonderen Umständen fähig waren, sehr große Entfernungen zurückzulegen, ungeheure Sprünge zu vollführen. Man sagt auch, daß nach geduldigem Bemühen ihre menschliche Seele zur Hälfte ihren Körper verlassen konnte...«

Der Sturzbach, bei dem wir anhielten, erwies sich als gewaltiger, als wir es uns vorgestellt hatten. Er ergoß sich in einer Vielzahl von Kaskaden über ein Gewirr grauer Steine von außerordentlicher Glätte. Ein Geflecht silberner Rinnsale toste zwischen Kiefern. Wir waren noch keineswegs erschöpft, und ohne auf unsere ohnehin durchfeuchteten Kleider zu achten, kletterten wir in Eile den Bachlauf hinauf. Ein Lächeln, rasch getauschte Blicke, eine ausgestreckte Hand genügten uns. Es schien uns, als ob an diesem Morgen schon alles gesagt gewesen wäre!

Nun aber begannen wir doch unsere Muskeln zu spüren, und das Klettern in den von den Wassertröpfchen glänzenden und wirr durcheinander liegenden Felstrümmern wurde immer mühsamer. Wir begriffen, daß nun unsere eigene Energie wieder die Oberhand gewonnen hatte. Aber was machte es, unser Gedächtnis war aufgefrischt worden, und das Wesentliche hatte wieder von uns Besitz ergriffen. Aus ganzem Herzen betete ich, daß diese Kraft bei mir bliebe, und ich sah nunmehr glückliche Stunden vor uns, auch wenn man uns steinigen würde!

Wir mußten nicht sehr lange klettern. Bald zog auf unserer Seite des Bachs, eingeklemmt zwischen gewaltige Felsblöcke unter verkrüppelten Bäumen, ein rissiges Gemäuer unsere Aufmerksamkeit auf sich. Wir begaben uns dorthin. Die Natur hatte zweifellos seit langem wieder Besitz von diesem Ort ergriffen.

Das Bauwerk oder vielmehr dasjenige, was davon noch übrig geblieben war, lehnte am Eingang zu einer Höhle. Es bestand aus drei kleinen Räumen, die durch niedrige Türen und Kletterpflanzen miteinander verbunden waren; die unterschiedlichsten Kräuter und Düfte entwickelten sich hier in glücklicher Harmonie. Als wir die Schwelle überschritten, nahmen wir sofort ein intensives Leben wahr, eine so befriedende Gegenwart, wie man sie manchmal im Inneren mancher Kirchen findet. Die Menschen des Volkes von Essania glaubten an die Existenz desjenigen, was sie die Engel der Natur nannten. Es waren für sie Wesen, die geschaffen waren, um dem Leben auf der Erde zu helfen, Wesen, die durch die Kraft der Gedanken einer Rasse geboren wurden, die weit älter war als die unsere, durch eine Kraft der Liebe, die niemals in unserer Welt gelebt hatte und im Umkreis der Sonne blieb.

»Es kommt nicht auf die Worte an, mit denen ihr all dies versteht und erklärt«, hatte man uns gelehrt, »wenn man sich den Kräften der Natur nähert, kommt es vor allem darauf an, sich von jenem Gedanken zu lösen, der immer mehr bei manchen von uns die Oberhand gewinnt, daß nämlich nur die menschliche Intelligenz zur Natur vordringen kann. Ob man die Seele eine Kraft, den Geist eine Energie nennt, ist nur ein Spiel mit Worten. Das einzige, was man niemals vergessen darf, ist, daß das Leben, denkend und wohlgeordnet, das ganze Universum durchzieht, und daß der Mensch auch dasjenige, was ihm die geringste der Lebensmanifestationen zu sein scheint, nicht mißachten kann, ohne sich ein wenig von demjenigen abzuschneiden, was es ihm erlaubt, er selbst zu bleiben.«

Nachdem wir die ersten Zweige zur Seite gebogen und unsere Lungen mit dem Frieden des Ortes vollgesogen hatten, begannen wir vorsichtig weiter vorzudringen. Außer jener magischen Atmosphäre, die an diesem Ort herrschte, schien nichts unsere Aufmerksamkeit erregen zu wollen. In dem kleinen mittleren Raum war vor einer Mauer, die teilweise den Zugang zu einer Höhlung im Fels verdeckte, nichts als ein niedriger viereckiger Tisch aus Stein zurückgeblieben. Er war in der Mitte gespalten und mit Moos bedeckt. Wir fühlten uns wie selbstverständlich von der Höhlung des Felsens angezogen und gingen um die Reste der Steinmauer herum, die sich hier abstützte. Man konnte in der Höhle nicht aufrecht stehen. Uns an die Worte des Meisters erinnernd, die noch in uns nachklangen, begannen wir, nachdem sich unsere Augen ein wenig an die Dunkelheit gewöhnt hatten, die Wände und den Boden zu untersuchen. Aber nichts ... nichts außer einigen Fledermäusen und Spinnweben. Der Fels bot uns überall dieselbe glatte Oberfläche dar, und es war schwer vorstellbar, daß hier irgend etwas verborgen sein könnte.

Keinen Augenblick zweifelten wir freilich an der Wirklichkeit desjenigen, was wir erlebt hatten. Wir tasteten uns weiter, von einer unerschütterlichen Gewißheit angetrieben. Wir versicherten uns schon gegenseitig die Bereitschaft zum Schwur hierzubleiben, bis unsere Entschlossenheit belohnt würde, bis wir vielleicht auch des Geschenks würdiger wären, das uns bestimmt war.

Was brauchten wir also in diesem Tempel aus Grün und Stein? Geduld, Vertrauen oder ein wenig Wagemut?

Es war nicht mehr notwendig, uns hierüber Klarheit zu verschaffen. Die Natur selbst war es, die unsere Blicke lenkte. Ein kleines Nagetier, das im abgestorbenen Laub und unter dem Reisig dahinhuschte, das über den Boden verstreut lag, zog einige Augenblicke unsere Aufmerksamkeit auf sich und schien dann im Boden zu verschwinden, genau unter dem viereckigen Steintisch. Simon, der auf den Resten eines Mäuerchens saß, stand sofort auf und begab sich zu dem Tisch, um die beiden Teile der verwitterten Platte zur Seite zu kippen.

Ich spüre immer noch, wie unsere Hände fieberhaft die Erde zwischen den vier Tischbeinen beiseite räumten. Unter dem Moos und der vom Wind aufgehäuften Erde lag eine kleine Steinplatte verborgen. An einer Seite hatte sie sich etwas gesenkt, wodurch ein Spalt entstanden war, durch den das Tier geschlüpft sein mußte. Die Finger Simons suchten sofort eine Stelle, an der sie zupacken konnten, und nach einigen Versuchen ließ sich der Block hochheben und zur Seite drehen. Wir erschauerten: es erschien eine Vertiefung, die in die Erde und den Felsen getrieben war, ein sorgfältig hergerichteter Hohlraum von einer Größe, daß gerade ein Kind hineingepaßt hätte. In der Mitte erblickten wir eine graue und staubige Masse, die uns zunächst völlig formlos schien. Es war ein Paket aus grobem, zerfasertem und verschlissenem Tuch, aus dem ein schier unerträglicher Modergeruch aufstieg. Wir verharrten einige Augenblicke unbeweglich und versuchten, unsere Gedanken zu ordnen... Unter den zerfallenden Stoffstückchen bemerkten wir schließlich etwas, das uns an ein Geweih erinnerte. Der Staub, der es bedeckte, hatte einen seltsamen Farbton; er schien mir nicht die Farbe von Tierhorn zu haben... von dem ich freilich selbst nicht genau wußte, wie es eigentlich aussah. Am Rand des Lochs kniend, bewegte ich schließlich zögernd einen Arm auf den Gegenstand zu und strich mit dem Finger leicht über dessen Oberfläche. Unter der Staubschicht leuchtete eine warme Goldfarbe auf. Durch diese kleine Bewegung änderte sich plötzlich alles, es war, wie wenn unser Fund plötzlich lebendig geworden wäre.

Simon faßte schließlich mit einer Hand entschlossen das ganze Paket und zog es aus dem Gemisch aus Erde und abgestorbenem Laub an die Oberfläche. Was noch von dem groben Tuch vorhanden war, ließ sich leicht ablösen. Was wir nun vor Augen hatten, war der schon vergilbte Schädel eines Hirsches mit gewaltigem Geweih, dessen Stangen säuberlich mit einem goldglänzenden Metall überzogen waren.

In diesem Augenblick, glaube ich, verschmolzen unser beider Seelen ... Ich hatte nur einen Gedanken, der mit einer ganz bestimmten Quelle verknüpft war, eine Idee, die Simon mit einem einzigen Wort ausdrückte, das seine Lippen formten: »Cernunnos!«

Cernunnos, die große Regenerationskraft, die die Völker des Nordens in der Gestalt eines Hirsches vergöttlicht hatten ... Wir erinnerten uns nicht, jemals ein solches Tier gesehen zu haben, doch die Beschreibungen, die der Meister uns von seinen Darstellungen gegeben hatte, bekräftigen unseren ersten Eindruck.

»Simon«, sagte ich, »dies ist das Bildnis eines Gottes, der für die Menschen dieses Landes und nach den Lehren des Meisters alles repäsentiert, was das Universum in sich an Auferstehungskraft trägt. Der Gott mit dem starken Geweih bezeichnet in diesem Land das Gesetz der ewigen Wiedergeburt. Alle, die sich an dem Blut laben, das in seinem Körper kreist, metamorphosieren sich selbst zu einem Kelch der Unsterblichkeit ... Erinnerst du dich?«

Wir mußten mit unserer Bewegung kämpfen ... Wir beschlossen, uns hier einige Zeit zu setzen, um zu meditieren und das Geweih mit der heiligen Funktion gebührend zu reinigen.

Ein kühler Morgen brach an, und der feine Regen, der nun einsetzte, zwang uns bald, uns in eine Felsnische zurückzuziehen.

»Wie klar nun alles ist«, murmelte Simon, als er vorsichtig das Gold einer der Geweihstangen polierte. »Durch dieses Geschenk erinnert uns der Meister einmal mehr daran, daß die Aufgabe, die uns gegeben ist, in Kontinuität zu erfüllen ist; daß wir um keinen Preis zerstören dürfen, um wieder aufzubauen, sondern vielmehr demjenigen, was bereits erbaut ist, eine Krone geben müssen. Wir haben es erfahren, Miriam, die Hoffnung auf die letzte Wiedergeburt des Wesens, das intuitive Wissen um diese Möglichkeit ist in den Tiefen aller Menschenherzen angelegt. Erinnere dich der Worte Josephs auf den Hügeln Jerusalems und denke daran, wie unser Volk selbst schon durch seinen brennenden Wunsch den Bericht von der Wiedergeburt des Meisters umgestaltet hat. Dieser Schädel liefert uns erneut den Beweis: Die Gewißheit der ewigen Rückkehr zu unserer Schwester Sonne ist der wahre Pilgerstab, der den Wanderern in allen Reichen dieser Welt Stütze auf ihrem Weg ist. Wir wissen, daß dies kein Traum ist.

Die Bekräftigung dieser Erkenntnis ist es, was alle, deren Glück dem unseren ähnlich ist, denjenigen bringen müssen, die ihren Weg kreuzen. Nichts anderes wird von den Menschen verlangt, die ein wenig von der Gegenwart des Kristos in ihrer Seele tragen!«

»Ich weiß es«, wiederholte ich, wie wenn mich etwas Überwältigendes zwänge, alles mit lauter Stimme und klarer als je zuvor zu formulieren, wie wenn endlich der Klang meiner eigenen Stimme in meinem Bewußtsein die Rolle des Bildhauers spielen sollte. »Ich weiß auch, daß die Zeit vorbei ist, daß man den Menschen sagt, sie sollten um des Glaubens willen glauben, denn das einfache Glaubensbekenntnis ist so oft die Mutter allzu menschlicher Dogmen, so oft auch der Bruder des Aberglaubens. Jetzt muß unsere Arbeit, die Arbeit all derjenigen, deren Herz ein Fenster zur Liebe ist, vor allem ein Schlüssel zur Erkenntnis werden. Und erinnere dich: Diese Erkenntnis ist nichts anderes als die unmittelbare Erfahrung des Einen inneren Lichtes!

Der Körper muß seinen eigenen Geist wiedererkennen, das Band mit ihm erneuern, statt Rituale auszuführen, deren anfängliche Kraft sich im Laufe der Jahre verbraucht.

Wieviele Männer, wieviele Frauen, Simon, glauben nur deshalb an die Ewige Sonne oder an alle die Attribute, die sie bei den einzelnen Völkern annimmt, weil ihr Vater, weil ihre Mutter vor ihnen daran geglaubt haben? Sie machen aus ihrem Glauben eine Statue... oder eine uneinnehmbare Festung im Inneren, in die sie sich selbst nicht hineinwagen...«

»Sie wagen sich nicht hinein, weil sie Angst haben, sich darin selbst zu entdecken. Nicht weniger groß aber ist die Zahl derjenigen, die gar nicht wissen, daß sie dort ein Stück Weges voranschreiten. Miriam, es scheint mir jetzt, daß alles klarer wird. Wir müssen vom Arbeiter sprechen, der der Mensch sich selbst gegenüber werden muß. Jeder muß begreifen, daß es seine Aufgabe hier auf Erden ist, den Lehmklumpen seines Leibes und seiner Seele zu formen. Wir alle haben vergessen, daß das Licht des Namenlosen sich nicht durch das Aufsagen von Litaneien erschließt. Es ist nicht die Durchführung eines Rituals, nicht die Achtung eines Dogmas, die die Pforten zur Heimstatt des Friedens öffnen kann, solange nicht unser Geist den Stoff befruchtet hat, durch den wir in dieser Welt leben, und zwar bis in seine unbedeutendsten Handlungen!

Bleiben wir kein braches Land, Miriam. Es ernte auf ihm, wer auch gesät hat, und es säe in ihm nur derjenige, der in sein Herz die Pflugschar eindringen ließ. Wir müssen alles tun, um dies weiterzugeben – ich sage nicht, um dies zu lehren, denn was ich vom Kristos verstanden habe, ist, daß man seinen Frieden nicht wie ein Patentrezept verordnet!

Die großen Symbole, die die ganze Erde erfüllen, helfen dabei, indem sie immer wieder unser verdunkeltes Gedächtnis erwekken und aufrütteln – so wie dieses Geweih. Siehe, wie die Form seiner Stangen an Keimung, das Streben zum himmlischen Reich und an ein Behältnis zugleich erinnert, einen wirklichen Kelch. Der Meister sagte auch, daß man in einem solchen Geweih einen Ort des bevorzugten Austausches zwischen den grobstofflichen und den feinstofflichen Wirkungen sehen könne. Für die Menschen dieses Landes stellt es, wenn ich mich recht entsinne, die Verheißung einer möglichen Befreiung dar, gewissermaßen die bildhafte Ausprägung der Berufung zum Höheren, den die Natur seit der Morgendämmerung der Zeiten in sich trägt. Ich glaube, daß Cernunnos eines der Symbole des zu vergöttlichenden Menschen ist, Miriam! Und ist es nicht gerade dies, wovon wir zu den Bewohnern von Kal reden wollen?«

Der Regen hörte auf. Wir verließen unseren Unterschlupf und suchten uns vorsichtig einen Weg zwischen den bemoosten Felstrümmern hindurch. Das Tosen des Bachs überfiel uns plötzlich wieder: Was wir soeben in unserer inneren Welt erlebt hatten, hatte uns seine Anwesenheit völlig vergessen lassen ...

»Je länger ich in diesem Land wandere«, sann Simon nach, während er an ein paar trockenen Zweigen Halt suchte, »desto klarer wird mir, daß das Wort, das der Meister von uns erwartet, ein eklatanter Verstoß gegen die Ordnung dieser Welt ist.

›Die Energie der Liebe, die ich euch wiederfinden heiße, wird durch den Gedanken, das Wort und das Handeln wiedergefunden. Das Wort ist die Grenzscheide zwischen dem Gedanken und dem Handeln. Es ist wie eine Kraft, die die Wirklichkeit der beiden Welten umgreift. Ihr werdet euch unablässig in seinem Gebrauch schulen müssen, denn ihr werdet im Angesicht der Menschen dieses Reiches erfahren, daß die Schwierigkeit darin liegt, vom Frieden in Worten zu sprechen, die kaum verhüllt eine Revolte bedeuten. Der Friede, den ich euch gebe, ist notwendigerweise ein Schwert, Brüder, auch wenn seine Schneide das Licht ist!‹

Es ist seltsam, Miriam, daß diese Lehre des Meisters heute so deutlich in meine Erinnerung tritt. Vielleicht habe ich ihre ganze Tragweite bis zu dieser Stunde nicht verstanden?«

So verging der Tag; wir schritten von Betrachtung zu Betrachtung, von Erinnerungen zu begeistertem Jubel, bereit, allem die Stirn zu bieten, alles zu verzeihen.

Schön waren die Berge, die wir durchstreiften. Die Milde der ersten Herbsttage umschmeichelte sie, nistete in ihnen. Immer wieder schlossen wir uns kleinen Gruppen von Männern und Frauen an, die offenbar wie Nomaden lebten, hinter sich eine Handvoll ungestümer Ziegen, die mit einer Vielzahl von Gerätschaften beladen waren.

Die meisten von ihnen trugen dichtes, zu Zöpfen geflochtenes Kopfhaar, das sie mit Asche bedeckt hatten. In ihrer etwas unbeholfenen Art, in weite Gewänder aus schlecht gegerbtem Leder gekleidet, zeigten sie bei der Begegnung mit uns eine gewisse Neugier. Das Hirschgeweih, das wir mit unendlicher Ehrfurcht trugen und das wir unmöglich verbergen konnten, schien ihnen freilich nichts zu sagen.

Wie viele Tage sind wir wohl so gewandert, bevor wir an einen Ort gelangten, der der angekündigte hätte sein können? Ich kann es nicht sagen. Ich habe nichts weiter in Erinnerung als ein großes duftendes Kohlenfeuer am Eingang eines Waldes, dann eine Gruppe bescheidener Behausungen aus Holz und Lehm, aus denen lautes Gejohle drang.

Hier war es nun an einem nebligen Morgen, daß wir schließlich unsere Beutel ablegten, von einer Schar lärmender Kinder umringt...

# IV. Die Leute von Kur

»Getz weck, getz weck!« schrie ein Mann mit rauher Stimme, der mit energischen Schritten auf uns zukam. Während er unaufhörlich diese Worte wiederholte, bückte er sich plötzlich, um eine Handvoll Steine aufzunehmen und sie in Richtung der Kinder zu werfen, die noch immer auf uns zustürmten.

Es nützte aber nichts, und bald gab es für uns kein Vorankommen mehr. Das eine befühlte sorgfältig unsere Kleider, das andere betastete mit geschickten Fingern den Inhalt unserer Beutel, und all dies war begleitet von lautem Gekreische. In ihren Blicken war unverhohlene Neugier, und ihr Lächeln spiegelte Schalkhaftigkeit und Zuneigung...

Der Mann war nun zu uns gelangt und versuchte immer noch, die kleine Schar zu zerstreuen. Zum Glück erschienen bald einige Frauen und ein paar Alte, die ihm schließlich dabei halfen. Die Sprache, in der sie sich dabei unterhielten, zerstreute bald unsere anfänglichen Befürchtungen: Sie ähnelte sehr derjenigen, die wir in Eile erlernt hatten; sie war vielleicht etwas rauher, weniger melodisch.

Sobald sich nun die erste Aufregung beruhigt hatte, kamen die Erwachsenen, die überrascht waren, daß wir ihre Sprache verstanden, und überfielen uns mit Fragen. Wir konnten nicht anders, als allen diesen Gesichtern antworten, die sich uns zuwandten. Diese meist mageren Leute mußten ihr Brot wohl der Erde hart abringen. Ihre zerfurchten Gesichter, die dunklen Pupillen ihrer Augen sprachen von Armut, aber auch einer tiefen Freude, einem stillen Glück.

Auch wenn uns dieser recht stürmische Empfang fast zuviel geworden war, faßten wir sofort Vertrauen, und wir fühlten uns beinahe wie zu Hause.

Inmitten einer großen Einfachheit und einer unbefangenen Spontaneität nahmen wir eine große Würde wahr.

Ein Mann von beeindruckender Leibesfülle bahnte sich nun entschlossen einen Weg durch die Menge, die sich um uns versammelte. Es mußte, nach seinem Auftreten und der Ruhe zu urteilen, die bei seinem Erscheinen allmählich eintrat, der Vorsteher des Orts sein. Er war nur mit einer Hose aus grobem braunen Stoff bekleidet, die an den Knöcheln mit Lederriemen verschnürt war. Auf seiner dicht behaarten Brust funkelte ein kupferfarbenes Medaillon, in das uns unbekannte Zeichen eingeschlagen waren. Der Mann, dessen Haar zu beiden Gesichtshälften hin zu einem groben Zopf geflochten war, triefte vor Schweiß, und er atmete schwer, wie wenn er gerade von einer anstrengenden Arbeit käme. Im Gegensatz zu den übrigen drückte sein unsteter Blick eine gewissen Befangenheit aus.

Mit wenigen unbeholfenen Worten hieß er uns willkommen und bat uns dann, ihm zu seiner Hütte zu folgen. Sofort machte man uns Platz, und wir folgten ihm durch ein Gewirr von kleinen Häusern oder besser gesagt großen Hütten, zwischen denen Hunde und Schweine umherliefen.

Überall waren Holz und Stein in seltsamer Weise miteinander verbunden. Manche Wandflächen schienen aus geflochtenen Pflanzen gefertigt zu sein, auf die man mit Ocker einige geheimnisvolle Zeichen gemalt hatte. Besonders fielen uns die Enden der Balken auf, aus denen die Hütten gezimmert waren. Bei jeder Hütte waren sie als halb pflanzliche, halb tierische Gesichter gestaltet. Unter der Besenheide und den dichten Laubschichten, die die Dächer bildeten, lugten überall Fratzen mit phantastischem Blick hervor. Es schien uns, als ob sich hier die Welt des Waldes, der in der Gegend um das Dorf karg und trocken war, in einer Art Bündnis mit jedem Heim ein Stelldichein geben würde. Schließlich langten wir vor einer großen Hütte an, die auf einem Fundament aus Trockenmauerwerk ruhte. Von Hundegekläff verfolgt, gingen wir durch die niedrige Tür, die in ihren Angeln aus geflochtenem Schilf anhaltend knarrte.

Der Raum, in dem wir uns nun befanden, war sehr groß. An der rückwärtigen Wand, die ganz aus Stein und Lehm errichtet war, knisterte unter einer weiten Dachöffnung ein kleines Feuer.

Dort erkannten wir undeutlich die Umrisse einer Gestalt, die uns den Rücken zuwandte und an einem kleinen aufgehängten Kessel hantierte. Es war die Gestalt einer Frau, zweifellos die Lebensgefährtin unseres Gastgebers; sie trug ein langes Kleid von tiefblauer Farbe. Wir kamen nicht dazu, hinter der dichten Fülle ihres Haars ihre Gesichtszüge wahrzunehmen: Wie ein scheues Tier huschte sie schnell hinter uns zur Tür hinaus. Im Halbdunkel, das durch eine kleine Öffnung in einer der Mauern erhellt wurde, erkannten wir einige Werkzeuge, einige Messer am Boden und in einer Ecke einen Stapel Felle. Sie waren um einen gewaltigen flachen und rechteckigen Stein angeordnet, der zweifellos als Tisch diente. Wir gingen einige Schritte in dieser Umgebung umher und versuchten, uns an den scharfen Geruch des Rauchs zu gewöhnen, der den Raum erfüllte.

»Seid willkommen, Fremde«, wiederholte der schwergewichtige Mann unbeholfen. »Hier wohne ich ...«

Hinter der jetzt geschlossenen Tür hörten wir ein kaum unterdrücktes Lachen, eher ein Glucksen, wohl von Kindern, die ihre Neugier nicht zügeln konnten und uns gefolgt waren.

»Nun«, fuhr er fort, wobei er immer noch sichtlich um Atem rang, »nun, dies ist alles, was ich euch anbieten kann.«

Mit diesen Worten lud er uns ein, auf den Fellen Platz zu nehmen, die den Boden bedeckten.

»Nach euren Gesichtern und eurer Kleidung zu urteilen, seid ihr wohl von sehr weit gekommen. Nun, ihr könnt so lange bei mir bleiben, wie ihr für eure Erholung braucht ... sofern ihr diesen Wunsch habt, bevor ihr euren Weg fortsetzt.«

Unser Gastgeber hatte diese Worte mit so großer Herzlichkeit ausgesprochen, die ganz im Gegensatz zu seinem groben Äußeren stand, daß ich zutiefst bewegt war. Als er begann, uns nach unserer Herkunft und danach zu fragen, warum wir in dieses Land gekommen waren, wurde seine Stimme immer zögernder, ja sie begann sogar zu zittern. Ich bemerkte einen tiefen Schmerz an ihm wie von einer unerträglichen Last.

»Was fehlt dir?« fragte Simon abrupt, den Strom seiner Fragen unterbrechend.

Unser Gastgeber hob die Augen, und zum erstenmal blickte er uns fest an.

»Warum fragst du dies, und warum interessiert es dich? Erzähle mir vielmehr, wie es in dem Land aussieht, in dem ihr geboren seid ...«

Statt einer Antwort legte nun Simon seinen Mantel, in dem sich unser Fund befand, den wir vor einigen Tagen gemacht hatten, auf die Felle vor sich. Er schlug die Falten sorgfältig auseinander, und das Gold des Geweihs glänzte in seiner ganzen Herrlichkeit auf.

»Siehe«, sagte er schließlich, indem er das gezackte Geweih mit ausgestreckten Armen hielt, »es schien uns, daß dies zu dir und in dein Dorf zurückkehren sollte.«

Unser Gegenüber war aufgesprungen.

»Warum?« stammelte er überwältigt, »woher habt ihr ein solches Geschenk? Wißt ihr überhaupt, was es für uns bedeutet?«

»Wir wissen es sehr wohl«, antwortete ich, »und aus diesem Grund ist es auch in deinem Dorf besser am Platz als in unseren Händen. Du weißt jetzt, wer unsere Schritte hierher gelenkt hat, und welcher Art das Feuer in unserer Seele ist ...«

Der Mann sprang zurück.

»Ist es Cernunnos, der euch dies alles aufgetragen hat?«

»Dein Herz mag es in dieser Weise betrachten, doch ich sage dir, daß es vielmehr die Kraft ist, die Cernunnos beseelt, von der wir zu dir sprechen wollen. Sie ist es, die uns den Weg zu deinem Dorf gewiesen hat, und durch sie geschieht es auch, daß dir dieses Geweih zurückgegeben wird. Willst du nun hören, was wir dir zu sagen haben?«

»Friede sei mit euch, Fremde, Friede sei mit euch, Friede, Friede...«, murmelte unser Gastgeber mit einem plötzlichen Feuer, das sein Gesicht erhellte. »Seit vielen Monden, seit mehr Monden, als ich es sagen könnte und als es auch mein Vater sagen könnte, suchen wir alle in den Hügeln nach demjenigen, das ihr uns jetzt als Geschenk übergebt.

Alle Dörfer dieser Gegend sind viele Male von den berittenen Kriegshorden heimgesucht worden, die von jenseits der Berge des Nordens kamen. Ich weiß nicht, wie oft dieses Land geplündert wurde, doch unermeßlich ist die Zahl der verschwundenen Reichtümer und der geschändeten Heiligtümer. Eine alte Legende unseres Volkes berichtet von der Rückkehr des Meisters in die großen Wälder, dessen Blut wir trinken sollen. Sprecht ihr in seinem Namen? Sagt es mir!«

Ich wagte es nicht, auf eine so direkte Frage zu antworten, und Simon war es, der nach einem lastenden Schweigen schießlich ein klares »Ja« aussprach.

»Ja«, fuhr er fort, »und dasjenige, was wir dir zu verkünden haben, kann nur von Herz zu Herz weitergegeben werden, wenn du dazu bereit bist. Als wir den Weg suchten, der zu deinem Dorf führt, hat uns nicht irgendein Befehl getrieben... Doch sage uns vor allen Dingen, welches Leid dich heimsucht?«

Der Mann erhob sich nun, den Blick im Unbestimmten verloren, die Brauen zusammengezogen und offenbar in schwermütiger Stimmung.

»Ich weiß nicht...«, flüsterte er schließlich, wie wenn er der Fragen ausweichen wollte.

Während er sich nun zu einem kleinen irdenen braunen Topf begab, begann seine Brust immer schwerer zu atmen, regelmäßig von Krämpfen angehoben, gegen die er nichts tun konnte.

»Ich heiße Roed«, fügte er schließlich hinzu und stellte das Behältnis auf den Steintisch. »Meine physische Kraft hat mich zum Vorsteher dieses Dorfes gemacht, doch hat meine Seele in Wahrheit niemals etwas anderes als die Strahlen des Awen gesucht. Seht, dies ist es, was mein Tod ist, nichts anderes ist es, was mein Leben in der Mitte zerschneidet. Am Tage versuche ich, die Kräfte der Erde zu bändigen, nachts, nicht in den Fluten meines Herzens zu ertrinken. Euch überrascht solche Rede bei einem Menschen wie mir, nicht wahr? Mein Körper ist derjenige eines schnaubenden Tiers, und dies ist der Grund, warum man mich hier noch achtet...

Wenn wir möchten, daß eine Sache unter dem Siegel der Verschwiegenheit bleiben soll, pflegen wir hier die Hände in dieser Weise vor der Brust zu kreuzen...«

Und Roed legte in dem großen Raum, vor dem stummen Tanz des Feuers, in einer bescheidenen Geste die Rechte auf die Linke und formte genau jenes Kreuz, das unser Volk die vierte Lampe nannte, das Feuer des Herzens. Dies war das Zeichen, das wir nicht zu erwarten gewagt hatten, die Andeutung der Öffnung...

Während er nun oben auf das Geweih ein wenig von der Flüssigkeit in dem kleinen irdenen Topf ausgoß, begann Roed, uns von sich selbst und seinem Lebensweg zu erzählen.

»Es ist über zehn Jahre her, daß ich in den Bergen unweit von hier einen jener Menschen traf, den man bei uns einen Barden nennt. Er lebte alleine in einer baufälligen Hütte, um deren Zustand er sich offensichtlich kaum kümmerte. Der Ruf, den er damals hatte, drängte mich, seine Gesellschaft zu suchen. Ich hielt damals nur einige Milchschafe, und ich führte meine Herde des öfteren einige Tage nach Norden, ohne daß sich jemand über meine Abwesenheit gewundert hätte. Auf einer meiner Wanderungen in den Bergen begegnete ich ihm schließlich. Ich wollte unbedingt wissen, ob dieser Mann, der sich Urgel nannte, den Titel eines Weisen verdiente, den er schon seit langem trug, denn schon damals war das einzige, was meine Seele begeistern konnte, die Suche nach dem Großen Licht. Wir schreiben wenig bei uns; unsere Priester haben eine Art innerer Abneigung gegen geschriebene Zeichen. Dagegen gebrauchen wir die Sprache mit Vergnügen, und groß ist die Zahl der Erzählungen, die uns die Lehre der Götter bringen. Solange ich mich erinnern kann, haben sie mich immer sehr beeindruckt. Es war, wie wenn etwas in mir warten würde, ohne daß es mir gelang, es beschreiben zu können.

Meine Begegnungen mit Urgel verwandelten mein Inneres völlig. Ich begriff, daß Menschen wie er es waren, die die faszinierenden Erzählungen mit dem geheimen Wissen schufen, die in unseren Bergen die Runde machten. Je mehr ich davon hörte, wie er von den Kräften der Natur und der Sonne des Awen sprach, desto mehr wünschte ich, ihm ähnlich zu werden. Er verstand es, in meinen Gedanken zu lesen, und nach Ablauf eines Jahres begann er, mich regelmäßig zu unterweisen, indem er mir half, das verborgene Heiligtum im Körper eines jeden Menschen zu entdecken. Er beschloß, mir die unsichtbaren Pforten zu zeigen. Dies diente dem Zweck, wie er sagte, damit ich in der Schöpfung leben könnte, mit der Natur verschmelzen und mit den Geistern arbeiten könnte, die in ihr wohnten.

Er fügte seinen Worten immer bestimmte Zeichen hinzu, die er auf den Boden zeichnete. Er sagte, daß jedes von ihnen sein Ebenbild in einem Lebewesen im Reich der Götter habe, dem er damit die Möglichkeit gab, in unserer Welt Gestalt anzunehmen, indem es sein Ebenbild fände. Dies mag euch vielleicht seltsam erscheinen, doch wußte ich immer, daß er die Wahrheit sprach. Aber letztlich habe ich zu viele Nächte an der Seite von Urgel verbracht, wo ich Zeuge von Dingen wurde, zu denen ich wohl niemals hätte Zugang haben dürfen. Es gab Lichtgestalten, die uns manchmal umschwebten, aber auch furchtbare Unwetter, die meine Gebeine lähmten.

Angesichts all dieser Dinge ließen mich meine Augen und meine Ohren glauben, daß ich endlich ans Ziel gelangt wäre, daß ich bald ebenso weise und klug sein würde wie jener, der mich lehrte. Und es ist wahr, daß über die außergewöhnlichen Dinge hinaus, an denen ich teilhaben durfte, die Rede des Barden reiner Friede und reines Licht war...

Die Monde und Jahre gingen dahin, und ich muß sagen, daß Urgel niemals anders als gut zu mir war. Ich war derjenige, der nicht gut war und der nichts verstand...«

Roed hielt unvermittelt inne. Vielleicht bedauerte er schon, so viel von sich preisgegeben zu haben. Während seiner ganzen Erzählung hatte er unablässig den Schädel des Geweihs mit einem kleinen Stofflappen und etwas Flüssigkeit poliert, die er in ganz kleinen Mengen auftrug. Diese Substanz in dem brauen Topf war von leicht öliger Konsistenz und erfüllte den ganzen Raum mit einem schweren Kräuterduft. Schließlich entschloß sich Roed fortzufahren, immer noch schwer atmend und mit halb aufgelösten Zöpfen. Man hätte vielleicht meinen können, daß er im Zorn sprach, doch war leicht zu erkennen, daß er vor allem versuchte, seinen Schmerz zu verbergen.

»Ich war derjenige, der nichts verstand. Ich glaubte, daß man Weisheit einfach mit ein wenig Geduld lernt, wie man sich darin schult, einen Hirschfänger oder die Lanze zu führen, wenn man nur einige Jahre übt... Meiner Ungeduld war es zu wenig, was er mir gab. Ich mußte unbedingt wissen, ich mußte etwas tun, etwas werden! Nichts ging schnell genug und nichts war kräftig genug, um mich aus demjenigen zu reißen, was ich wie eine dumpfe Betäubung auf mir lasten fühlte. Das Licht floh mich, und je mehr es floh, desto deutlicher nahm ich es wahr, und desto mehr lief ich ihm nach...

Schließlich beschloß ich, meinen eigenen Willen zu behaupten, und ich gab dem Frieden, den mein Lehrer mit anbot, das Antlitz eines Machtkampfes.

Urgel ließ sich von meiner Verwandlung nicht irritieren, bis er eines Tages, als ihn meine Fragen zu sehr erschöpften, plötzlich die Hand auf meine Brust legte.

›Du möchtest das Licht erkennen, Roed; nun gut, erkenne es!‹ rief er aus.

Ich weiß nicht, was dann geschah, doch begann mein ganzer Körper seltsam zu vibrieren; ein weißer Schleier legte sich über meine Augen, und ich hatte das Gefühl, daß ich stürzte. Wie mit einem Blitzschlag fühlte ich etwas in meinem Kopf zerreißen, und ein heftiger Schmerz bohrte sich in meine Lenden. Mein ganzes Wesen schien sich ohnmächtig zu zersprengen, und einen Augenblick später hatte ich das Gefühl, nur noch Auge zu sein. Ich sah einen steif nach hinten gekrümmten Körper auf dem Boden. Ich wußte, daß es mein eigener war. In diesem Augenblick löschte sich alles aus, ich fand mich längs ins Gras hingestreckt, allein und von einem furchtbaren Ekel ergriffen.

Seither habe ich den Barden nicht wieder gesehen... Aber meine Seele und mein Leib sind krank... Ich weiß, daß er noch in seiner Hütte dort oben lebt...«

Unser Gastgeber erhob sich nun und ging mit großen Schritten zum anderen Ende des Raums, wo er an einer Gerätschaft hantierte. Als er schließlich begann, das Feuer zu schüren, wobei er es sorgfältig vermied, in unsere Richtung zu blicken, begriffen wir, daß er nicht mehr weitersprechen wollte.

»Wir werden wiederkommen und mit dir reden«, sagte Simon, indem er sich nun ebenfalls erhob. Es liegt nichts Beschämendes darin, wenn man sein Herz ausschüttet; schämen müßte sich nur derjenige, der seinen Redestrom nicht zu hemmen vermag... weil ihm die Liebe fehlt. Wir werden dir helfen, wenn du es willst.«

»Weil ihm die Liebe fehlt...« Ich hatte bemerkt, wie Simon bei diesen Worten zögerte, die genau den Sinn unseres Besuchs enthüllten. Es gibt Wörter, die robuste Menschen oder diejenigen, die sich dafür halten, schockieren können...

Als wir durch die niedrige Tür ins Freie getreten waren, überfiel uns ein kühler Lufthauch, und die Hunde begannen wieder zu bellen. Die folgenden Stunden brachten wir damit zu, zwischen den bescheidenen Behausungen zu schlendern, mit dem einen und anderen ein Gespräch anknüpfend, und wir versuchten, uns in das Herz dieses Volkes hineinzufinden, das von einer so offenkundigen Erwartung erfüllt war.

»Wartet, wartet...«, schien eine Stimme in uns zu murmeln, »laßt nichts vorzeitig verwehen, bevor die Stunde gekommen ist. Was diese Männer und Frauen beseelt, ist demjenigen ähnlich, was euch beseelt. Euer Fleisch sei ihr Fleisch, und eure Augen mögen die ihren kreuzen. Wer das Wort verkünden will, muß es zunächst im anderen suchen, denn es ist gesagt, daß jedes Wesen ein Buch ist und daß man lernen muß, darin zu lesen, um zu entdecken, welche Seite aufgeschlagen ist. Eure Sprache sei auch wie ihre Sprache, und eure Seele umfasse die ihre, denn es ist auch gesagt, daß der Zimmermann nicht die Geste desjenigen mißachten darf, der die Lehmziegel formt.«

»Wir müssen hier unsere Beutel ablegen«, sagte plötzlich Simon, indem er mich zur Seite zog, »ich glaube, daß es nicht anders sein kann.«

Bis zum Abend gaben wir uns der Überschwenglichkeit und der Neugierde der Dorfbewohner hin. Es fiel uns plötzlich auf, an welchen Schmutz an ihren Körpern und in ihren Behausungen sich diese Menschen gewöhnt hatten. Sie lebten von wenigem, und es war, als ob sie sich Körper und Kleider aus dem Lehm der Erde geformt hätten... vielleicht, weil sie sich so viel zu ihr bückten, vielleicht, weil sie so häufig die Falten ihrer Haut durchschritten.

Roed zeigte sich den ganzen Tag nicht mehr; wir sahen ihn erst beim Anbruch der Nacht wieder, als da und dort zwischen den Hütten kleine Reisigfeuer entfacht wurden. Da wir abseits am Rande eines Wäldchens standen, lud er uns ein, sein Mahl zu teilen, eine fremdartige, wasserklare Suppe mit Wurzelgemüse und einigen Saubohnen.

Den nächsten Tag verbrachten wir auf dem steinigen Land, das das Dorf umgab. Es gab noch einige wenige Flächen, die man mit der Aussicht auf einigen Nutzen roden konnte. Wir hatten uns am frühen Morgen für diese Arbeit angeboten, um uns der Treibjagd zu entziehen, zu der Simon unverzüglich eingeladen worden war.

Alle brachten uns große Hochachtung entgegen, eine Hochachtung, die uns ein wenig peinlich war und die wir nicht gewohnt waren. Sie konnte ihren Grund nur in der Art des Geschenks haben, das wir mitgebracht hatten, denn die Kunde von diesem Geschenk hatte sich wie ein Lauffeuer im Dorf verbreitet.

Man wahrte eine gewisse Distanz zu uns, und Roed selbst trug durch die übertriebene Ehrerbietung uns gegenüber dazu bei, daß eine Art Furcht entstand, die uns unwillkommen war, wie wenn wir im Besitz irgendeines großen Geheimnisses wären. Unsere

Bereitwilligkeit, uns an allen Arbeiten zu beteiligen, schien schließlich alle Gehemmtheit zu beseitigen, und am Abend des achten Tages schien uns die Zeit wiederum günstig, ein wenig mehr von der Quelle unseres Herzens zu enthüllen.

Es war einer der Leute, mit denen wir zusammen das Reisig eines Daches ausbesserten, der uns das Stichwort gab.

»Es heißt, daß Cernunnos euch hierher gesandt hat... Ist dies wahr? Viele von uns wollen es euch fragen... und Roed beantwortet unsere Fragen nicht.«

Es gab nur eine Lösung: eine Versammlung im Dorf einzuberufen. Als unbestrittener Herr der kleinen Gemeinde gab uns unser Gastgeber noch für denselben Abend hierzu die Erlaubnis. Als wir ihm unsere Bitte vortrugen, trat ein seltsamer Ausdruck auf sein Gesicht, der eine Art Besorgnis, vermischt mit Hoffnung, ausdrückte.

Ein Mann mit dem Namen Belsat traf die Vorbereitungen. Er war noch jung, und er war uns sofort wegen seines blonden Haars und der Klarheit seines Blicks aufgefallen. Er besaß jene Beherrschtheit des Auftretens und des Wortes, die uns von manchen Menschen sagen läßt, daß sie etwas Leuchtendes haben, ohne daß sie etwas von dieser Flamme in sich wissen. Die Selbstverständlichkeit und Bescheidenheit, mit der er sich angeboten hatte, machte uns rasch klar, daß Belsat eine jener Säulen sein würde, auf die wir zunächst würden zählen müssen. Es bestanden verwandtschaftliche Bande zwischen ihm und Roed; dies konnte unsere Aufgabe nur erleichtern.

In jenem abgelegenen Winkel des Landes Kal war jeder, der die Aufgabe auf sich nahm, vor allen zu sprechen, gehalten, sich zuvor zu sammeln und alle körperliche Arbeit zu meiden. Dies erklärte man uns. Wir wurden also an das Ufer eines Baches geführt, der sich unweit des Dorfes dahinschlängelte. Dort stand ein mächtiger knorriger Baum, und man bat uns, uns an seinen Fuß zu setzen, um sich zu vergewissern, daß wir alles recht verstanden hatten, und daß wir den Brauch einhielten. Belsat sagte uns dies beinahe im Befehlston, wie wenn er nun plötzlich das Gefühl hätte, ein ungemein wichtiges Amt zu bekleiden. »Dies ist der Baum unserer Priester«, fügte er mit Würde hinzu. »Sie kommen immer hierher, wenn sie mit uns die Geburt des neuen Mondes feiern. Sie sagen, daß ein Geist hinter seiner Rinde lebt; dann entnehmen sie ein wenig von seinem Saft und mischen ihn in ein Getränk, das sie selbst zweimal im Jahr zubereiten.«

Wir setzten uns also an den Baum, und Belsat ging zu den anderen, die schon die Vorbereitungen für den Abend trafen.

Unter dichtem, sich schon verfärbendem Laub sitzend, sollten wir nun an einem seltsamen Ritual teilnehmen. Wir sahen, wie eine Gestalt sich mit einem gewaltigen Tierfell bedeckte, das oben zwei Hörner wie von einem Stier trug; dann beschrieb die Gestalt einen großen Kreis auf dem Boden, indem sie ein Reisigbüschel hinter sich herzog, aus dem ein dichter weißer Rauch aufstieg. Dies erinnerte uns beide an jene Menschen, die im Sand der Berge Judäas lebten und den Namen »Wüstenmagier« trugen. Sie zeichneten manchmal ebenfalls riesige Kreise am Gipfel der Hügel, wobei sie kleine Büschel duftender Kräuter und Harze verbrannten. Jene aber lehnten immer die Gegenwart von Menschen unseres Volkes ab.

Nachdem dieses Ritual zum großen Vergnügen einer Schar Kinder abgeschlossen war, die sich in der Nähe niedergesetzt hatten, sahen wir zwei von der schweren Last gebeugte Männer, die in der Mitte des abgegrenzten Platzes ein gewaltiges Steinbehältnis mit einem breit auslaufenden Rand absetzten, einen Kelch von zyklopischen Abmessungen. Es begann nun eine langsame und stumme Kulthandlung, bei der jeder, auch die Kinder, mit kleinen Schalen aus scharlachrotem Ton das Gefäß mit Wasser zu füllen begann. Schließlich brach die Nacht herein, und man wartete sehr lange, bis sie ihren samtenen Schleier über die fernen Berge gelegt hatte.

Zu jener Zeit verstand es jeder, den Gang der Stunden im Inneren seines Herzens zu zählen. So kamen also, ohne daß man dies weiter organisiert hätte, in einer köstlichen Stille, die wir nicht mehr gewöhnt waren, Dutzende und Dutzende von Männern, Frauen und Kindern und setzten sich in der Dunkelheit auf das trockene Gras, so daß ihre Gestalten den zuvor gereinigten perfekten Kreis nachbildeten. Die Nacht war kühl, und der Mond zeigte sich kaum. Und doch spielte sein bläulicher Widerschein im Wasser des gewaltigen Steinkelchs, wie wenn er ein Schatz wäre ... Und vielleicht war es ein Schatz?

Nur Roed stand noch, gerade und mächtig wie eine Eiche. Zum Zeichen seiner Befehlsgewalt kreuzte er mit geschlossenen Fäusten die Arme und begann, unvermittelt laut und kraftvoll zu sprechen, indem er jedes einzelne seiner Worte betonte, zweifellos, um den unruhigen Atem seiner Brust zu verbergen.

»Die Kräfte des Mondes sollen meine Seele zersprengen, wenn ich leugne, daß sich etwas in diesem Tal geändert hat, seit die beiden Fremden unsere Pforten überschritten haben. Ihr Geschenk hat in uns eine alte Energie wiederbelebt; ich glaube, daß ihr Geschenk bedeutet, daß ihre Sprache aufrichtig ist, und daß wir zuhören können ... Ich habe gesprochen!«

Wir erhoben uns nun nacheinander, und während sich unser Blick im Dunkel der Nacht verlor, begannen wir, das Bild des Meisters Jesus wachzurufen, unser Leben an seiner Seite, und das Wort des Kristos.

Wir sprachen von seinem Licht, wie man von einem Freund sprechen würde, und wir versuchten allen deutlich zu machen, daß dieser Freund niemals wie jene Erinnerungen wäre, die man gerne wachruft, wenn die Seele friert, denn dieses Licht würde uns niemals verlassen. Ich weiß nicht mehr genau, welche Worte wir sprachen, und es ist auch nicht wichtig; ich erinnere mich nur, daß unsere Worte sich mit dem Schrei des Käuzchens mischten, und daß nicht unser eigener Wille es war, der sie formte.

Man hörte uns lange schweigend zu. Dann brachen von allen Seiten gleichzeitig Fragen auf uns herein, so daß ein unbeschreibliches Stimmengewirr entstand. Einige erhoben sich, um besser sprechen zu können, um sich besser verständlich zu machen. Schließlich mußte Roed eingreifen, damit wieder Ruhe einkehren konnte.

»Wo lebt jetzt dein Meister?« fragte mich herausfordernd eine Frau mit einer feurigen Stimme, »warum ist er nicht mit euch gekommen?«

Wie es uns Joseph ans Herz gelegt hatte, hatten wir uns alle verpflichtet, nichts als die schlichte Wahrheit der Tatsachen zu erzählen, die schwierigen Kämpfe des Meisters, bei denen er in so wunderbarer Weise Milde mit Entschlossenheit zu verbinden wußte, die Intrigen Roms und das Kreuzesopfer, die Wiedergeburt und das anschließende stille Wirken unserer Bruderschaft von Heliopolis.

»Die Wahrheit«, sagte der alte Zerah unserer Kindheit, »wird sich niemals aufhalten lassen! Glaubt mir, unter diesem Himmel und den tausend anderen der Schöpfung gibt es keine Tatsache, deren Wirklichkeit man für immer unterdrücken könnte. Die Lüge, die Verschleierung sind nichts als Wolken, die vorübergehend den belebenden Atem der Sonne verdunkeln. Könnt ihr euch einen Himmel vorstellen, der für immer und ewig grau und bedeckt bleibt? Ihr lächelt? Wißt also, daß in derselben Weise ein Gebäude, das aus unaufrichtigen Worten gebaut ist, eines Tages vom Sturmwind der fortschreitenden Zeit hinweggefegt werden wird. Wenn euer Herz die Wahrheit sprechen will und eure Sprache nicht die Kraft hat, sie in rechten Worten wiederzugeben, dann wird der Brand es zerfressen, und es wird immer mehr vom wirbelnden Reigen dieser Welt mitgerissen werden.«

»Unser Meister lebt auf dieser Erde«, antwortete ich, »und seine Seele wird sie nicht verlassen, bis der letzte von uns sich auf den Weg der Umkehr begeben hat.«

»Du meinst zweifellos auf ›seinen‹ Weg...«

Belsat hatte diese Worte gesprochen. Er saß zu unserer Linken, und als ich den Kopf in seine Richtung wandte wußte ich, er wollte uns auf die Probe stellen; ein mildes Lächeln, das nicht aus seinem Gesicht wich, strafte die ironische Bewegung seiner Brauen Lügen. Ich konnte nicht umhin, auch ihm die Andeutung eines Lächelns schenken... Ich suchte eine Antwort, die wir alle hundertmal gegeben hatten... Zugleich aber wurde mir die Nichtigkeit menschlicher Worte bewußt, die Unzulänglichkeit ihrer Versuche, den Geist einzufangen.

Der Weg? Hatte ich überhaupt das Recht, von einem Weg zu sprechen? Was ist das Ziel unserer Wanderschaft, wenn nicht die Mitte unser selbst? Was ist unsere Bestimmung, wenn nicht jenes Atom am Grunde unseres Herzens, das von Ewigkeit her schon alles weiß und dessen Stimme wir in so unbegreiflicher Weise Tag um Tag ersticken?

»Ich werde dir Antwort geben, Belsat«, dröhnte plötzlich die Stimme Roeds. »Ich will dir sagen, ich will euch allen sagen, was mir klar geworden ist.

Während diese beiden Fremden sprachen, sahen meine Augen den Schädel des Cernunnos in all seiner Schönheit, der jetzt in unsere Mitte zurückgekehrt ist. Ich habe sein Geweih mit den vielfachen Verzweigungen gesehen, die wie vom Himmel herabfließende Lichtpfade aussahen. Ein goldfarbenes Wasser floß daran hinab, um die Erde zu benetzen, auf der es ruhte. Ich wußte, daß diese Verzweigungen die tausend Gesichter der Großen Macht aller Länder, aller Straßen, der vielfachen Wege des Awen waren... Seht, wie sie zusammenlaufen und sich zu einem Ganzen vereinigen. Ich glaube nicht, daß dieses Ganze eine Wurzel ist... es ist ein krönender Abschluß...«

Ein Murmeln ging durch die Versammlung. Zweifellos war dies das erstemal, daß Roed öffentlich im Zusammenhang mit Dingen des Geistes eine solche Gefühlsbewegung zeigte. Dies war jedenfalls der Eindruck, den ich hatte.

Simon ergriff nun wieder das Wort:

»Glaubt ihr nicht, daß das Feuer, das in den Adern des Cernunnos rinnt, dasselbe ist wie dasjenige, das unseren Bruder Jesus beseelte? Ist es nicht dieselbe Kraft, die sich durch sie den Menschen dieser Welt mitteilen möchte? Wir jedenfalls glauben dies, und deshalb sind wir zu euch gewandert, so fern von unserem Dorf, ohne einen Gedanken daran zu verschwenden, daß wir es vielleicht nie wiedersehen werden. Das Große Wesen, das uns das Leben spendet, ändert an jedem Tag seiner Schöpfung, mit jedem neuen Himmel, den es den Menschen schenkt, die Klangfarbe seiner Stimme, doch bleibt der Grundklang derselbe... Es lädt uns ein, ein wenig weiterzugehen, ein wenig höher zu klimmen... Seht ihr es nicht?

Doch bitte ich euch, unsere Absichten nicht mißzuverstehen. Meine Begleiterin und ich sind nicht gekommen, um euch irgend etwas zu beweisen. Wir wollen niemanden bekehren... wenn dieses Wort nun ausgesprochen werden soll. Euch zu bekehren hieße, eurem Geist, eurer Seele, ja sogar eurem Körper etwas Fremdes aufzudrängen. Und glaubt mir, dies ist gerade das Gegenteil desjenigen, worum es uns geht! Wir sind gekommen, um zu euch durch das Antlitz unseres Meisters zu sprechen, denn das Prinzip unseres Meisters wie dasjenige des Cernunnos schlummert noch in der Brust aller Menschen von Kal und denjenigen anderer Länder.

Wir sind einfach gekommen, um euch zu sagen: Dies haben wir gehört, dies haben wir gesehen, und hierfür sind wir bereit, dieses Leben aufzuopfern. Nichts als die Kraft der Liebe hat uns zum Aufbruch getrieben.

Wir stellen euch auch nicht vor irgendeine Entscheidung, denn es geht nicht darum, etwas abzulehnen oder etwas widerwillig anzunehmen; wir bringen euch nichts als die Freiheit, ein wenig weiter fortzuschreiten.«

Plötzlich war ein dumpfes und metallenes Geräusch auf dem spärlichen Gras zu hören, irgendwo in der Mitte des Kreises. Ich blickte auf. Es war Roed. Er stand erstarrt in der Geste, mit der er eben neben dem großen Steingefäß einen silbrig glänzenden Gegenstand, der jetzt im Mond blinkte, zu Boden geworfen hatte. Mit einem Satz war Belsat an seiner Seite. Sein langes blondes Haar, das im Nacken mit einem starken Lederriemen zusammengefaßt war, machte seine Gestalt noch beeindruckender, als er seine Hand zu seiner linken Hüfte führte, wo ein Gegenstand aus Leder, Holz und Bronze hing: sein langes Messer. Ohne zu zögern ergriff er es, wie um sich von einer Last zu befreien, und ließ es neben seine Füße fallen, ohne einen Blick darauf zu verschwenden.

Es schien uns nun, als ob alle nur eine Seele und ein einziger Arm wären, die dasselbe tun wollten. Dutzende von Männern erhoben sich. Einer nach dem anderen gingen sie zu Roed und Belsat, die immer noch aufrecht neben dem Gefäß standen, und ließen Schwerter und Messer mit einem immer lauter werdenden Klirren zu Boden fallen.

Die Frauen waren sitzen geblieben, wodurch die Harmonie des Kreises gewahrt blieb. Nur ihre Hände hatten sich bewegt; sie hatten sie in Höhe des Leibes in einer seltsamen Weise zu einem gleichseitigen Dreieck geformt, das nach unten wies.

Da und dort lagen kleine, dunkle Gestalten seitlich auf das Gras hingestreckt, wie kleine, wirr verstreute Kleiderpäckchen: Es waren die Kinder, die die Nacht schon längst in ihre Arme genommen hatte.

Wir verstanden das ganze Ritual nicht, das sich vor unseren Augen abgespielt hatte, doch der Friede, der von ihm ausging, besagte vielleicht mehr als viele Worte. Als der Kreis sich schließlich auflöste, wußte ich nicht recht, was ich sagen oder denken sollte, und dies war vielleicht auch besser so.

Als die Morgenröte ihre rosenfarbenen Finger ausstreckte, und als jeder nun seine Hütte aufsuchte, kam Belsat auf uns zu und murmelte: »Ihr werdet uns weiter lehren...? Mein Volk möchte wissen, was ihr gesehen habt; dies ist unsere Art, es euch zu sagen.«

Die Tage vergingen in friedvoller Arbeit. Nach den alten Vorschriften, die in der Rasse Essanias überliefert waren, versuchten wir beide, die einfachsten Gesten zu nutzen, um dasjenige zum Sprechen zu bringen, was die Sonne in unsere Herzen gelegt und was Kristos so sehr verlebendigt hatte... Mehr brauchte es nicht, um die Seele dieses Orts ganz weit für uns zu öffnen. Jede Geste wird zum Wort bei demjenigen, der die Energie pflegt, die ihrem Ursprung zugrunde liegt. Mit einer solchen Geste kann es gelingen, eine Frucht von der Köstlichkeit und Kraft eines Gebetes zu schneiden. Wenn man ihren Zauber ergriffen hat, werden alle alltäglichen Dinge zum Bogen, mit dem wir den Pfeil des Vielersehnten zu unserem Nächsten senden!

Lehren? Wie oft hatte uns dieses Wort nicht irritiert, ja auch zum Lächeln gebracht! Wer könnte sich dies anmaßen, wenn doch jeder nur etwas weitergibt, was ihm nicht selbst gehört? Über den Mund Belsats berichteten unsere Freunde vom Dorf von ihren Traditionen. Sie beschrieben uns die Schönheit eines Baumes, der großen Weltenesche Yggdrasil. Es war ein Baum, dessen Wurzeln bei jedem Zeitenende die vier Tafeln der Erkenntnis und des Wissens von der Freude bedeckten. Unser Bruder Jesus, fügten sie hinzu, war für sie eines jener sonnenhaften Wesen, das gekommen war, die Tafeln wieder auszugraben, um uns daraus einige weitere Zeilen zu verkünden. Dies war die Ordnung der Welt, es war schon die Ordnung ihrer Väter... und so wußten sie, daß wir nicht gekommen waren, ihnen unsere Wahrheit aufzudrängen.

So vergingen die Monate ... Wir mußten heilen, die Grundlagen unserer Kunst mitteilen. Roed machte schließlich den ersten Schritt und bat uns, seinem Körper Linderung zu verschaffen. Die feinen Lichter seines massigen Leibes hatten schon am ersten Tag eine deutliche Sprache gesprochen. Wenn die Feuerschlange, die am Grund der Wirbelsäule eines jeden Menschen schläft, durch einen Zwang, der ihrer Natur zu sehr zuwiderläuft, sich dreimal um sich selbst dreht, wenn sie wie ein Blitz durch alle Körperebenen des Menschen zum Scheitel seines Kopfs durchschlägt, dann wird dieser Mensch von einem tiefen Schmerz zerrissen und verliert seine ganze Stabilität. Dies war Roed zugestoßen. So hatte seine Ungeduld ihn ein überwältigendes Licht fordern lassen, das zu empfangen er nicht vorbereitet war ...

»Warum, Roed«, fragte Simon, »warum hast du so lange gewartet?«

Der mächtige Leib des um Atem ringenden Mannes aus Kal wurde plötzlich von einem heftigen Schluchzen erschüttert, und seine massige Gestalt stürzte auf die Felle der Hütte nieder.

»Aber verstehst du denn nicht«, antwortete Roed mit einer Spur von Zorn in seiner Stimme, »ich bin ihr Oberhaupt!«

»Ein Oberhaupt ist würdevoll, ein Oberhaupt ist der Kopf des ganzen ... Ich weiß, ich weiß. Warum nur vergißt der Kopf der Menschen so häufig, daß das Herz seine Lebensgrundlage ist? Du willst nicht, daß die Deinen von deiner Krankheit wissen, doch was nützt es, wenn du schon seit langem dein Leiden nicht mehr verbergen kannst! Dein Körper ist eine Welt, wie auch die Erde eine Welt ist, Roed. Dein Meister hat dich gelehrt, daß das Universum Tage und Nächte hat; hat er dich nicht auch gelehrt, daß dies auch für den Körper und die Seele des Menschen gilt? Wir alle haben unsere inneren Jahreszeiten, unsere inneren Sterne, Monde und Sonnen. Wir können uns nicht anmaßen, die Ordnung umzukehren, in der ihre Hände sich auf uns legen.

Durch dein Zutun kannst du den Rhythmus beschleunigen, in dem sie ihren Abdruck auf dir hinterlassen, doch kannst du niemals fordern, daß der Mond eine Sonne sein soll, noch daß die Sonne an ihrer Seite die Sterne des Firmaments erscheinen lasse. Die Rhythmen auf allen Daseinsebenen zu beachten, Roed, und trotzdem unaufhörlich die Seele zu nähren, dies heißt das Große Leben achten, das uns sogar die Wahl zwischen Hochmut oder Weisheit läßt. Indem du zu früh die Klarheit des vollen Mittags in deinen Körper fordertest, hast du die Sterne auf deinem eigenen Firmament verbrannt. Die Energie, die dir Stabilität auf dieser Erde gab, hat sich nun durch deinen Scheitel verflüchtigt. Sie hat die Lichthülle deines Wesens durchlöchert. Wir werden versuchen, das Lichtkleid auszubessern, wenn dies in unsere Macht gelegt ist. Glücklich der Mensch, der er selbst bleibt! Wenn wir alle im Herzen des Ewigen eins sind, so sind doch unsere Gesichter und unsere Wege tausende. In dieser Weise verwirklicht sich das Unendliche ein wenig mehr durch jeden von uns. In diesem Leben ist der Weg Urgels nicht jener Roeds und jener Roeds hat nichts mit demjenigen Urgels zu tun. Kannst du mir sagen, was an der Pflanze wichtiger ist, ihre Blüte oder ihr Stengel?«

Roed blieb einen Augenblick stumm. Die Stirn fest gegen die auf den Boden verstreuten Felle gepreßt, wurde sein Körper noch von Zuckungen geschüttelt. Er richtete sich schließlich auf und ging mit schleppenden Schritten zur Wand, um sich dort anzulehnen.

»Redet«, sagte er plötzlich, ohne uns anzusehen, »ich bitte euch, redet weiter.«

Wie um etwas Kraft zu schöpfen, setzte ich mich auf einen kleinen Holzstapel, der neben dem knisternden Herdfeuer als Vorrat lag. Die Herrin des Hauses, die nach wie vor im Hintergrund blieb, hatte hier einen großen Kessel hängen gelassen, in dem jetzt eine Brühe köchelte. Ich dachte an Johannes, doch war es gut, diese Geschichte jetzt diesem Menschen zu erzählen, die ich immer ein wenig wie ein Geheimnis gehütet hatte? »Roed«, sagte ich schließlich, »ich möchte dir die Geschichte von einem von uns im Lande Palästina erzählen. Er hieß Eliasar.[1] Mehr als fünfzehn Jahre, bevor uns der Kristos erschienen war, hatten sich unsere Wege schon mehrmals gekreuzt. Eliasar war in einem Dorf wie dem unseren geboren und sprach in jeder Hinsicht die Sprache der Kinder Essanias. Er hatte vor allem wegen der Schönheit und Tiefe seines Blicks unsere Aufmerksamkeit erregt, als wir in der Gegend eines Marktfleckens namens Migdel wanderten. Er drückte einen Adel aus, wie man ihn in einer so reinen Form nur bei sehr wenigen Menschen findet.

Als Eliasar schließlich dem Meister selbst begegnete und ihm die Kraft bewußt wurde, die in ihm wohnte, hatten wir das Glück, einige Wochen im selben Bethsaid verweilen zu dürfen. Er war einige Jahre jünger als wir und hegte eine Verehrung gegenüber demjenigen, in dessen Nachfolge wir getreten waren, die ich fast krankhaft nennen mußte. Seit Monaten, sagte er, konnte er sich nicht mehr von den Fußstapfen des Meisters lösen. Sogar die Gestalt unseres Bruders Jesus selbst entzückte ihn. Wenn jener den Mantel in einer bestimmten Art auf der

[1] Lazarus im Neuen Testament.

Schulter trug, begann Eliasar instinktiv, ihn nachzuahmen. Er versuchte, ganz und gar mit dessen Woge des Friedens zu verschmelzen.

In Wirklichkeit aber war diese Woge, dieses Lichtkleid für ihn zu groß. Für wen wären sie es nicht gewesen?

Wir bemerkten, wie sich innerhalb weniger Tage das ganze Gesicht Eliasars veränderte. Seine Augen wurden wie entleert, und seine Wangen fielen ein. Er bekannte einem von uns, daß er nicht mehr schlief, und daß er sich wie eines jener Wesen der Geisterwelt fühlte, die den Menschen nicht geheuer sind ... und die sie nicht erkennen. Er wollte einmal zu der Menge am Ufer des Sees sprechen, an dem wir weilten, doch sahen alle, die ihn kannten, daß er nur mehr ein Schatten seiner selbst war.

Schließlich kam der Tag, wo sich der Meister mitten auf einem Platz plötzlich zu ihm umdrehte, und ihn an der Schulter faßte.

»Werde dir selbst ähnlich, Eliasar«, sagte er einfach.

Von da an begann sich das Gesicht unseres Mitbruders von Tag zu Tag wieder mehr mit Licht und Frieden zu füllen. Der Meister rief ihn fast täglich zu sich, und sie gingen zu zweit in die Berge, die den See umgaben. Es kam schließlich eine Zeit, Roed, in der niemand mehr von ihm sprach. Ich weiß nicht mehr, wer uns schließlich sagte, daß er in den Tiefen einer grabähnlichen Höhle war, von der man einen Stein wegrollen konnte. In dieser Zeit erwähnte ihn der Meister nur ein einziges Mal.

»Selig jener Mensch, der aus sich selbst wiedergeboren wird. Ich sage euch, er ist weggegangen, um sich in sein eigenes Herz zu versenken. Er wird nun nicht mehr außer sich sein, denn er hat seinen Mittelpunkt in mir.«

Als Eliasar wieder erschien, gab es ein großes Aufsehen in der kleinen Gemeinde, die wir damals bereits bildeten. Der Meister nannte ihn vor allen »Johannes«[1] und fügte dann diese Worte hinzu:

»Seht diesen, der tot war und sich nicht erkannte. Jeder von euch ist nur Asche in diesem Reich, wenn er nicht weiß, welche Weizenähre auf dem Acker meines Vaters er ist. Seid vor allen Dingen die Ähre, denn sie trägt in sich den Samen eines ganzen Ackers.«

---

[1] So kann man begreifen, daß der Tod des Lazarus im Grunde dasjenige war, was man gewöhnlich einen initiatischen Tod nennt. Dieser tritt nach einer Abfolge von Ritualen und einer Askese ein, die unter anderem darauf abzielen, das Bewußtsein während dreier Tage vom Körper abzulösen, um das Wesen in den Lichtwelten sich selbst gegenüberzustellen.

Ich hielt hier inne, weil ich glaubte, nicht mehr das Recht zu haben, mehr zu erzählen. Das Beispiel Eliasars, der anders sein wollte als er selbst, würde es das Herz Roeds erreichen?

Der Mann mit den langen groben Zöpfen hatte den Kopf in seine Hände gelegt und bewegte sich noch immer nicht.

»Ich kenne ein Spiel«, sagte er mit fester Stimme, »das die Kinder manchmal gerne spielen, wenn sie irgendwo eine flache Schale finden. Sie legen eine Lehmkugel hinein, die sie dann mit einer schnellen Handbewegung in kreisende Bewegung versetzen. Wenn die Bewegungen zu schnell sind, fliegt die Kugel aus der Schale heraus; wenn sie innehalten, rollt die Kugel wieder zur Mitte. Vielleicht bin ich zugleich diese Kugel und eines dieser Kinder, die zu schnell mit allem sind, um immer einen Vorsprung vor den anderen zu haben. Soll ich aufhören zu kreisen, Freunde, damit mich die natürliche Tendenz meines Wesens in die Mitte der Schale zieht? Ist es dies, was ich begreifen muß?«

»Du hast es selbst ausgesprochen, Roed: Jeder Mensch, dessen Leben von Verlangen erfüllt ist, kreist um sich selbst. Derjenige aber, dessen Dasein Wille ist, findet jeden Tag mehr seine wahre Heimstatt; ein solches Wesen verläßt den Bannkreis des Maskentanzes!«

Ich erinnere mich, daß wir die ganze Woche mit der intensiven Pflege Roeds zubrachten. Die Lichthüllen, die seinen Körper umgaben, waren durch die schreckliche Entladung, eine Folge der Erbitterung Urgels, schwer beschädigt. Die Wogen der Emotion, die ihn regelmäßig überfielen, waren Balsam für die Wunden seiner Seele. Was der Verstand akzeptiert, das lehnt der Körper, dessen Gedächtnis sehr hartnäckig ist, manchmal noch lange Zeit in seinen Tiefen ab.

So war es uns gegeben, diesem Menschen zu helfen, so wurde schließlich auch unser Gewicht im Schoße eines bescheidenen Dorfs allmählich spürbar. Von Kristos auf den Feldern und den steinigen Abhängen zu sprechen, war keine Aufgabe mehr, sondern eine große Freude.

An einem kühlen Morgen hielt der Winter seinen Einzug, als die ersten Flocken auf die Dächer fielen und uns mit ihrem Schimmer erfreuten. Ein seltsames Erlebnis für die Kinder der Sonne und der Ölbäume, die wir damals waren ... Der Schnee ... Wir hatten ihn viele Male auf den nördlichen Gipfeln unserer Heimat gesehen, und manchmal hatten sich auch einige Flocken in die Straßen Jerusalems verirrt, doch hatten wir bisher noch nie sein gewaltiges Schweigen und seine kristallene Gegenwart erlebt.

Belsat, der uns jeden Tag vertrauter wurde, hatte eine Gefährtin. Es war eine hübsche Brünette, die mich mit ihrem kleinen Wuchs, ihrer Agilität und ihrem lebhaften Blick immer irgendwie an ein Wiesel erinnerte. Es entspann sich eine tiefe Freundschaft zwischen uns Vieren, und wir hatten bald die Gewohnheit, in den weißen und friedvollen Tagen, an denen das Dorf zu träumen schien, weite Spaziergänge in den umliegenden Wäldern zu unternehmen. Wie viele Dinge haben wir uns nicht in der Vertrautheit dieser Wanderungen erarbeitet! Wir wußten von da an, daß wir auf Belsat und seine Gefährtin Hildrec zählen konnten. Sie waren es zweifellos, durch die die Energie des Kristos sich in die Täler und Wälder des Landes Kal ausgießen wollte.

Als Neffen Roeds, des unangefochtenen Oberhaupts der weiteren Umgebung, genossen sie bereits eine Aureole der Achtbarkeit, eine Aureole, die in keiner Weise das wirkliche Licht beeinträchtigte, das in ihnen leuchtete. Wir hatten die Gewißheit, daß alles, was wir ihnen über unseren Bruder Jeshua anvertrauten, und alles, was wir ihnen von den Worten des Kristos weitergaben, bei ihnen in besten Händen war.

Ich erinnere mich auch, daß Simon in einer Lichtung auf einem Baumstamm zwischen Belsat und Hildrec aus seinem Beutel die Schriftrollen hervorholte, die uns Joseph aus der Familie Arimatia anvertraut hatte. Es war eine große Sammlung von Pergamentrollen, die mit Bändern zwischen zwei Rindenstükken verschnürt war. Simon breitete vorsichtig die Seiten aus, so daß das Licht des bleichen Tages auf die kalligraphischen Zeichen der Sprache unseres Volkes fiel.

»Seht«, erklärte er mit einer leichten Wehmut in seiner Stimme, »hier steht von der Hand der Alten geschrieben, daß Männer und Frauen aus unseren Bergen und unseren Wüsten, Söhne Benjamins schon vor langer Zeit in euer Land gekommen sind; es ist so lange her, daß wir die Jahre nicht mehr zählen können. Auch zu ihnen müssen wir gehen, denn mit eurer Hilfe ... und der ihren muß in dem weiten Gebiet, in dem ihr lebt, etwas gebaut werden.«

»Es muß etwas gebaut werden?«

»Ja, ein Strahlungspunkt, der fest sein muß wie der Fels. Ein Ankerplatz, an dem die Dichte des Stoffs dieser Welt und die Sonne des Awen nicht verfeindet sind. Versteht ihr dies?

Im Augenblick wird von uns verlangt, weder ganz Stoff noch ganz Licht zu sein. Unsere Aufgabe ist es, die Vermählung dieser beiden Kräfte zu begreifen, die wir uns so töricht als zweigeteilt vorstellen. Diese Vermählung muß, wenn sie Wurzeln in unseren Herzen schlägt, sich in allen Menschenreichen konkretisieren, gleichgültig, wie lange dies dauern wird. Wenn der wahre Thron des Meisters nicht von dieser Welt ist, ist es die Aufgabe der Wesen dieser Welt, wenigstens ihre Erde bis zum Punkt der Begegnung zu erheben.

Dies ist die Botschaft, die unser Bruder Joseph hinterlassen hat. Dies ist es auch, was wir euch zu treuen Händen übergeben wollen.«

»Wir wollen diese Aufgabe nach Kräften zu erfüllen suchen«, flüsterte Hildrec, indem sie uns nacheinander anblickte.

Und sie legte auf jener kleinen Lichtung unter dem Schnee, der wieder in feinen Silberblättchen zu fallen begann, langsam ihre Rechte auf das Herz.

# V. In den römischen Kerkern

Als an den Zweigen die ersten Knospen aufsprangen und die Bäume sich in einen rosafarbenen und weißen Flaum hüllten, fühlten wir, daß die Zeit gekommen war, unser Bündel zu schnüren. Es war weniger ein Abschied als ein Sich-losreißen. Wenn wir auf dasjenige gehört hätten, was uns alle sagten, hätten wir ohne Zweifel tausend Gründe gehabt, hier den Rest unserer Tage zu verbringen, in den Niederungen dieses kargen und doch so heimeligen Tals. Damit man uns nicht doch noch zu guter Letzt aufhielte, mußten wir sehr früh am Morgen aufbrechen, als die letzten Silberflitter des Himmelsgewölbes zu unseren Häupten ihre Strahlen herniederschickten.

So begleiteten uns nur Belsat und Hildrec zur Abzweigung eines von Nadelbäumen gesäumten Weges jenseits des Grabens, der das Dorf umgab.

Als wir die kargen Hänge der Berge hinabgingen, sahen wir noch lange Zeit ihre beiden Gestalten. Wir wußten, daß wir diese beiden niemals vergessen würden, und daß von nun an in den Gassen des kleinen Dorfes Kur, über den Dächern dieser Hütten immerfort die Gesänge, die aus unseren Hügeln kamen, und die Worte erklingen würden, die der Meister in unsere Brust gesenkt hatte.

Der Staub der steilen Pfade und der Tau der mageren Pflanzen legte sich bald auf die Lederbänder und Tuchstreifen, mit denen wir unsere Füße umgeben hatten. Wir schritten den ganzen Tag über tüchtig aus. Wir versuchten, immer auf den Hügelkämmen zu bleiben, und so konnten wir die ganze Weite des riesigen Landes ermessen, die unsere eigenen Energien so unbedeutend erscheinen ließ. Wieder einmal wurde uns klar, daß uns unmöglich unsere persönlichen Kräfte hierher hätten führen können.

Roed und die anderen hatten uns von einem größeren Marktflecken erzählt, der in nordwestlicher Richtung an den Ausläufern des Gebirges liegen sollte. Das ganze Gebiet, sagten sie, stand unter der Herrschaft dieses Ortes. Unser Ziel war es, uns dorthin zu begeben, denn es war vermutlich sinnvoller, unmittelbar dort unser Anliegen vorzubringen, als monate- oder jahrelang durch Weiler und Dörfer zu wandern, ohne daß wir das Vertrauen der wirklichen Herren dieser Gegend gewannen.

Am Vormittag des nächsten Tages gelangten wir in eine Gegend, in der der Fels dunkler war. Graue Adern durchzogen das Ocker des Gesteins. In der Richtung, die wir eingeschlagen hatten, waren inzwischen die Gipfel näher herangerückt und bildeten jetzt eine Art Amphitheater; sie waren nicht besonders hoch, doch empfanden wir die Strenge der Landschaft als bedrückend.

Hier entdeckten wir in einer Waldlichtung eine winzige baufällige Hütte. Unweit davon war am Stamm eines vom Sturm gebeugten Baumes eine Ziege angebunden. Als wir diese ärmliche Bleibe an einem solchen Ort erblickten, ging uns ein Name durch den Kopf: Urgel. Zweifellos durch unsere Ankunft aufgeschreckt, begann die Ziege zu meckern, woraufhin im Türrahmen der Hütte die undeutlichen Umrisse einer Gestalt sichtbar wurden, die an der Schwelle stehenblieb. Wir traten ohne Zögern näher. In diesen rauhen Bergen, in denen noch ein empfindlich kühler Wind wehte, empfanden wir jede menschliche Gegenwart als einen Hauch Wärme, dessen Wohltat man sich nicht versagen durfte.

»Bist du Urgel?« fragte Simon ohne Umschweife, der mir einige Schritte vorausging. »Wir kommen aus dem Ort Kur, wo wir nach einer langen Reise einige Monate zugebracht haben.«

»Ich sehe...«, sagte die Gestalt. Sie machte einige wenige Schritte in unsere Richtung und trat aus dem Schatten der Bäume heraus. Der Mann, der etwa fünfzig Jahre zählen mochte, war in ein langes, sehr weites Gewand gekleidet, das an der Taille zusammengefaßt war und einmal weiß gewesen sein mußte. Was uns erstaunte und unsere ganze Aufmerksamkeit auf sich zog, war sein Gesicht. Es war von sehr langem, starkem grauen Haar umrahmt, das nur den hinteren Teil des Schädels bedeckte. Tatsächlich war, wie uns Roed berichtet hatte, die vordere Hälfte des Schädels völlig kahlgeschoren, wie es bei den Barden Vorschrift war.

»Ja, ich bin Urgel. Warum sucht ihr mich?«

Die Haut an seiner Stirn und seinen Wangen war außerordentlich glatt und straff. Seine Lippen schienen sich kaum zu bewegen, als er diese Worte mit fester Stimme sprach.

»Wir haben dich nicht gesucht«, antwortete Simon, »es ist einfach geschehen, daß unser Weg den deinigen gekreuzt hat.«

»Ich glaube nicht an den Zufall«, erwiderte der Barde immer noch unbewegt, »ich glaube nicht an die Beliebigkeit der Ereignisse... Hat Roed euch hierher geschickt?«

»Roed weiß nicht, daß wir hier sind; es kann aber durchaus sein, daß ein anderer uns hierher geschickt hat. Auch wir glauben nicht mehr an die Beliebigkeit der Ereignisse.«

Die Begegnung begann wenig verheißungsvoll. Als ich den Wortwechsel vernahm, beeilte ich mich, ebenfalls einige Schritte näherzutreten, in der Hoffnung, daß meine Anwesenheit den sich abzeichnenden Redekampf entschärfen könnte.

»Hört«, sagte Urgel, »ich weiß nicht, wer ihr seid, doch bitte ich euch, mich in Ruhe zu lassen.

Zweifellos hat man euch von mir erzählt, und ich kann mir denken, was man euch gesagt hat. Ich habe nicht die Absicht, darüber zu sprechen, und überhaupt ist mir die Gesellschaft der Menschen seit langem lästig.«

»Was auch immer man uns gesagt haben könnte, wir sind nicht gekommen, um über dich zu richten. Wisse, daß nichts anderes als der Wind der Sonne unsere Schritte lenkt. Wir werden dich nicht länger behelligen.«

Der Barde antwortete nicht sofort auf diese Worte. Er ging mit erhobenem Haupt hinüber zu seiner Ziege. Er nahm den Kopf des Tiers in seine Hand und begann, es zwischen den Hörnern zu streicheln.

»Nur die Tiere sind zu einer vorbehaltlosen Liebe und Zuneigung fähig«, erwiderte er schließlich, »nur die Tiere richten nicht. Sie tragen keine Maske. Die Tiere sind sie selber, und dies genügt. Dies ist der Zustand, der auch mir der einzig erstrebenswerte zu sein scheint, jenseits der Leiden, die der sogenannte Verstand bringt.«

Nach diesen Worten brach der Mann mit dem zur Hälfte kahlen Schädel in ein beeindruckendes Gelächter aus, das beinahe sardonische Züge trug. Simon begab sich ebenfalls zu dem Tier.

»Wir verlassen dich wieder, Urgel, doch bevor wir gehen, möchte ich dir sagen, daß ich glaube, daß ich trotzdem einen Leidenden vor mir habe.

Der Meister, der uns gelehrt hat, hat uns unaufhörlich begreiflich zu machen versucht, daß eine der Größen des Wesens, das auf dieser Erde Wurzeln schlägt, darin liegt, daß es das Risiko des Sündenfalls eingeht, oder einfach auch des Irrtums. Niemand kann ewig vor einer Schwelle zaudern. Wenn du nicht den wirklichen Schatten kennengelernt hast, wirst du niemals wissen, welcher Art die Glut der wahren Sonne ist.

Glaube nicht, daß ich dich belehren will, denn ich weiß selbst nicht, ob ich den vollen Schatten kennengelernt habe, von dem ich spreche. Ich möchte dir nur sagen, daß für mein Volk der Adel des Menschen darin liegt, daß er auf einem Faden wandelt, der zwischen dem Mond und der Sonne gespannt ist. In dem Land, in dem wir das Licht der Welt erblickt haben, pflegen wir in langen Sommernächten unendlich lange ein schimmerndes

Licht am Himmelsgewölbe zu betrachten. Dasjenige, das uns am schönsten schien, am leuchtendsten, das als erstes aufging und als letztes unterging, nannten wir Mondsonne. Es hat uns immer an die unaufhörliche Wahl in unserem Leben und die Ehrerbietung gegenüber den großen Mächten gemahnt, die scheinbar zweifacher Natur sind ... Nun, Urgel, lebe wohl.«

Der Barde wandte uns den Rücken zu; er streichelte unerschütterlich das Fell zwischen den Hörnern seiner Ziege. Ohne ein weiteres Wort verließen wir seinen Wald, um uns wieder auf den geraden und trockenen Pfad zu begeben, der uns rief.

Nach dieser Begegnung war irgendwie die Fröhlichkeit unserer Wanderung ein wenig verflogen. Und doch gehört es auch zum Spiel des Daseins, daß man manchmal das Gefühl kosten muß, unnütz zu sein. Welches Recht hat ein Mensch, einem anderen seine Wahrheit aufzudrängen? Es ist nicht das Feuer der menschlichen Sprache, das transformiert – mit ihr drängt man nur Meinungen auf –, sondern vielmehr dasjenige einer Gegenwart. Ein solches Feuer wirkt immer im Stillen, und leise dringt es zum Kern des Menschen vor.

Als die Abenddämmerung lange violette und lohfarbene Bänder über die Berge legte, trug der Wind einen Rauchgeruch zu uns her, der uns unseren Schritt beschleunigen ließ. Der uns genannte Ort war vielleicht nicht mehr fern, und es schien uns wünschenswert, ihn noch vor Anbruch der Nacht zu erreichen.

Als wir in einen letzten Felshang hinabstiegen, zeichneten sich schließlich auf der gegenüberliegenden Seite des Tals die Umrisse einiger Gebäude und das Flackern von Feuern ab. Eilends stiegen wir bis in den Talgrund ab und erreichten schließlich eine Umfriedung aus Holz, die jetzt deutlich hervortrat. Zwischen Felstrümmern hingeduckt ragte über uns eine beeindruckende Siedlung auf. Es war eine wahre Festung mit Türmen und Schutzwällen aus behauenen Stämmen, deren Spitzen steil in den Himmel aufragten. Ihr zu Füßen lagen eine Vielzahl von Hütten und kleinen Häuschen aus Trockenmauerwerk, die ein unbeschreibliches Gewirr bildeten, aus dem der Wind die unterschiedlichsten Gerüche zu uns hertrug, vom Duft dampfender Schüsseln bis hin zu den Ausdünstungen von Weidevieh.

Wir erklommen ziemlich außer Atem den steilen Weg. Eine Gruppe von Männern und Frauen zeigte bei unserem Anblick mit den Fingern auf uns und brach in Gelächter aus. Wir suchten uns einen Weg zwischen den kleinen Hütten, in die sich das Leben des kleinen Volkes bereits zurückgezogen hatte, und gelangten bald zum Haupttor der Festung, das von zwei quadratischen Türmen auf steinernen Grundmauern flankiert war. Ein schweres Holzgitter versperrte den Zugang. Es war zu spät, zu spät, um hier Obdach zu finden, eine hilfsbereite Seele. Auf der anderen Seite des Holzgitters schritten einige menschliche Gestalten auf und ab, passierten einander und machten mit langsamen und mechanischen Schritten wieder kehrt. Es war uns klar, daß wir hier die typischen Gestalten römischer Soldaten vor uns hatten. Es blieb uns nichts anderes übrig, als umzukehren und ein Obdach zu suchen, das uns die Natur selbst anbot. Auf dem ganzen Wege, der sich zwischen den ärmlichen Behausungen hindurchschlängelte, verfolgten Hunderte lauernder und mißtrauischer Blicke aus halb geöffneten Türen unseren Weg. Wir wagten nichts zu fragen. Bald hatten wir das Ende des Tals erreicht, wo uns ein seltsames Schauspiel erwartete.

Hinter einigen Sträuchern vernahmen wir ein Murmeln, das Geräusch schleppender Schritte und das Plätschern von Wasser, das ausgegossen wurde. Auf einem kiesbedeckten Platz knieten fünf oder sechs menschliche Gestalten im Kreis um etwas, das wir nicht erkennen konnten. Einer von ihnen mußte wohl schon sehr alt sein; die anderen, viel beweglicher, waren damit beschäftigt, aus dem Boden etwas herauszuziehen, was wie Stückchen grauen Holzes aussah. Plötzlich vernahmen wir hinter unserem Rücken eine feine Stimme, die ein verhaltenes Lachen hören ließ. Am Wegrand stand eine alte Frau einige Schritte von uns entfernt, die Hände in die Hüfte gestemmt. Ihr gekrümmter Rücken ließ uns erkennen, daß sie ihr Leben lang schwere Lasten geschleppt haben mußte.

»Es ist nichts, Fremdlinge«, sagte sie mit gedämpfter Stimme, »laßt sie, kommt lieber hierher, damit sie euch nicht bemerken...«

Nach diesen Worten kicherte die Alte, deren langes weißes Haar wirr zu beiden Seiten ihres Gesichts herabhing, noch ein Weilchen in sich hinein.

»Kommt nur, kommt«, wiederholte sie in einem Ton, der fast etwas Befehlendes hatte, »sie sind ein wenig verrückt, sie sind nicht von hier. Ihre Eltern taten schon dasselbe. Es ist der alte Endrec und seine Kinder. Vor sieben Jahren ist seine Frau gestorben; jetzt sucht er mit seinen Kindern ihre Knochen, um sie einzeln zu waschen, weil er fürchtet, daß sie wiederkommt und ihnen das Blut aussaugt. Ich weiß nicht, woher seine Familie stammt, aber das ist auch gleichgültig... Kommt!«

Ohne noch ein Wort zu sagen, zog uns die Alte nun mit behenden Schritten durch ein Gewirr von Felsen und Gestrüpp zu einem kleinen, niedrigen Schuppen, in dem es nach Tieren und Stroh roch.

»Nun«, sagte sie noch, bevor sie in der Dunkelheit verschwand, »ich nehme an, daß ihr keine Unterkunft für die Nacht habt; bleibt also hier.«

Wir sahen sie niemals wieder, doch wird uns der Geruch ihrer Ziegen und ihr heimliches Kichern gewiß noch lange im Gedächtnis bleiben. Es gibt überall auf der Welt solche Wesen, die in Stunden der Einsamkeit oder des Getrenntseins für uns wie eine ausgestreckte Hand oder eine offene Tür sind ...

Am frühen Morgen stiegen wir unter den Nebelschleiern, die noch an der Bergflanke hafteten, erneut den felsigen Weg des Vorabends hinauf, der zu der Festung führte. In den Gemäuern nistete noch überall der Schlaf, doch fanden wir das Tor des Marktfleckens offen. Wir durchschritten es mit einem bangen Gefühl, während neben uns einige Ochsenkarren hindurchholperten. Die römischen Soldaten, die einen durchfrorenen Eindruck machten, schienen von uns keine Notiz zu nehmen. In den geraden Gassen, in denen sich die Häuser dicht aneinander drängten, lag überall am Boden eine Schicht alten, übelriechenden Strohs. Einige Läden wurden geöffnet, und das Klappern von Türen und Fensterläden zerriß die morgendliche Stille. Ganze Viertel von Schlachttieren wurden überall zwischen einigem kümmerlichen Gemüse und Körben von Getreide ausgehängt.

Das Knirschen einer Töpferscheibe, das von irgendwoher zu uns drang, weckte in uns mit Macht ferne Erinnerungen, vielleicht an ein anderes Leben unter einer anderen Sonne ...

Wir hatten einige Münzen bei uns, die die Römer in Umlauf gebracht hatten und die uns Roed vor unserer Abreise geschenkt hatte. Im Hochgefühl dieses kostbaren Besitzes konnten wir der Versuchung nicht widerstehen, unter ein Vordach zu treten, unter dem ohne erkennbare Ordnung einige Holztische und -bänke standen, die schon von Messerspuren gezeichnet waren. Ein Mann in Hosen aus grobem schwarzem Tuch und einer ledernen Weste trug sofort jedem von uns eine tiefe irdene Schüssel mit einer noch leise köchelnden Flüssigkeit von gelblicher Farbe und intensivem Geruch auf. Da wir noch gar nichts bestellt hatten, blickten wir wohl etwas überrascht.

»Ihr seid wohl nicht aus unseren Bergen«, sagte er: »Das ist Bier. Es gibt hier nichts anderes. Es ist noch recht frisch hier draußen, deshalb habe ich es ein wenig länger als sonst auf dem Feuer gelassen.«

Trotz seiner etwas derben Art hatten wir sofort Zutrauen zu dem Mann, und da wir bald fast eine gewisse Liebenswürdigkeit an ihm entdeckten, befragten wir ihn über die Gegend, die Stadt und ihre Herren.

»Oh«, sagte er, »schon der Vater meines Vaters hat die ersten Römer hierher kommen sehen. Seither hat sich vieles verändert. Wir wissen gar nicht mehr, wo wir eigentlich hingehören. Die Frauen der Gegend machen ihnen schon Heiratsanträge... Nun ja, immerhin trinken sie gut die Hälfte meines Biers! Und sie bezahlen!«

Das Bier... Simon hatte mich einst einen ganzen Becher an einer Bude bei den Schiffen in Genesareth kosten lassen, das jedoch nicht warm gewesen war.

Das Geräusch schneller und schwerer Schritte ließ uns den Kopf wenden. Ein römischer Soldat kam herein, den Helm in der Hand, einen schlechten Umhang eilig um die Schultern geworfen. Es war ein gedrungener, etwas derber Mensch von gutmütigem Gesichtsausdruck.

»Guten Morgen zusammen«, sagte er mit der Sicherheit desjenigen, der sich hier zu Hause fühlte.

Statt einer Antwort schlug ihm unser Gastgeber mit einer Art gutmütigem Grunzen mit der flachen Hand auf die Schulter und setzte ihm eine Schale Bier vor.

Der Römer setzte sich uns gegenüber an das Ende einer Bank und begann mit aufgestützten Ellbogen in kleinen, vorsichtigen Schlucken die dampfende Flüssigkeit zu trinken. Nach einer Weile sah er auf, um zuerst mich, dann Simon zu fixieren.

»Wart nicht ihr es«, sagte er plötzlich, indem er die Brauen zusammenzog, »wart nicht ihr es, die heute nacht in diese Mauern gelangen wollten? Ihr kommt von weit her, nicht wahr?«

»So ist es«, antwortete Simon, »von sehr weit her, von weither genug, um das Herz voll von Gesichtern, Namen und Sprachen zu haben...«

»Und sicher auch von Ideen! Aber nimm dich in acht, Freund... Es ist immer gut, der Erde ähnlich zu sein, auf der man geht.«

Nach diesen Worten ließ er ein kurzes, nicht unfreundliches Lachen hören, streckte dann die Hand aus und legte sie auf diejenige Simons.

»Aber nichts für ungut«, rief er fröhlich aus, »ich scherze gerne! Ich weiß nicht, ob du zu denjenigen gehörst, die sich unaufhörlich vom Wind treiben lassen, oder ob du seßhaft werden willst, aber blicke trotzdem nicht so grimmig, damit du die Leute hier nicht erschreckst...«

Seine Stimme war plötzlich ganz vertraulich geworden. Simon drehte sich mit einem fragenden Blick zu mir um.

In der Tat flammte eine Glut in seinem Blick, in dem mehr vom Feuer des Täufers als vom Frieden war, den der Meister so sehr predigte. Und mein Blick, wie war er? Und es mußte ausgerechnet Rom sein, das mit dem Finger auf uns zeigte, um uns dies einmal mehr zu sagen! Welche Kraft hatte diesen unrasierten Legionär zu uns geschickt?

Die Lektion ging weiter. In diesem Augenblick wurde mir ganz deutlich bewußt, daß dieser Kampf gegen die örtliche Macht, den der Mensch manchmal an jedem Tag seines Fortschreitens so beharrlich führt, niemals etwas anderes ist als ein Kampf gegen seine eigene Natur. Und wenn es sein muß, daß es dem Menschen hundertmal, tausendmal und noch öfter gesagt wird, wird sich immer ein Soldat auf seinem Weg finden, bis er selbst die Waffen streckt.

An diesem Morgen begann Simon die Waffen abzulegen, als auch er ohne nachzudenken die Hand auf diejenige des Legionärs legte.

Nach einem Augenblick der Stille fragte er: »Wer herrscht über die Menschen dieses Landes?«

»Der Präfekt hat seinen Sitz seit einiger Zeit in diesen Mauern, aber was kümmert es dich!«

Einige Tage vergingen, die wir nicht recht auszufüllen wußten. Wir brachten sie zur Hälfte in unserer kleinen Unterkunft, zur Hälfte auf den Gassen des Fleckens zu, wo man uns jede Beschäftigung auch für die kleinsten Verrichtungen versagte. Es mußte ein Zwischenfall eintreten, es mußte eine Frau krank werden, bis unsere Tage schließlich einen anderen Verlauf nahmen.

Unter einer bleichen Sonne erregte am Ausgang eines Vorbaus, der zu einem Platz hinausführte, auf dem jeden Vormittag Kräuter und Getreide getauscht wurden, ein lärmender Auflauf unsere Aufmerksamkeit.

Eine noch junge Frau stieß, offenbar mit letzten Kräften, laute, immer wieder von einem heftigen und anhaltenden Schluchzen unterbrochene Schreie aus. Eine Frau und ein Mann, die selbst eine stumme Verwirrung befallen hatte, versuchten, sie inmitten der wachsenden Menschenmenge festzuhalten, damit sie nicht stürzte. Fragende Gesichter, ein immer lauter werdender Lärm, schließlich ein Menschenstrom, der uns mitriß.

»Es ist nichts«, murmelte eine Alte mit mürrischem Gesicht, die gegen uns gepreßt weiterzukommen versuchte. »Es ist immer dieselbe... Seit sie ein Kind bekommen hat, fängt sie immer wieder damit an...«

Simons Blick und der meine trafen sich; wir kannten dieses Leiden sehr wohl. Wie viele Male hatten wir nicht auf unseren Wanderungen in den Hügeln Galiläas und Samarias mit unseren

Gefährten solche Störungen der Seele und des Körpers erlebt! Des öfteren hatten wir solche klaffenden Löcher in den Lebenshüllen von Wöchnerinnen gesehen, scharf umrissene Gebiete, in denen Licht und Kraft aus ihrem Körper entwich wie Wasser, das aus einem Felsen rinnt. Hier war ein Balsam notwendig, man mußte den feinen Stoff ihres Wesens in der Magengrube und am Scheitel wieder heilen.

Wir versuchten, uns einen Weg zu dieser Frau zu bahnen, die weiter in Weinkrämpfen um sich schlug. Würde man Vertrauen zu uns haben? Wenn die Menschen hier auch so taten, als gäbe es uns nicht, hatte uns doch jeder bemerkt, beobachtet und sich zweifellos eine Meinung über uns gebildet.

Vor dem Schmerz aber haben die Menschen Angst. Man ließ uns also, ohne daß man es gewagt hätte, ein Wort an uns zu richten, zu der jungen Frau treten. Sie lag jetzt flach auf dem Boden, die Fäuste gegen die Augen gepreßt und wie geschrumpft auf einen Haufen zertretenen Gemüses. Wir knieten uns bei ihr nieder. Simon legte seine Rechte auf ihre Magengrube, während ich ihre Fußsohlen in meine beiden Handflächen nahm. Vor allen Dingen ein wenig Frieden... dann würden wir die Wunde versorgen. Die Schlange ihres Körpers mußte sich wieder in den Schwanz beißen können. Die Frau, die ein Kind geboren hat, ähnelt sehr oft einem See, dessen Wasser verdunstet, wenn es nicht von den Bächen der Berge gespeist wird. Ihre Kräfte verlassen sie, von ihrem Schöpfungsakt verbraucht, wie die Seele desjenigen, den Tag um Tag seine Gefühle mit sich reißen.

Sofort entspannte sich ihr verkrampfter Leib. Man mußte ihn wieder zur Erde zurückbringen, diesen erschöpften Körper, der sich in alle Richtungen zerstreuen wollte. Man mußte ihn wieder einpflanzen wie einen Baum, seine Wunden heilen und seinen Saftstrom neu orientieren.

Wir begannen nun zu singen, wie unsere Brüder aus Essania dies seit undenklichen Zeiten taten. Dies war freilich nicht ihr Gesang, nicht unser Gesang, es war der Gesang jener Frau, ein Gesang, den sie vielleicht selbst noch nie gehört hatte.

Wie ein tiefes Summen begann er nun über der stummen Menge zu schweben. Allmählich schien es, als ob der Gesang nicht mehr aus unserer Brust käme, als ob er ein Eigenleben entwickelte und sich in langsamen Wellen dorthin bewegte, wo ihn der Schmerz rief. Alle Spannung löste sich nun, und unsere Hände arbeiteten in unkontrollierbaren Spiralbewegungen über dem Körper, der jetzt zu schlafen schien.

Es war Wochen her, daß wir geheilt hatten, und diese Frische des Lichtes, das wir aufs neue in unseren Adern strömen fühlten, war ein Tropfen Goldes, den unser Herz empfing. Unser Denken hörte auf, und ein großes Schweigen senkte sich über die versammelte Menschenmenge. Wir waren es, die Dank schuldig waren.

»Es gibt überall Wesen, die bluten«, sagte der Meister; »sie bluten, damit die Menschen sich daran erinnern, daß sie Hände haben, um zu heilen und Herzen, um zu lieben. Wisset, es gibt keine Wolke auf dieser Erde, deren Dasein nicht seinen Grund hätte...«

Ein Schwarm krächzender Vögel zog hoch über unseren Köpfen über den Himmel; sie zerrissen urplötzlich den Schleier des Schweigens, der sich über uns alle gelegt hatte. Wir standen auf; es erhob sich ein Gemurmel, ein Rufen, und schließlich brach das alte Durcheinander wieder aus. Man zog uns zur Seite, unter den kühlen Schatten eines großen Hauses aus grauem Stein. Die Blicke verrieten eine seltsame Mischung aus Bewegung, Neugierde und Beunruhigung. Wer waren wir? Von woher kamen wir? Und was wollten wir eigentlich, die wir nun schon seit Tagen durch die Gassen des Fleckens streiften?

Die Berge Judäas, wo war dies? Welches Meer hatten wir überquert? Hatten wir nicht wenigstens irgendeinen Stoff oder irgendwelche Gewürze zu verkaufen? Was wollten wir also hier? Und welche Magie praktizierten wir nun auch noch? – Wie sollte man so vielen wißbegierigen Zungen und Ohren antworten!

Alles war so komplex oder vielmehr im Gegenteil so einfach, so offensichtlich, daß kein Wort, kein Satz schlicht genug erschien.

Inmitten der durcheinanderschwirrenden Fragen ließ einer von uns nun einen Namen erklingen, eine Schwingung, die fast die Wirkung eines Donnerschlags hatte: »Kristos!«

»Kristos? Wer ist das? Euer Meister?«

»Nein...«

»Euer König?«

»Nein...«

»Also euer Gott?«

»Auch dies nicht, Brüder...«

Und auch dieses ›Brüder‹, der fast flehentlich ausgesprochen wurde, damit man uns endlich wirklich sprechen ließe, hatte wiederum die Gewalt eines Donnerschlags.

Indem wir nochmals wiederholten, »Nein, er ist nicht unser Gott«, begriffen wir die ganze Tragweite dieser Aussage und verstanden, welch einen wunderbaren Schatz ihre volle Erkenntnis in sich barg.

Während wir den Menschen Rede und Antwort standen, erhob sich unweit von uns die junge Frau, den Blick in sich gekehrt. Von einigen Menschen gestützt, sahen wir, wie sie sich mit langsamen Schritten entfernte, während der Auflauf um uns immer größer wurde.

Ich erinnere mich, daß allmählich eine ruhige Kraft aus uns zu sprechen begann, wie die kleinen Wellen, die bei anbrechender Morgendämmerung am Strand lecken. Wir fanden einfache Worte, wie wir sie noch niemals gefunden hatten. Die Seelen begannen sich nun zu beruhigen, wie wenn nun der Wind dieses Frühlingsanfangs eine sanfte Milde mit sich trüge, und man hörte uns zu, bis ein magerer, freundlicher Mann nach vorne trat. Ich sehe immer noch seine scharlachroten Hosen und seinen weiten Mantel aus Ziegenleder vor mir. Mit seinen dunklen Augen und dem hageren Gesicht sprach er uns an:

»Meine Scheune und mein Tisch stehen euch nach eurem Gutdünken zur Verfügung, Fremde... Sprecht weiter von eurer Reise zu uns, von eurem magischen Gesang, und dann vielleicht auch von eurem Kristos...!«

Wir mußten fast einen Monat bei ihm bleiben...

Die Tage vergingen wie im Fluge, ohne daß wir die Zeit gehabt hätten, den Blick unserer Seele auf dasjenige zu heften, was ihre Schönheit ausmachte.

Vor seiner Tür fand Versammlung um Versammlung statt. Alle begehrten zu wissen. Vielleicht, ja sogar ganz gewiß war es zunächst nur Neugier, der unverbindliche Wunsch, diejenigen zu hören und zu sehen, die von fernher kamen und ›die Welt gesehen‹ hatten. Die in einfachen Herzen ohne Falsch entzündete Neugier kann aber auch zum Willen werden, zu lernen und zu begreifen. Dies war es, scheint es uns heute, was in diesen glückhaften Tagen geschah.

Die Seelen waren aufnahmebereit, und nichts weiter erwarteten wir. Wir sagten ihnen nicht, »ihr müßt dies und jenes glauben«, sondern »seid bereit, nachzudenken, nicht wie man nachdenkt, um ein Problem zu lösen; seid wie die Oberfläche des Wassers, die das Licht der Sonne spiegelt. Nichts weiter...« – und doch akzeptiert der Mensch dies so selten.

Erst ein Priester, eine imposante Erscheinung mit dröhnender Stimme, richtete einen Wall gegenüber den Worten auf, die uns in den Mund gelegt waren. In seinem langen weißen Gewand, an dem eine Vielzahl ritueller Gegenstände hingen, sprach er würdevoll und ohne Zugeständnisse. Was wir vom Leben des Meisters und seinen Lehren erzählten, konnte nicht wahr sein, weil es nicht wahr sein durfte. Dieses Argument war freilich nicht zu widerlegen. Bisher war der majestätische Druide in diesem abgelegenen Land die unbestrittene Autorität, die noch jenseits derjenigen von Rom stand. Und nun kamen hier ein Mann und eine Frau von irgendwoher und verwirrten die Gemüter; sie wollten jedem glauben machen, das das ewige Licht des Awen einem jedem zugänglich sei. Welch ein Unsinn! Ein gefährlicher Unsinn freilich! Man könnte also jetzt auf Dogmen und Mittler verzichten! Dies war in höchstem Maße subversiv. Die Freiheit der Seele, die sich direkt an die Essenz allen Lebens wendet, die erfährt, wie sie in den eigenen Tiefen schwingt – dies durfte nicht sein, denn wieviele örtliche Autoritäten müßten dann verschwinden?

Der Druide stieß einen Fluch gegen uns aus, als er unsere Begegnung beendete, und heftig gestikulierend sahen wir ihn über den einen und anderen der Menschenmenge hinwegsteigen, die dicht gedrängt um uns saß, und in den Gassen verschwinden. In diesem Moment wurde uns klar, daß der kleine Flecken und sein ruhiges Gleichgewicht in ihren Grundfesten erschüttert waren und daß Herzen sich spalteten. War es denn unvermeidlich, daß man immer wieder diese unaufhörliche Dualität erzeugte? Es gab einfach immer diejenigen, die »dafür«, und diejenigen, die »dagegen« waren, diejenigen, die erkannten, daß ihre Überzeugungen erschüttert waren und diejenigen, die sich hinter der überkommenen Macht verschanzten. Simon und ich gingen kaum darauf ein. Der Gedanke jeglicher Polemik war uns fremd geworden. Und wenn auch seither zweitausend Jahre vergangen sind, ist der Gedanke, den man akzeptieren muß, für uns immer noch derselbe: Welches Recht hat man, anderen seine eigene Wahrheit aufzudrängen?

Als sich nun auch in den rauhen Bergen der Umgebung das Gerücht verbreitete, daß es hier einen Mann und eine Frau mit gefährlichen Ideen gab, konnten wir den Leuten vom Lande Kal nur immer wieder sagen:

»Wir erwarten von euch nur eines: die Liebe. Es ist so unwichtig, daß wir in euren Augen Usurpatoren und Unruhestifter sind. Es spielt auch keine Rolle, woran ihr glaubt; die einzige Kraft, die zählt, ist die Liebe, die ihr in eurem Blick aufleuchten laßt, und wir möchten, daß sie wahrhaftig ist, das heißt grenzenlos.«

Dies schien die Gemüter einige Tage zu beruhigen. Eines frühen Morgens aber, als wir unsere Decken auf dem Stroh unserer Scheune aufrollten, schreckten uns Gerassel und der Tritt schwerer rhythmischer Schritte auf.

Wir vernahmen einige erstickte Rufe. Sie kamen von einigen alten Leuten, die draußen auf die Behandlungen warteten, die wir täglich zu geben pflegten. Alles floh. Wir hatten kaum Zeit, uns anzukleiden. Im Nu hatte uns ein römischer Trupp umstellt, und die drohend erhobenen Spieße sprachen eine deutliche Sprache, so daß wir uns nicht zu bewegen wagten.

Das Bild des kleinen, sonnenüberfluteten Platzes von Magdala ging mir blitzartig durch den Kopf... Diesmal aber waren wir alleine, und es war, als ob in meinem Inneren eine Stimme murmelte »und jetzt, jetzt zeige mir, was ihr begriffen habt...«

Gewalt, Haß, Furcht – alle diese Antriebe überfielen mich in einem unbeschreiblichen Durcheinander. Welch eine furchtbare Falle! Dann fiel mit der gleichen Plötzlichkeit alles wieder von mir ab, und ich schloß die Augen. Man mußte etwas anderes atmen als die Luft in dieser Scheune unter den Strohballen und den Gerätschaften...

Meine Kräfte wichen aus meinen Armen und ich fühlte, daß dies eine Wohltat war, daß wir uns in unser Schicksal fügen mußten...

»Folgt uns«, schrie ein Offizier mit schimmerndem Helm und wies mit dem Schwert auf uns. Man drängte uns rasch hinaus. Simon mußte vor mir gehen. Er war bleich und sagte nichts. Er sagte nichts, doch als sein Blick verstohlen den meinen suchte, entdeckte ich darin etwas wie ein kleines Lächeln, wie wenn er fast amüsiert sagen wollte:

»Siehst du, auch hier läßt Er niemanden gleichgültig!«

Man brachte uns zur Festung, mit den geradlinigen Palisaden und den geometrisch genauen Steinen ein außerordentlich abweisendes Bauwerk. Dies war der Garnisonsort für die ganze Gegend, düster und an einen schroffen Berg gepreßt.

Man steckte uns in zwei getrennte feuchte Verliese. In meiner Zelle öffnete sich ein winziger Mauerdurchbruch, durch den kaum ein Strahl fahlen Lichts drang, zum Tal hinaus. So drangen wenigstens die Geräusche des Lebens bis zu mir: das Gemecker von Ziegen, das Krähen der Hähne und das Rufen auf dem Dreschplatz.

Es gab nichts mehr zu sagen, es hieß einfach warten... Warten – und beten? Aber hatten wir ein Recht dazu? Es ist so leicht, als letztem Rettungsanker zum Gebet Zuflucht zu nehmen, wenn man den Boden unter seinen Füßen weichen fühlt. Nur in solchen Momenten denkt man an das Gebet!

»Hilf dir selbst«, hatte Er uns in all den Jahren immer wieder wie eine Litanei wiederholt, »mein Vater hilft denjenigen, die sich selbst helfen...«

Und wenn dies ein Vorwand, Hochmut, Stolz war? Ach, wie unwichtig sind doch die Worte, mit denen unser Ich Tag um Tag

Spiegelfechterei betreibt! Wenn in mir noch die Zeichen seines Maskentanzes vorhanden waren, mußten auch sie verschwinden. Das Wesentliche ist, das man sich immer dem Mechanismus stellt, der in einem selbst beschlossen ist; dann tritt der wahre Friede ein, der den Sieg schon vor dem Kampf errungen hat: das unbedingte Vertrauen, die aktive Aufgabe der Seele.

So vergingen einige Tage, nur unterbrochen vom trockenen Geräusch einer Klappe, die jemand unten an meiner schweren Zellentür öffnete und schloß. Dann erschien jedesmal in dieser Öffnung eine Hand, die mir einen Brotfladen aus bräunlichem Teig, eine Schale mit einer Art Brei und einen kleinen Krug Wasser zuschob. Nichts weiter, kein Wort; kaum einmal ein schwerer und schleppender Schritt, zweifellos derjenige des Kerkermeisters. Ich wußte nicht einmal, ob das Verlies Simons neben dem meinigen war.

In dieser kalten Einsamkeit erlebte ich, wie meine Seele sich nach und nach allem leerte, was ihr fremd war, daß sie ihre grundlegenden Kraftlinien wiederentdeckte, ihre großen Unsicherheiten, aber auch ihre Gewißheiten, die wie in Granit gemeißelt waren.

Wir waren hier in einer schlimmen Lage, aber auch im Angesicht jener Wesen, zu denen wir täglich zu sprechen gewohnt waren. Hat derjenige, der die Falten seines eigenen Gesichts nicht zu erkennen vermag, das Recht, mit dem Finger auf die Runzeln der Falschheit im Herzen des anderen zu weisen? Wir müssen irgendwo die Laus in unserem Pelz suchen, und dasjenige, was man Schicksal nennt, versteht sehr wohl die Ereignisse hervorzurufen, die uns hierzu den Anlaß geben. Freilich muß man es begreifen, die Demut haben, es zuzugeben, und die Geduld, es zu leben.

»Was ihr Schicksalsschläge nennt, meine Brüder«, sagte eines Tages der Meister zu einigen von uns im Hause Marthas, »sind einfach Schläge eures anderen Selbst, das irgendwo unter dem Licht des Ewigen sehr gut weiß, was ihr braucht. Und ich sage euch, ihr braucht nichts weiter als Honig und blauen Himmel. Auch die bittere Galle hat ihren Reichtum. Wenn mein Vater es euch gegeben hat, sie zu erzeugen, dann deshalb, damit euch auch ihre Bitterkeit lehre.«

Am Morgen des dritten Tages schoß mir plötzlich ein Gedanke durch den Kopf: Wie, wenn ich zu Simon gehen würde ...?

Warum hatte ich nicht schon früher daran gedacht!

Der Lichtleib kennt keinen Kerker! Er durchdringt den härtesten Fels so leicht, wie ein Stock das Wasser teilt. Zu zweit wäre die Einsamkeit weniger schwer, weniger unangenehm, und vielleicht können wir jenseits dieser Mauern etwas über unser Schicksal erfahren!

Der Gedanke war verlockend, so verlockend, daß er zwei Tage völligen Friedens hinwegfegte. Ist die menschliche Seele so schwach, daß ihr die eigene Ruhe langweilig werden kann? Man brauchte sich ja nur flach auf den Boden zu legen, einige Atemübungen zu machen und das Herz zur »anderen Seite« zu öffnen. Was gäbe es Einfacheres? Auch dies gibt dem inneren Wesen Entkrampfung, läßt es alle seine Erstarrungen aufgeben, seine Automatismen, seine geistigen Spannungen. Auch dies hieß doch, die Samenkörner des Friedens in das Leben einzusäen.

Während diese Gedanken geradezu aus meinem Inneren hervorsprudelten, sprach an der Oberfläche meines Gewissens die Stimme einer anderen Miriam, die sich wie eine Erinnerung an eine ferne Zeit Gehör zu verschaffen versuchte, in der alles vielleicht noch klarer war.

»Nun also«, sagte sie wie ironisch, »du willst fliehen? Du erträgst deine eigene Gegenwart nicht mehr? Wenn du aber anfängst, die Geschehnisse des morgigen Tages wissen zu wollen, rüttelst du schon an ihren Grundlagen. Weißt du es nicht?«

Ich wußte sehr wohl, daß diese Stimme recht hatte.

Über seinen Körper hinauszugehen ist eines, aus ihm zu fliehen ein anderes. Das Feld des Bewußtseins zu erweitern ist eines, es bis zu einem Punkt einzuschränken, an dem es schnell zu erlöschen beginnt, ist ein anderes.

Es ist eines, die grundlegenden Notwendigkeiten des uns verliehenen Lebens zu akzeptieren, ein anderes, dem Weg die Biegungen unseres beschränkten Blickfeldes aufzuzwingen. Mein Platz war in dieser Leibesform. Nun kehrte in meinen Geist wieder Stille ein. Diesmal aber die wirkliche Stille, nicht mehr jene Art von Hoffnung, die nur eine andere Art ist, sein Ich zu behaupten, wobei sich doch wieder listig das persönliche Wollen einschleicht. Es gibt Wahrheiten, die der Dunkelheit bedürfen, damit man sagen kann, daß sie Wahrheiten sind. Diese sind die schönsten.

Eines Abends, als die Sonne einen letzten schmalen Streifen purpurnen Lichts in meine Zelle schickte, ließ mich das Knirschen von Metall und das Knarren von Holz umblicken. Die Tür flog auf; ein Soldat in voller Bewaffnung, von zwei weiteren flankiert, die im Halbdunkel blieben, machte mit der Hand eine knappe Geste, die mich zum Mitkommen aufforderte. Die drei Männer hießen mich vor sich gehen, und ich fand eben noch die Zeit, mich in meinen Umhang zu hüllen.

Nachdem wir einige dunkle Treppen hinaufgegangen waren, während hinter uns rasselnd schwere Gitter herabgelassen wurden, überquerte ich einen kleinen Hof, in dem es nach Suppe duftete, die noch in den Kesseln dampfte. Dieser Hof war von hohen Palisaden umgeben und führte zu Steinstufen, deren Zugang von einem großartig herausgeputzten Bewaffneten bewacht war.

Niemand sagte mir, was dies zu bedeuten habe, doch war mir klar, daß man mich einer höheren Stelle vorführen wollte. Vielleicht würde ich endlich Simon wiedersehen ...

Wir kamen in einen ersten Raum mittlerer Größe, der völlig kahl und fast so kalt war wie meine Zelle, dann in einen zweiten, sehr großen, der reich mit Statuen und Wandmalereien geschmückt war. Dort befanden sich etwa fünfzig Römer und Leute aus Kal von kriegerischem Äußeren. Ihre forschenden Gesichter wurden vom zuckenden Licht einer Vielzahl von Fackeln erhellt, die in den Mauern steckten. Hinten im Saal führten drei breite und hohe Treppenabsätze zu einem Podest, auf dem drei Männer gravitätisch auf gewaltigen Lehnstühlen aus Holz saßen.

Sie waren im Stimmengewirr der Menge, die seitlich an den Mauern stand, in ein Gespräch vertieft. Diejenigen, die nicht das imponierende Äußere des römischen Militärs oder der Krieger von Kal hatten, sahen wie Notabeln aus. Ihre farbigen Gewänder, die im Schein der Fackeln leuchteten, erinnerten mich an diejenigen einiger reicher Sadduzäer in Jerusalem.

Als ich hereinkam, wurden gerade vier Männer mit Halseisen und versteinerten Gesichtern von einigen Wachen hinausgedrängt.

Im dumpfen Stimmengewirr der anwesenden Menge schien niemand von meiner Ankunft Notiz zu nehmen; keine Braue, die sich hob, kein Kopf, der sich wandte.

Plötzlich fingen meine Augen, die den Saal absuchten, einen Blick auf: Ja, es war Simon!

Ich sah seine Gestalt wie vom Schlaglicht eines grellen Blitzes erhellt, fast wie einen Triumphschrei. Ich wollte auf ihn zulaufen und mich an ihn klammern; ich wünschte so sehr, daß man uns gehen ließe, daß man uns sein ließe, was wir waren, und uns nicht weiter behelligte!

Einer der Soldaten, die mich begleiteten, hatte zweifellos diesen Reflex erwartet und packte mich hart am Arm. Er führte mich zu den Treppenabsätzen, über denen die drei Männer auf ihren enormen Stühlen thronten. Simon wurde sofort an meine Seite gestellt. Ich sah jetzt, daß seine Hände mit einer Kette gefesselt waren, und daß sein Gewand beschädigt war. Hatte er versucht zu fliehen? Dies konnte ich mir von ihm nicht vorstellen, nicht unter diesen Umständen... Dies wäre einem Schuldeingeständnis gleichgekommen!

Unsere Augen wollten miteinander sprechen, von all diesen Tagen reden, doch wagten es unsere Zungen nicht. Hätten sie es überhaupt gekonnt? Plötzlich drang die Stimme des Mannes zu uns, der in der Mitte saß. Er hatte den Kopf kaum gehoben und schien in Wirklichkeit mehr mit der Versammlung als unserer Anwesenheit beschäftigt zu sein.

»Was habt ihr zu eurer Verteidigung vorzubringen?«

Wir waren außer Fassung. Wessen bezichtigte man uns denn?

Der Mann zur Linken desjenigen, der uns angesprochen hatte, neigte sich zu ihm und sprach ihm lange ins Ohr.

»Aha!« hörten wir nun, »ach so, natürlich...«

Derjenige, der offenbar den Vorsitz führte, richtete sich dann wieder auf seinem Stuhl auf und wandte sich dann mit der ganzen Länge seiner Gestalt uns zu, ein joviales Lächeln auf den Lippen.

»Es scheint, Fremdlinge, daß ihr die Ruhe an diesem Ort stört. Es scheint, daß ihr nicht auf die Straße gehen könnt, ohne sofort einen Auflauf zu verursachen. Es scheint auch, daß ihr öffentlich die Autorität der Priester dieser Berge verhöhnt. Was habt ihr dazu zu sagen?«

»Wir wollen in keiner Weise die Ruhe stören«, erwiderte Simon ruhig. »Wir kommen von sehr weit her und wir sprechen, wie es Reisende tun, mit den Menschen, die uns begegnen, von demjenigen, was wir erlebt haben. Wir verstehen eure Befürchtungen nicht; unsere Worte sind Worte des Friedens.«

»Ein seltsamer Friede! Man sagt mir eben, daß euer bloßes Erscheinen auf dem Kornplatz sofort Diskussionen erregt und den Zorn der Druiden provoziert. Was habt ihr hierauf zu antworten? Was sagt ihr eigentlich den Menschen?«

Die freundliche Verstellung hatte plötzlich ein Ende. Während der Römer die Falten seiner Toga glattstrich, begann er uns mit der vollendeten Kunst des gewieften Diplomaten zu mustern.

»Wir kommen von den Bergen Judäas«, antwortete Simon nach einer Weile. »Dies ist ein Land der Sonne jenseits des Meeres. Dein Volk hat auch dort die Herrschaft. Wir sind dort einem Menschen begegnet, der den Frieden lehrte. Er hat davon in einer solchen Weise gesprochen, daß unser Herz davon erfüllt wurde und es uns heute nur selbstverständlich scheint, seine Worte weiterzugeben. Kann euch dies so sehr beunruhigen?«

»Du sprichst vom Nazarener?«

Der Römer hatte plötzlich seinen Tonfall geändert. Seine Frage kam eisig, schneidig wie ein scharfes Schwert.

»Manche nennen ihn so...«

»Das wollte ich wissen... Hört mir gut zu, ihr beiden. Rom hat in seinen Ländern mit Bettelpack eurer Sorte nur Ärger. Auch ich komme von einer sehr langen Reise, und erst vor kurzem hat man mir von den Scherereien berichtet, die euresgleichen überall verursachen, wohin sie ihren Fuß setzen. Wißt, daß ihr und euer Meister, ich weiß nicht mehr, wie er heißt, hier und anderswo unerwünscht seid. Der einzige Friede, den ich kenne, ist derjenige, den ich hier schaffe. Diese Freiheit ist eine greifbare Freiheit, und so lange ich hierfür in diesen Bergen verantwortlich bin, wird kein Geschwätz hierüber Unklarheit verbreiten. Die Ordnung der Dinge ist diejenige der Männer, die ihr hier seht. Es reicht jetzt!«

Schneidend hallten diese Worte durch den ganzen Saal. Niemand sprach mehr; nur einige verständnisinnige Blicke, manche amüsiert, manche streng prüfend. Sollten wir antworten?

Wir kamen nicht mehr zum Überlegen. Der eine der drei Männer auf dem Podest erhob sich und machte eine energische Handbewegung.

Die Legionäre, die die ganze Zeit hinter uns gestanden waren, drehten uns grob mit den Fäusten um und schoben uns zum Ausgang des Saals. Draußen war es bereits dunkel. Eine leichte Brise ging über den Palisadenhof und wirbelte uns den Staub ins Gesicht.

Und immer noch jener Geruch nach Suppe, in den sich derjenige von feuchtem modrigem Holz mischte...

Nachdem wir durch einen weiteren, größeren Hof gegangen waren, in dem Pferde bereitgestellt waren, führte man uns vor ein gewaltiges Eisentor, das mit einem mächtigen Balken verriegelt war. Ein Soldat schrie einen Befehl; jemand schob den Riegel zurück und ließ mit einem kräftigen Druck der Schulter das Tor in seinen Angeln drehen.

Man löste Simon die Ketten und stieß uns aus den Mauern in die Dunkelheit hinaus.

Wir blieben einige Sekunden wie zu Stein erstarrt stehen und versuchten, unsere Gedanken zu sammeln. Schließlich fühlte ich die Hand Simons, der fest die meinige faßte.

Dann stürzten wir in großen Schritten den breiten Weg hinab, der zu den ersten Behausungen führte. Unsere Augen hatten sich an die Schwärze der Nacht gewöhnt, doch begegnete uns im Gewirr der Gemäuer nichts als einige kläffende Hunde. Vielleicht war es besser so... Konnte es sich die Bevölkerung dieses Fleckens leisten, denjenigen ins Antlitz zu blicken und sie aufzunehmen, die aus den römischen Verliesen kamen?

Ohne eine andere Möglichkeit in Erwägung zu ziehen, setzten wir unsere Hoffnung auf die kleine Schäferei, die uns in den ersten Nächten beherbergt hatte. Diesmal waren die Tiere da... Es tat gut, daß sie uns akzeptierten; wir brauchten so sehr ihre Wärme und ihren Trost.

Die Morgendämmerung und die reifschweren Nebel lockten uns bald wieder aus unserem Obdach. Wir befanden uns in einer Talsenke, und man sah kaum einige Schritte weit. Ein Augenblick, wie man ihn sich wünscht, um in seine Seele einzukehren und sich zu sammeln. An diesem Morgen aber bestand für unsere beiden kältestarren Körper die Einkehr in die Seele darin, daß wir redeten, uns aussprachen und noch auf den leisesten Atem des anderen lauschten.

»Wir können so nicht weggehen«, wiederholte Simon immer wieder, »dies käme einer Flucht gleich; sie würden es nicht verstehen. Diejenigen, um die wir uns gekümmert haben, und die uns alle diese Tage zugehört haben, sie sind doch da... an sie müssen wir denken. Einen Acker, auf dem die Saat keimt, gibt man nicht dem Unkraut preis!«

Ich war seiner Meinung. Wir hatten nichts verbrochen, und wir konnten uns nicht einfach aus dem Staub machen, wie man es uns so unmißverständlich nahegelegt hatte. Freilich war mir auch klar, daß wir nicht so tun konnten, als wäre nichts geschehen.

Es ist leicht, sich Menschen zu widersetzen, und sei es durch die bloße schweigende Gegenwart; wenn aber diese Menschen zu Ideen werden und diese Ideen zu großen Gedankengebäuden aufgerichtet werden, ist es etwas anderes. Man kann nicht gegen Prinzipien kämpfen, die für Tausende und Millionen von Seelen wie Schienen sind; man kann nur unablässig im Bewußtsein weiterarbeiten, daß sie sich eines Tages in ihren Beschränkungen erschöpfen werden, daß sie sich auflösen werden, wenn ihre Substanz aufgezehrt sein wird.

Es gab eine Weltordnung, ein System mit einer eigenen Logik, das sich seiner Aufhebung durch die Energie des Kristos widersetzte. Wir nannten diese Ordnung Rom, doch war es nicht Rom; es war und ist die Logik der Angst, der Angst, sich neu zu entdecken und sich grundlegenden Wahrheiten gegenüberzufinden.

Die Sonne entschloß sich endlich, ganz durchzubrechen und uns in unserem grünen Kessel mit den blökenden Schafen zu wärmen.

Soweit unser Auge blicken konnte, hoben sich Schleier dichten und wolligen Nebels. Tiefgrüne Haine tauchten da und dort auf und ließen uns an Inseln auf den Armen eines ruhigen Flusses denken. Hier war Friede in seiner primären Manifestation... Die Natur gab uns Klarheit. Sie ist im Einklang mit den ewigen Gesetzen. Wenn man diese Gesetze nicht mehr sieht, erfindet man Regeln. Dies ist es, was der Mensch getan hat!

Es blieb immer noch die Frage zu klären, wie wir unseren Auflagen nachkommen sollten. Da man uns innerhalb dieser Mauern nicht mehr sehen wollte – könnten wir vielleicht eine Art Einsiedelei in den umliegenden Bergen gründen? Sollten wir in dieser Weise ein Sonnenlicht ausgießen, das wir seit langem nicht mehr in unserer Brust für uns zu behalten vermochten? Die Erinnerung an Urgel, der in seiner Felswildnis hauste, ließ uns diesen Gedanken verwerfen. Nein, die Große Sanduhr hieß uns etwas anderes tun; es gibt Zeiten für die Mönche und Zeiten für die Baumeister, für die Zimmerleute!

So verging der Morgen auf den Kämmen der umliegenden Berge. Sie schienen uns geeignet, uns die Energie der Freude wiederfinden zu lassen, denn ohne diese Energie konnte es nicht weitergehen.

Als die Sonne sich dem Zenit näherte, trug der Wind das Geräusch von Stimmen und das Wiehern von Pferden zu uns her. Als wir näherkamen, entdeckten wir im Schutze eines großen Felsblocks eine kleine Gruppe von Männern und Frauen mit ihren Reittieren, die im Gras weideten. Es ging von diesen Menschen jene Art eigentümlichen und unbeschreiblichen Lichts aus, das eine Empfindung der Freude und der Kraft erzeugt. Auch sie waren nicht von hier; ihre Kleidung und ihre Haltung verrieten es jedem, der hinzusehen vermochte.

Als sie uns wahrnahmen, erhob sich einer von ihnen, eine würdige Gestalt in einem weiten braunen Gewand:

»Seid gegrüßt«, rief er in griechischer Sprache, »wollt ihr unser Mahl mit uns teilen?«

# VI. Die Therapeuten der Erde

Sie waren zu acht, und als wir uns zu ihnen setzten, hatte ich das Gefühl, als würde ich Händevoll jenes goldenen Sandes jenseits des Meeres wiederfinden. Eine ferne Erinnerung, die das Herz wärmte und Lust zu lachen machte!

»Wir kommen aus dem Lande Pha-ra-won«, sagte einer von ihnen, »und ihr, woher kommt ihr?«

Ich glaube, daß wir einige Zeit brauchten, um auf diese Frage zu antworten, so sehr waren wir darüber verblüfft, hier fast wie selbstverständlich Männer und Frauen aus dem Land der Roten Erde anzutreffen.

»Von den Bergen Palästinas«, sagte ich schließlich leise. Es entstand ein großer Jubel, alle sprangen wie ein Mann auf und umarmten uns mit der unseren Völkern eigenen Spontaneität. Es war einer jener direkten physischen Kontakte, die eine andere Art sind, das Herz unmittelbar sprechen zu lassen, jenseits wohlgesetzter Phrasen. Es war auch eine Art, vom Frieden zu reden. Wiewohl uns unser ärmliches Äußeres etwas beschämte, brauchte es nicht viele Worte, damit wir ihre Einladung annahmen. Einer von ihnen suchte zwei große Steine, und wir nahmen in ihrer Mitte um einen großen Stapel kleiner trockener Käse Platz, die auf einem viereckigen Tuch ausgebreitet waren. Unsere freudige Begegnung wurde so zum kleinen Fest.

Scherzworte flogen hin und her, und wir begannen, über alles und nichts zu lachen, wie die Angehörigen einer zerstreuten Familie, die sich soeben wiedergefunden haben.

»Doch sagt mir«, sagte plötzlich ein schlanker Mann mit einem schönen Antlitz, »seid ihr nicht diejenigen, die das ganze Land durchwandern und soviel Unruhe stiften?«

»... soviel Unruhe stiften?«

Simon und ich tauschten einen fragenden Blick aus... Nein, das konnten wir nicht sein. Ohne eine Antwort abzuwarten, fuhr er fort: »Vor einem guten Dutzend Tagesreisen verließen wir einen Mann eures Volkes, bei dem wir einige Zeit geblieben waren. Er war schon alt und erzählte uns eine ganze Nacht eine sehr schöne Geschichte, eine Geschichte, von der wir schon einige Elemente kannten. Die Menschen strömten zu ihm, und er sagte, daß er nicht alleine gekommen wäre.«

Nach diesen Worten schwieg die ganze Gesellschaft, und alle Aufmerksamkeit richtete sich auf uns.

»Vielleicht kennen wir ihn tatsächlich«, sagte ich, »denn auch wir tragen eine sehr schöne Geschichte in unserer Seele.«

»Eine Geschichte, die noch nicht zu Ende ist«, ergänzte Simon, »und ich glaube, daß sie niemals enden wird...«

Unter dem makellosen Tuch, das den Kopf unseres Gegenübers wie ein lässig gewickelter Turban umgab, begann uns ein Paar tintenschwarzer Augen mit verdoppelter Intensität zu fixieren.

»Ja«, sagte er versonnen, »die Wege sind uns vorgezeichnet, und ich habe das Gefühl, daß wir nicht immer die Zügel in der Hand haben. Euer Meister nennt sich Rabbi Jeshua, nicht wahr?«

»Ich weiß nicht, ob wir davon sprechen müssen, doch er ist es, den ihr meint.«

Einer unserer Gastgeber gab nun eine rasche Beschreibung desjenigen, den sie vor einigen Tagen in einer Lehmhütte an einem Felshang angetroffen hatten. Wir dachen an Zachäus, doch waren unter den Zweiundzwanzig, die in dieses Land gesegelt waren, gewiß drei, auf die seine Beschreibung hätte passen können. Zachäus... würden wir ihn jemals wiedersehen? Es war freilich gleichgültig, doch tat es uns gut, von seiner aktiven Anwesenheit zu hören. Als die Mahlzeit begann und ein großes flaches Brot die Runde machte, wurde das Gespräch wieder ungezwungener. Und doch kehrte es immer wieder zur Person des Meisters zurück, und wir mußten uns ausführlicher erklären.

»Ich weiß, daß heute irgend etwas in unserer Welt geschieht«, sagte schließlich derselbe Mann mit dem weißen Turban, nachdem er um Ruhe gebeten hatte. »Es ist etwas, was ich nicht genau ausdrücken kann, was ich aber weiß, was ich fühle, was auch alle meine Begleiter spüren. Es ist, als ob sich etwas Gewichtiges in den Herzen der Menschen bewegt hätte, vielleicht nicht verändert, aber zumindest verschoben. Ich habe mit den Priestern meines Landes die Sterne erkundet, und es scheint sich zu bestätigen. Es ist nun zehn Jahre her, daß meine Meister in dieser Kunst sagten, daß eine Art Last von dem Menschengeschlecht genommen sei und daß, wenn man die Dinge in einer bestimmten Weise betrachte, viele, die sich einst dahinschleppten, jetzt plötzlich gehen könnten. Wie wir dieses Land durchwanderten und auch als wir über die Meere fuhren, fiel uns auf, daß fast alle Blicke, die die unsrigen kreuzten, den Blicken ähnelten, wie man sie nach einem Unwetter findet. Sie haben ein wenig mehr Luft in sich als zuvor, man atmet darin neue Gerüche ... Ich möchte fast sagen, daß manche mich an offene Türen erinnern!«

»Aber ihr, warum seid ihr hier?« fragte Simon, der offenbar noch zögerte, das Wissen preiszugeben, das man uns diesbezüglich anvertraut hatte.

»Können wir in vollem Vertrauen sprechen?« antwortete der Mann, indem er nun einen sehr ernsten Ton annahm und sich aufrichtete. Ohne indes eine Antwort abzuwarten, fuhr er fort:

»Die Erde lebt ... Wißt ihr dies? Wenn wir diese Straßen und diese Gegend durchwandern, folgen auch wir einem Ruf. Unsere Aufgabe ist es, mit ihr wie Priester-Therapeuten gegenüber einem Menschen zu arbeiten, der einige disharmonische Symptome aufweist und dem man an ganz bestimmten Körperstellen Linderung schaffen muß ...

Wenn ich euch sage, daß die Erde lebt, meine ich damit natürlich nicht das Leben der Pflanzen und Bäume. Ich möchte damit sagen, daß sie mehr tut als existieren, wie ihr selbst mehr tut als nur zu existieren. Ihr seid nicht nur ein Mund, der ißt, noch ein Paar Beine, die gehen. So ist die Erde nicht nur ein Boden, der uns nährt, noch die Wege, die uns tragen.«

Der Mann aus dem Roten Land machte hier eine kurze Pause, zweifellos um sich zu vergewissern, daß wir ihm folgten. Vielleicht befürchtete er auch von uns ein ungläubiges Lächeln oder einen spöttischen Blick. Welches Spiel spielte er eigentlich, der er mit solcher Leichtigkeit ein Thema aufgriff, das dem Herzen unseres Meisters so teuer war?

»Ich möchte von Bewußtsein sprechen, denn die Erde, die uns gebiert und aufnimmt, ist vor allem Bewußtsein. Seit jeher gibt es in unserem Volk Menschen, die diese Dinge sehr genau betrachten. Sie haben sie nicht wie eine Philosophie studiert, der man anhängt, weil sie dem bequemen Gang entgegenkommt, den unsere Tage nehmen, sondern als eine konkrete Wirklichkeit. Von diesem Wissen wurden meine Begleiter und ich gespeist. Dieses Wissen verknüpft drei Prinzipien unauflöslich miteinander: die ewige Essenz, die vermittelnde Seele und den schweren Körper. In unseren Tempeln wurde immer gelehrt, daß es keinen dichten Körper als Urheber der Kraft gibt, wenn es nicht ein Bewußtsein an seinem Ursprung gäbe. Dies ist keine Theorie auf willkürlicher Grundlage, sondern eine Tatsache, die die großen Führer unserer Zivilisation immer wieder bekräftigt und ihren Schüler erfahrbar gemacht haben. Ich selbst hatte das Glück, eine Äußerung unserer Welt vernehmen zu dürfen.

Nach einer langen und strengen Askese wird bei uns zu Zeiten ein Mann, der sich auf eine bestimmte Form des Priestertums vorbereitet, allein in einem Grab eingeschlossen, nackt und in völliger Finsternis, ohne weitere Nahrung außer seiner Liebe zur unendlichen Sonne. Ich habe eine solche Nacht im Wüstensand durchlebt; meine Meister hatten mich darauf vorbereitet, weniger durch Rituale als durch ein strenges Leben, das den Ränken der vergänglichen Seele nicht den geringsten Raum gab.

In dieser erstickenden Schwärze rebellierte zunächst mein ganzer Körper, weil er sich dem Stoff seines Gefängnisses fremd fühlte. Dann begann die Schwärze zu murmeln, daß sie nichts weiter als Dunkelheit sei, und dann begriff mein Körper, daß er sich mit den Steinmauern des Grabes, mit seinem Boden verbinden mußte.

Er verstand, daß er von ihnen nicht grundlegend verschieden war, wenn er ihre Substanz liebte, denn auch sie war die Frucht derselben Großen Liebe.

Dann erst fühlte ich mich im Inneren meiner Umhüllung aus Haut, Fleisch und Knochen leben. Ich sah mich in ihr leben als eine autonome und trotzdem all demjenigen untrennbar verbundene Kraft, was unter der Sonne existierte. In diesem Augenblick, meine Freunde, bin ich in das Licht eingegangen, oder ich habe mich ihm vielmehr wieder zugewandt, und mein Bewußtsein entwich aus dem Grab und flog über den Sand und den roten Felsen der Wüste hin. Ich sage, ›es entwich‹, doch versteht mich recht: es entfloh nicht; es betrachtete seine Zelle wie einen Verbündeten, dessen Sprache man nur zu verstehen brauchte.

In diesem Augenblick hatte ich das Gefühl, am Ende des Weges angelangt zu sein, den mir meine Lehrer vorgezeichnet hatten. Ich hatte den Gedanken, daß ich mich wiedergefunden hatte, und daß die Schöpfung ihr Räderwerk vor mir auseinandergelegt hatte. Ich war plötzlich König und Gott. Doch war dies nur ein Augenblick ... Denn der König wollte die Oberhand über den Gott gewinnen, indem er sagte:

›Ich weiß, ich kann!‹

Beide wurden jedoch schnell von einer Vielzahl weißer Gestalten entthront, die in meine Richtung brandeten. Sie glichen einem Meer von Bewußtseinszuständen, die sich alle gleichzeitig ausdrücken wollten. Manche nahmen menschliche Gestalt von übermenschlicher Schönheit an, andere schufen sich die Gestalten und den Blick von Tieren. Sie kamen vom Horizont wie wogende Windmauern und ähnelten tanzenden Flammen. Ich sagte zu mir: ›Dies sind die Neter[1]‹, und sobald ich dieses Wort

[1] Die Vielfalt der in der Natur tätigen Energien, die zwar autonom, aber doch Manifestation des Bewußtseins eines höheren Lebens sind.

ausgesprochen hatte, fühlte ich mich klein, so klein... Ich wußte, daß sie ein Teil der großen Mutter sind, die uns unaufhörlich nährt.

Jenseits davon aber, jenseits desjenigen, was die Augen meiner Seele einfingen, flüsterte mir etwas zu, daß dies meine Art sei, sie zu sehen, und daß sie nur nach den Harmonien meiner Wahrnehmungskraft sangen... Und dies war so schön!

Indes waren die Berge und die Wüstenunendlichkeit verschwunden; ich glaubte fast in den Wassern eines Sees zu treiben, in dem sich der ganze Himmel spiegelte. Am Grund dieses Sees war eine goldene Kugel. Sie ließ mich an die Sonne denken.

Nun aber begann sich die Freude, die mich so süß durchzog, zu verflüchtigen; ein Schleier trübte sie, etwas Blaugrünes, eine Trübe von bitterem Geschmack. Sie begann in mir zu sprechen, jene goldene Kugel, und in dem Augenblick, wo mir dies bewußt wurde, gewann ich auch die Überzeugung, daß sie sich schon immer geäußert hatte, daß ich ihr nur bisher die Ohren verschlossen hatte.

Sie sprach zu mir, wie ein Organ in meinem Körper zu mir sprechen könnte, das heißt nicht mit Worten, sondern mit Empfindungen, die so scharf und genau waren, daß sie zu Bildern wurden, die tausendfach beredter waren als alle unsere Worte.

›Ich lebe‹, sagte sie, ›ich lebe und ich liebe! Weißt du es nicht?

Meine Liebe ist unendlich, doch wird mein Leib bald unter der Last deinesgleichen erschöpft sein. Es gibt einen alten Brand, einen hartnäckigen Egoismus, der ihr Herz zerfrißt und den sie heimtückisch auf der Oberfläche meiner Haut ausleben. Ich leihe ihnen meine Wirbelsäule und meine Adern, doch bringen sie Krankheit über mich, und die Wogen ihrer Seelen zerstören mein Gleichgewicht. Sei ein Heiler für meinen Körper, wenn du es nicht für die Herzen der Menschen sein kannst.‹

Als man mich wieder aus dem Grab herauszog, wußten meine Meister alles über den Schatz, der mir anvertraut worden war, und von dem Ozean, in den mein Bewußtsein eingetaucht war.

›Du hast verstanden‹, sagten sie mir, ›daß unsere Schwester und Ernährerin sich im Wandel befindet. Willst du in das Kollegium ihrer Brüder eintreten, um die Richtung der Winde ins Gleichgewicht zu bringen?‹

Damals begriff ich, daß die Seele der Erde und diejenige des Menschengeschlechts unauflöslich miteinander verbunden sind; ich sah auch, daß, wenn der Wandel fortschritte, der Tag kommen würde, an dem das Blatt unvermittelt gewendet und ein anderer Anblick, eine andere Art von Liebe sich darbieten würde.

Wir alle hier haben uns dafür entschieden, den Boden zu pflegen, auf dem ihr wandelt, damit eine solche Transformation eintritt, die mehr Frieden, aber auch mehr Harmonie für die Erde und ihre Bewohner bringen kann. Es ist eine stille Aufgabe, die wenige begreifen, weil viele in sich den unverrückbaren Begriff der ›Sache‹ tragen.

Was ist eine ›Sache‹, Brüder? Vielleicht irgendeine Form, die sich nicht bewegt, wie ein Stein, ein irdenes Geschirr, dieses Messer, das ihr hier seht, oder der Stoff meines Kleides... Und warum sagt man, daß dies sich nicht bewegt? Natürlich deshalb, weil man sieht, daß es sich nicht bewegt. In Wirklichkeit sehen wir aber nur deshalb nicht, daß es sich bewegt, weil wir hierfür noch keine Augen haben. Es ist deshalb so, weil die Bewegung unseres Atems den feinen Wellengang ihres Atems noch nicht wahrzunehmen vermag. Es ist schließlich deshalb so, weil diese Augen die Sklaven des Gangs des Daseins geworden sind, weil sie existieren, statt zu leben, und deshalb vielleicht wird unserem Dasein bald der Atem genommen werden.«

Der Mann mit dem Turban erhob sich und bezeichnete mit einer weiten Geste den ganzen Horizont der Berge, die uns umgaben.

»Betrachtet diese Hügel und Täler.. Es sind Gesichter, Blicke und gekrümmte, geschwungene Rücken, geschlossene oder ausgestreckte Hände nach Notwendigkeiten, die unser aller Begriffsvermögen übersteigen. Aber ich bin kein Dichter, und glaubt nicht, daß ich so sprechen will, als wäre ich einer. Ich möchte euch einfach sagen, daß ihr, sobald ihr die Wirklichkeit dieser Gegenwarten erfaßt habt, in ein Gebet mit diesen eintretet, keine Fremdlinge mehr auf ihrer Oberfläche seid und schließlich lernen werdet, ihre Forderungen und ihre Bedürfnisse zu erkennen.

Seht ihr diese kleine Spalte, die diese Bergflanke teilt? Dort fließt ein kraftvoller Strom immateriellen Wassers. War es klug, an seinem Rand eine Schäferei zu errichten? Sie stört den Kraftstrom und fängt den ganzen unsichtbaren Gischt auf. Seid also nicht überrascht, daß Mensch und Schafe hier leiden. Seid auch nicht erstaunt, daß die wenigen Wiesen, die sich stromabwärts finden, so karg sind, und daß die krüppeligen Bäume an vielen Stellen drehwüchsig sind. Die Aufeinanderfolge dieser Wiesen ähnelt einer Hand, deren Handgelenk von einem zu engen Armband eingeschnürt wird. Sie empfängt den harmonischen Lebensstrom nicht mehr, den ihr das Gebirge einst spendete. Die Schäferei hat das Gleichgewicht gestört. Seht, meine Freunde, was ich euch sage, ist nicht die Frucht eines langen Wissens, es ist nur die Folge einer Bereitschaft, zu beobachten, zu vergleichen, zu lieben.«

Ich konnte nicht umhin, das Wort zu ergreifen.

»Was du uns sagst, findet ein tiefes Echo in uns, doch kann ich nicht glauben, daß ihr den ganzen weiten Weg auf euch genommen habt, um die Mauern einiger Schäfereien oder auch einer Festung niederzureißen.«

Die Gesellschaft brach in ein lautes Gelächter aus und setzte noch einige Scherzworte dazu. Man ließ nun einen alten Schlauch mit herbem Wein von Mund zu Mund kreisen, der bis jetzt an einem behelfsmäßigen Dreibein gehangen hatte. Damit war der feierliche Bann des Gesprächs gebrochen. Dies ließ uns schließlich auch wieder Kräfte finden.

»Wir kommen von Westen«, sagte schließlich die junge Frau, neben der ich Platz genommen hatte. »Und dort, wenn ich davon sprechen darf, gab es viel zu tun.«

Es war eine feingliedrige Person mit außerordentlich feinen Zügen. Vor allem fiel mir ihre sehr dunkle Haut auf, die einen außerordentlichen Kontrast zu der Bernsteinfarbe ihres Kleides bildete. Wie die meisten Frauen ihres Volkes trug sie reichen Schmuck an den Armen und an der Taille. Bei jeder ihrer Bewegungen gab es ein feines Klingen, das uns an ferne Länder erinnerte...

»Ja«, fuhr sie fort, nachdem sie die Zustimmung ihrer Begleiter erhalten hatte, »auf dem Weg nach Westen ist der Leib der Erde hohl. Man gelangt dort in eine Vielzahl dunkler Gänge, in denen die Vorfahren unserer Vorfahren einst ein großes Werk verrichten mußten. Wir folgen vor allem ihren Spuren, um einer Verabredung nachzukommen. Es gibt Orte in diesem Lande Kal, deren Bestimmung unseren Priestern seit langer Zeit bekannt ist. Es gibt unterirdische Organe, Lebenszentren, die man vor allen Störungen bewahren muß und deren dynamisierende Funktion es zu erhalten gilt. Vielleicht habt ihr schon einmal von dem Reich Atl inmitten der Meere gehört. Das Wissen, das das Volk von Atl den Vorfahren unserer Vorfahren weitergegeben hat, hat es diesen erlaubt, vor langer Zeit in manchen Regionen der Welt bestimmte Vorrichtungen zu installieren. Wir kommen von einem jener Orte, an denen eine solche Vorrichtung durch die Zuckungen der Erde verändert wurde. Wir mußten die Wunde so versorgen, daß die Erde wieder ihr Lichtamt ausüben kann.

Wißt, daß dasjenige, was einst unweit von hier errichtet wurde, die Form jener Pyramidenbauten hat, die die Menschen früherer Zeiten im Sand unserer Wüste errichteten. Sie sind lediglich um einiges kleiner. Sie vermögen die Erde auf riesigen Flächen zu reinigen, wie klein sie auch sind, weil sie auf einer Hauptader ihres Leibes stehen. Sie laden den großen Raum ein, in diese Ader einzudringen und ihr sacht sein Gold einzuflößen. Sie bilden einen Ort der Vermählung zwischen dem himmlischen Willen und der irdischen Aufnahmebereitschaft.

Diese unterirdischen Anlagen wurden in den Felsen des Unterbodens selbst eingehauen, manchmal in den Kristall, wobei immer die ursprüngliche Eigenart des Ortes gewahrt wurde.

Unsere Aufgabe bestand darin, dreien von ihnen wieder volle Lebenskraft zu geben, die in einer geeigneten Weise angeordnet waren, so daß sie ein bestimmtes Gebiet abdeckten. Nun können sie allmählich wieder ihre Rolle des Schmelztiegels, des Sauerteigs spielen, während sie auf ihre große Stunde warten.

Ihr werdet verstanden haben, daß Königreiche in unseren Augen wenig zählen. Sie sind für Aton den Vergessenen die Glieder eines einzigen Leibes, die jetzt einander nicht mehr wahrnehmen wollen. Sehr oft flößt uns die menschliche Rasse Abscheu ein, und deshalb zählt in unserem Herzen nur die Erde selbst. Wir haben auf ihr niemals Grenzen vorgefunden, nur Tore, die zu überschreiten waren... Und der Zorn der Erde ist immer gerecht, weil sich in ihm Reflexe der Notwehr ausdrücken. Deshalb ist es unsere Berufung, von Organ zu Organ zu gehen, und wir sehen deutlich, daß diese Gegend eine Leber, jene ein Herz, die dritte wiederum eine Gebärmutter ist und so fort. Sie verständigen sich durch Lichtstrahlen oder stumme Gewitter, ganz wie die Elemente unseres Körpers miteinander sprechen, ohne daß wir davon wissen...«

Mit solchen Gesprächen ging der Tag dahin. Jeder öffnete etwas mehr seine Seele, und auch wir selbst waren gezwungen, mehr zu erzählen als sonst.

Die Fülle des Wissens, das diese Männer und Frauen aus dem Lande der Roten Erde vor uns ausbreiteten, erstaunte, aber betrübte uns auch. Sie waren Bücher, von denen man sich sehr wohl trösten lassen konnte, die aber zugleich nicht frei von Bitterkeit waren. Wir liebten die Erde, auch wir hatten gelernt, ihr Leben wahrzunehmen, doch wollten wir auch die Menschen lieben, und dies war doch viel schwieriger...

Unsere Begleiter für einen Tag schienen sich so wenig darum zu kümmern, daß sie eine gewisse Leere offenbarten, weil sie außerhalb der Zeit zu stehen, unbeteiligte Beobachter des menschlichen Leidens zu sein schienen. Und doch war so viel Güte in ihren dunklen Augen! Simon nahm es schließlich auf sich, unser Unbehagen auszudrücken.

»Hört, Freunde, wir bewundern euer Wissen und die Liebe, die ihr unserer Mutter Erde entgegenbringt; doch je mehr unsere Ohren euch lauschen, desto mehr scheint es unserem Inneren, daß eine Seite in dem großen Buch fehlt, das ihr für uns aufblättert. Ich glaube, daß diese Seite die Geschichte des Menschen erzählt, den man nicht vom Boden trennen kann, auf den er seinen Fuß setzt. Daß er keine festen Wurzeln hat, verleiht ihm seine Kraft. Er kann sich seine Bleibe und den Weg aussuchen, der zu ihr führt. Könnt ihr es ihm vorwerfen, daß er seiner Natur nach ein Suchender ist? Wenn er sich bisher nur in einen steinigen Boden einpflanzen konnte, so ruft er doch zwischen zwei Anwandlungen von Hochmut um Hilfe. Derjenige, der uns gelehrt hat, rief uns unaufhörlich auf, das Denken in Dualitäten aufzugeben. Wir alle, sagte er, sind Teil dieser Erde, der man zu leben helfen muß, und dieses Reiches, das nichts als zu uns kommen möchte. Es gibt nicht die Berge und die Menschen, die Meere und die Menschen, noch den Himmel und das Menschenvolk, das aus seiner Überfülle empfängt... Es gibt nur das Leben... Und kann man dem Leben helfen, wenn man es nicht in seiner Gesamtheit akzeptiert? Gibt es eine Farbe, die ihr in diesem Himmelsgewölbe nicht liebt?, sagte er auch. Wenn der Ewige eine von ihnen nicht wahrnehmen würde, würde das ganze Himmelsgewölbe und mit ihm alles Leben verschwinden.

Was uns betrifft, wir können euch nichts Großartiges anbieten.. Wir möchten euch nur sagen, welche Bescheidenheit solche Worte Tag um Tag in unserem Herzen bekräftigen...«

Unsere Begleiter erwiderten nichts auf Simons Worte.

Ein dichtes Schweigen senkte sich nun an jenem späten Nachmittag auf den kühlen Hügeln des ganz erstarrten Landes Kal über die kleine Gruppe, die wir bildeten. Es war nicht wichtig zu wissen, wer Recht oder Unrecht hatte. Es ist nie wichtig. Wichtig ist, den Geist zu beruhigen; dies ist die einzige Art, etwas aufzubauen. Die Sprache wird schnell zweideutig, wenn sie sich zu ihrem eigenen Spiel verführen läßt.

»Vielleicht, vielleicht«, flüsterte schließlich der Mann mit dem weißen Turban, indem er Simon auf die Schulter klopfte.

Einer von uns ging einen Augenblick fort und sammelte einen Armvoll Reisig, an den er mit einigen Schwierigkeiten ein Feuer entfachte. Wir beschlossen, die Nacht hier zu verbringen. Der Fels bot genügend Schutz, und es würde ausreichen, wenn einer von uns Wache hielte, um eventuelle Plünderer fernzuhalten.

Da wir in dieser Gegend bleiben wollten, sagten uns unsere Gastgeber, daß sie einige Meilen von hier in den Hügeln eine geräumige Höhle gesehen hätten, die uns gut als vorübergehende

Bleibe dienen könnte. Die Gespräche dieses Tages hatten in uns ganz bestimmte Vorstellungen Kontur annehmen lassen. Wenn die Menschen dieses Landes nicht wollten, daß wir zu ihnen kamen, mußten wir dann nicht etwas dafür tun, daß sie zu uns kämen? Sollten wir nicht die einzigartige erste Funktion der Weißen Brüder auf den Straßen Palästinas wiederaufnehmen? Wunden heilen ... Wer sich des Leibes annimmt, dem öffnet sich immer die Pforte zu den Seelen.

Auch hier durfte es keine Dualität geben ... Dies war der umgekehrte Weg der Eroberung: derjenige der Verschmelzung.

Die Männer und Frauen aus dem Lande der Roten Erde verließen uns am frühen Morgen nach herzlichen Umarmungen.

»Vergeßt den Alten in seiner Lehmhütte nicht«, rief einer von ihnen, während er sein Reittier bestieg, »irgend etwas sagt mir, daß ihr zu ihm gehen müßt. Nur einige Tagereisen im Westen ... Und ein gewaltiger Riß in der Erde. Denkt daran ...«

Die Felshöhle, die man uns in der Nähe bezeichnet hatte, mußte schon einer Familie oder einem Einsiedler als Obdach gedient haben. Lehmziegel, schlechte, eilig zusammengesammelte Steine verschlossen notdürftig den Eingang. Es bedurfte nur weniger Tage Arbeit, um das Ganze freundlicher und wohnlicher zu machen und den Wind abzuhalten. Ein munterer Bergbach floß in der Nähe, und der ganze Ort erwies sich insgesamt gesehen als beinahe ideal für dasjenige, was wir hier schaffen wollten: eine Art Bethsaid, einen Zufluchtsort für verwundete Seelen und Körper, einen Ort für die Weitergabe des Wortes des Meisters.

Ich erinnere mich, daß die erste Zeit unserer Niederlassung dort ungemein schwierig war. Die ganze Welt schien unsere Anwesenheit zu ignorieren, und wir mußten buchstäblich von der Hand in den Mund leben.

Es war die Jahreszeit, in der die Natur gerade beginnt, aus der winterlichen Erstarrung zu erwachen. Wir hatten nichts als einige vertrocknete Früchte, die die Tiere des Waldes übriggelassen hatten, und immer wieder dünne Suppen aus Wurzeln oder Farnkrautschößlingen.

Zum Glück führte ein Saumpfad unweit von unserer Behausung vorbei, und schließlich wurde man doch auf uns aufmerksam, und einige erkannten uns auch. Von ihnen erfuhren wir, daß das Gerücht umging, daß wir noch immer und vielleicht für immer in den römischen Kerkern schmachteten.

Es begann ein neues Leben, denn mochte das Volk dieser Gegend auch derb sein, so war es doch auch schlicht im besten Sinne des Wortes. Seine Einfachheit war diejenige von Menschen, die nicht überall das Böse sehen, und die in den Tiefen ihres Herzens noch ein Plätzchen frei haben... Vielleicht kein sehr großes, aber doch eines, an dem eine neue Blume Wurzeln schlagen kann.

Als die Kranken des Marktfleckens von unserer Rückkehr hörten, strömten sie bald herbei, zunächst zögernd, dann aber in wachsender Zahl, denn eine Behandlung in einem abgelegenen Bergwald hatte den Vorzug der Diskretion. Mit diesen Menschen kamen auch wieder ein wenig Brot, Eier und Bohnen; wir hatten wieder etwas zu leben und eine Aufgabe, die bald anstrengend wurde.

Wir wurden mit einer Flut von Fragen überhäuft. Der Acker der Seelen lag brach, aber er war fruchtbar. Der Gedanke desjenigen, der stirbt und wiedergeboren wird, nachdem er sein Blut der Welt dargebracht hat, war diesem Volk sehr wohl vertraut. Ein Namen durch einen anderen zu ersetzen, war freilich nicht unser Ziel; es ging vielmehr darum, den ewigen Prozeß der Umwandlung in Gang zu halten.

»Was nützt es«, hatte Joseph immer wieder wiederholt, »die Menschen davon zu überzeugen, daß es besser ist, Blau zu lieben als Gelb? Das eine wie das andere sind nur beliebige Elemente der großen Schöpfung, die ihre Größe, aber auch ihre Nichtigkeit haben. Wenn ihr überall verkündet, daß der Ölbaum schöner ist als die Zypresse oder die Eiche, wird man euch vielleicht am Ende glauben. Aber dies alles werden bloß Worte sein; ihr werdet nur Masken durch andere Masken ersetzt haben, und die Herzen werden nach wie vor verschlossen bleiben. Eure Aufgabe und diejenige all derjenigen, die nach euch kommen werden, besteht zunächst und vor allen Dingen darin, die bequeme Routine dieser Herzen zu zerbrechen. Es geht nicht darum zu lernen, sondern darum, eine andere Logik zu entwickeln. Das menschliche Bewußtsein ist träge; es liebt die Gedanken, die es sich schon zu eigen gemacht hat, und die Pläne des Tempels, die schon lange gezeichnet sind. Blast also nicht die Flamme einer Fackel aus, um eine andere brennende Fackel an deren Stelle zu setzen. Laßt die Menschen entdecken, soweit ihr die Kraft dazu habt, wie man *die* Flamme zum Auflodern bringt, die Essenz des Wesens, das sich mit keinem Namen belegen läßt. Dies ist der Wille des Kristos: daß jeder von uns, von unseren Brüdern, die Kraft der Liebe an seiner eigenen Wurzel erkennen kann. Ich werde dies immer wieder sagen, bis alle von uns dies ganz verstanden haben. Wenn eines Tages ein Dogma aus den Worten des Meisters Jeshua entstehen wird, werden wir vielleicht nicht genug unternommen haben, um dies zu verhindern. Die schwierigste Auseinandersetzung, die ihr zu bestehen haben werdet, wird hier liegen, und ihr werdet keinen anderen Gegner haben als euch selbst.«

Die Monate vergingen, und mit der trockenen Hitze des Sommers mischten sich immer mehr Männer und Frauen mit schönem Schmuck nach der römischen Mode unter das bescheidene Volk, das den steilen Pfad zu unserer Behausung hinaufstieg.

Auch sie konnten leiden; ihr Sieg lag darin, daß sie dies an der Seite des Bettelvolks und derjenigen erkannten, die das Land bestellten.

Eines Tages kam ein Mann von kriegerischem Äußeren zu Pferde den Steilhang vom Tal herauf. Am Eingang unserer Behausung angelangt, sprang er mit einem Satz geräuschvoll auf die Erde. Indem er mit der einen Hand sein stämmiges und zottiges Reittier führte, ging er erhobenen Hauptes auf uns zu. Sein breites Gesicht war von einem gewaltigen Helm aus schimmerndem Kupfer und Bronze umrahmt, aus dem zwei dicke braune Zöpfe herausragten. Vor allem beeindruckte mich sein gewaltiger Schnurrbart, der bis unter sein Kinn herabhing. Ganz in Ocker gekleidet, die Hosen zur Hälfte von einem ziegenledernen Schutz bedeckt, schritt er mit geschwellter Brust, einen langen Hirschfänger an der Seite, auf uns zu.

Er stellte sich als der Anführer eines Trupps Jäger vor, die in die Gegend gekommen waren, um ein freies Leben zu führen, nicht an ein Stückchen Erde gebunden und frei von dem Zwang, in das Dorf zurückzukehren, wenn die römischen Legionäre die Tore schlossen.

Er hatte dies ohne Umschweife mit einer Herablassung vorgetragen, wie manche ihr Adelsprädikat vorweisen. Diese Herablassung steigerte sich noch, als er auf Rom zu sprechen kam, die Menschen in der Festung, und als er die Namen der reichen Leute von Kal nannte, die die Römer unterstützten.

»Ich habe von eurer Macht reden hören«, sagte er, »und ich glaube, daß man die Wahrheit sagt. Was mich betrifft, ich bin nicht krank und komme mit keiner Wunde zu euch. Ich weiß auch nicht, wer derjenige ist, von dem ihr zu allen redet, und dessen Name heute in jedem Winkel der Berge genannt wird. Ich möchte einfach wissen, wer ihr seid, denn während die einen von euch nur wie von Magiern sprechen, möchten andere ohne euren Rat nichts mehr unternehmen. Ich möchte wissen, wer diese Fremden sind, die solchen Einfluß auf unser Volk haben. Euer Glaube ist nicht der meinige, doch spielt dies keine Rolle! Rom ist mir zuwider, und ich schäme mich für alle Männer meiner Rasse, die ihm Arm, Fuß und Seele leihen!

Kann ich von euch einen Gefallen erwarten, die ihr mit ihnen umzugehen versteht, ihr, auf die sie hören? ... damit sie wieder Rückgrat zeigen! Ich finde keinen Barden, keinen Druiden im Umkreis von Dutzenden von Meilen, die die Grundlagen der römischen Herrschaft so erschüttern könnten wie ihr. Ich habe noch Zeiten gekannt, in denen Männer mutig mit der Axt in der Hand gegen die feindlichen Palisaden stürmten, doch ist es lange her...

Ich verlange dies nicht von euch, doch seid euch über die Situation im klaren, in der ihr euch jetzt befindet. Euer Ruhm wächst von Tag zu Tag, und euer Feind, der Feind desjenigen, was ihr weitergeben wollt, ist Rom. Ob ihr dies anerkennen wollt oder nicht, dies sind die Fakten, und was sollen wir mit Worten spielen!«

Der Mann hatte zu Ende gesprochen und warf seinen Helm auf einen kleinen Tisch, auf dem wir in einem abgelegenen Winkel unserer Behausung Kräuter trockneten.

Eine seltsame Situation, die schmerzhafte Erinnerungen weckte!

»Überlegt es euch«, fügte der Krieger nicht ohne Aggressivität in der Stimme hinzu, »ich habe eine kleine Heerschar furchtloser Männer hinter mir. Nichts einfacher, als die Region zu destabilisieren, wenn ihr in eure Lehre nur passende Worte einfließen laßt. Macht im übrigen, was ihr wollt, nehmt meinetwegen den Platz der Priester ein!«

Blitzartig tauchten vor unserem inneren Auge eine Fülle von Bildern auf.

Wenn er recht hätte? Es war letztlich in der Tat die römische Macht, vor der wir immer fliehen mußten, hier wie anderswo. Wenn wir in diesem Teil der Welt zu ihrer Beseitigung beitrügen, wäre dies nicht eine wirksame Art, den Glanz des Kristos rasch in der ganzen Gegend zu verbreiten?

Vielleicht hätte der Meister selbst einen ähnlichen Vorschlag nicht zurückweisen sollen? Hatte er uns nicht versichert, daß jeder, der sich auf dieser Erde inkarniert, allein schon durch diese Tatsache eine notwendige Bindung mit dem dichten Stoff einging?

Er hatte gesagt: »Mein Reich ist nicht von dieser Welt«, und doch hatte er uns nach den Anweisungen Josephs hierhergeschickt, der ausdrücklich das Land Kal als Ziel genannt hatte: »Ein Sauerteig sein, ein Inkarnationsort für eine Lichtebene.«

Es schien mir, daß etwas noch nicht erledigt war. Wir mußten auch noch ein Bündel Pergamente übergeben... Auch dies war eine konkrete Tatsache.

»Nein«, sagte plötzlich Simon in sehr ruhigem Ton, »das kannst du nicht von uns verlangen. Wir haben keine Feinde, und wir möchten nicht, daß ein solcher Gedanke in unser Herz eindringt. Was ich dir sagen will, wird dich vielleicht schockieren, doch sehen wir keinen Unterschied zwischen den Menschen von Rom und denjenigen deines Volkes. Die einen sind zum jetzigen Zeitpunkt einfach imstande, lauter zu schreien als die anderen. Morgen wird der Wind sie vielleicht von selbst zum Schweigen bringen. Derjenige, in dessen Namen wir sprechen, hat uns diese seltsame Notwendigkeit gelehrt.

Wenn du unbedingt willst, daß wir von einem Feind sprechen, dann ist es der Egoismus, der an den Pranger zu stellen ist, denn sein Gift ist ein Element, das allen Menschenrassen gemeinsam ist.«

Der Krieger hatte Simon mit kalten Augen fixiert, ohne etwas zu sagen, und es schien mir, als könnte ich um ihn graue und rote Schleier wahrnehmen, wie die Dünste eines gestauten Zorns.

»Du begreifst nichts!« rief er schließlich aus. »Verlange ich von dir, irgend etwas aufzugeben, woran du glaubst? Ich biete dir eine Waffe an, damit du so sprechen kannst, wie du es vorhast!«

»Aber wir wollen nicht kämpfen. Diejenigen, gegen die du dich auflehnst, werden morgen nicht mehr da sein; lasse uns unsere eigene Art, den Seelen die Lust an der Macht zu nehmen. Es liegt uns nichts daran, die Macht der Zenturionen durch die deinige oder die unsere zu ersetzen.«

Der Mann mit dem breiten Gesicht hob die Schultern und stieß mit einem verächtlichen Fußtritt den Tisch mit den Kräutern um.

»Macht nichts, ich komme auch ohne euch aus. Ich wollte euch eine Chance bieten, das ist alles. Ich werde euch Träumer niemals verstehen. Ihr könnt nur von der Seele und vom Herz sprechen... Ihr seid Grillenfänger! Wenn man etwas will, muß man sich die Mittel dazu beschaffen!«

Simon blieb ungerührt, und der Mann aus Kal ging, wie er gekommen war. Und doch glaubte ich im letzten Augenblick, als er sich auf sein Pferd schwang, in seinem Blick eine Woge von Fragen, vermischt mit Trauer zu entdecken, in der alle Aggressivität verschwunden war...

In der Nacht nach diesem rauhen Gespräch wurde ich durch eine eigentümliche Empfindung aus meinem Schlaf gerissen. Ich richtete mich mit klopfendem Herzen auf meinem Laublager auf. Draußen schien ein düsterer Mond und spendete meinen Augen nur ein bleiches Licht, in dem ich kaum die Wände unterscheiden konnte, die unseren Schlafplatz schützten. Obwohl unsere Klause winzig war, hatte ich den Eindruck, daß seine Lehmwände ganz weit auseinandergezogen wären... Es schien mir, daß etwas geschehen würde, etwas außerordentlich Schönes, das ich mir nicht erklären konnte. Indes konnten sich meine Lippen nicht bewegen, und meine Arme waren unfähig, die geringste Bewegung zu machen, um Simon zu wecken.

Nun begannen die Wände von innen zu leuchten, wie wenn sie aus Millionen Leuchtkäfern bestünden. Ich erkannte, daß ich selbst nun wirklich zu denken und zu sehen begann. Ich wußte, daß dies nicht mehr die Miriam in ihrem weißen, jetzt zerlumpten Kleid war, sondern die andere, die wirkliche, die im Innern zu leben begann.

An der Wand fügten sich vor meinen unbeweglichen Augen Schleier eines schneeweißen Nebels langsam zu einer Gestalt mit menschlichen Umrissen zusammen. Diese Gestalt ging einen Schritt auf mich zu; sie hatte jetzt das Gesicht und den Körper eines alterslosen Wesens mit langen braunen Haaren und einem blauen Gewand.

Sie lächelte mit einem Anflug der Erheiterung, und ich empfing dieses Lächeln wie eine Woge der Freude, die sich über mich ausgoß.

»Miriam, Miriam«, sagte nun eine Stimme, die von überallher zu kommen schien, »die Menschen hier werden bald übereinander herfallen und sich töten. Ich sage dir dies, damit es dich nicht beunruhigt.

Die Masse dieser Berge und ihrer Hochebenen ist heute wie eine Leber, in der sich das Schauspiel der Leidenschaft vollzieht. Der Körpersaft, den sie erzeugt, ist seit allzu langer Zeit durch die menschliche Gehässigkeit verderbt. Wisse, daß die Menschen, die sich um den Besitz dieses Landes streiten, alle ihre Wurzeln in dem alten Land Atl haben. Sie versuchen, einen alten Streit auszufechten, der schon über zehntausend Jahre zurückliegt. Doch du weißt, daß man einen Hieb nicht durch einen weiteren Hieb wiedergutmachen kann. Das Gesetz der Vergeltung von Leben zu Leben, von Epoche zu Epoche, ob es zwischen einzelnen Wesen oder Völkern ausgetragen wird, kann nur im gegenseitigen Verzeihen eine Auflösung finden. Solange der Angegriffene von gestern danach strebt, der Angreifer von morgen zu werden, ist die Verzeihung nur ein leeres Wort. Die Seelen hier sind noch zu jung, und deshalb stehen sie im Begriff, wieder Leid über sich zu bringen...«

»Bruder«, dachte ich, »muß ich dies so verstehen, daß das Leiden der einzige Weg zu Fortschritt und Reife ist?«

»Nein, Miriam, nein... In allen Universen, in denen das Bewußtsein seine Wohnstatt hat, gibt es hunderttausend Arten, zum Vater zurückzukehren. Leid gibt es nicht nur in eurer Welt, und es ist auch nicht der einzige Pilgerstab der Menschen. Die einzige Art fortzuschreiten, die die Vielzahl der Welten umfaßt, heißt einfach Liebe. Reine Liebe freilich: Liebe, die Verzeihung, die Mitgefühl bedeutet. Du weißt, daß dies nicht die Liebe der Schwachen ist, sondern im Gegenteil die Liebe derjenigen, die aus dem großen Verständnis heraus stark sind.

Diese Liebe ist der Schlüssel zu allen Pforten, die Antwort auf alle Fragen. Sie sei der Horizont deines Herzens!

Morgen wirst du weiter heilen, wie es dich gelehrt wurde, ohne dich darum zu bekümmern, ob der Balsam der Taube oder den Falken zuteil werden wird, denn die Taube wird den Blick des Falken auffangen, um ihn zu dem ihrigen zu machen, und der Falke wird die gleiche Reinheit wie die Taube ausstrahlen.

Erinnere dich an den Schweigenden Wächter, Miriam, unweit des Sandes von Heliopolis; zu ihm muß man streben! Erinnere dich daran!«

Die Stimme verlöschte sanft wie ein versiegender Milchstrom, und die Gestalt verschwand, in den vier Wänden unseres Obdachs aufgelöst.

»Bruder!« hörte ich mich in der Stille der Nacht rufen, »Bruder!...«

Wie mir gesagt worden war, brachen in den folgenden Monaten schwere Zeiten an. Die Prüfung war freilich für uns nicht so schwer wie für die Bevölkerung des nahegelegenen Orts und der Berge.

Kriegerhorden aus Kal bevölkerten die Straßen und Wege, griffen alle militärischen Einheiten an, die sich zeigten, und stachelten ganze Dörfer zur Erhebung auf. Eines Tages hörten wir, daß man auch das römische Hauptquartier angegriffen hatte und ein Teil der Palisaden der Festung in Brand gesteckt worden war.

Der Preis für all dies waren Männer und Frauen, die man sterbend auf behelfsmäßigen Tragen zu uns brachte, Menschen mit Brandwunden oder solche, die dem Hungertod nahe waren und Linderung suchten.

Reiche Landbesitzer aus der Gegend hatten uns Korn und Obst im Überfluß angeboten. So wurde unsere kleine Zuflucht allmählich zu einem richtigen Bethsaid und erfüllte seine Aufgabe.

Im Laufe der folgenden Monate, in denen Aufstand sich an Aufstand reihte, fand sich eine Gruppe von Männern und Frauen zusammen, die den Wunsch äußerten, an unserer Seite bleiben zu dürfen. Wir erkannten, daß sich, wenn sie die Ihrigen pflegten, auch tief in ihrem Innern etwas änderte. Wir bemerkten auch, daß sie ohne unser Wissen gerne vom Meister sprachen, indem sie unsere eigenen Worte übernahmen. Ein großes Rad hatte sich zu drehen begonnen. So müssen einige Jahre vergangen sein. Das Gedächtnis der Zeiten hat uns die genaue Zahl nicht überliefert. Es ist auch gleichgültig; es genügt zu wissen, daß nach langen blutigen Kämpfen die Unruhen schließlich abflauten, daß die römische Garnison in der Gegend erheblich verstärkt wurde, und daß es irgendwo in den Bergen am Ende eines steilen Weges jetzt Dächer gab, unter denen man die Körper heilte und zu den Seelen mit den Worten sprach, die sie verstanden. Und als wir eines Tages die Notwendigkeit empfanden, nach Westen aufzubrechen und diese Hügel für immer verließen, hatten wir einmal mehr das Gefühl, daß wir etwas aus unserem Herzen reißen mußten. Es war eine seltsame Empfindung, die in uns aufstieg, als wir am Morgen unseres Aufbruchs die großen Gewänder überstreiften, die man uns zum Geschenk gemacht hatte.

Sie waren aus grobem azurblauem Tuch... Azurblau! Und es war, wie wenn dieses Azurblau uns ins Ohr murmeln würde:

»Auf, wieder ein Schritt vorwärts! Hängt ihr so sehr am Weiß eurer Kleider? Wißt, daß alles Schale ist, und daß noch viel Verborgenes in euch ist, von dem ihr euch noch befreien müßt!«

# VII. Die Berge des Zachäus

Es war nun Hochsommer, und der Gesang der Lerche, die hoch in den Lüften schwebte, war der köstliche Begleiter unseres Weges. Über trockene Ebenen und tiefe Wälder wanderten wir in Richtung Westen auf der Suche nach dem »großen Riß« in der Erde.

Auf unserer Wanderung trafen wir immer wieder Gruppen von Jägern, die den Bogen mit einer außerordentlichen Geschicklichkeit handhabten.

»Ein großer Riß?« antworteten sie regelmäßig, »ja, kann sein, aber das ist noch weit von hier!«

Einige der Wälder, in die wir eindrangen, waren so dicht, wie wir es uns niemals hätten vorstellen können. In dem Gewirr der Nadelbäume und kleinen Eichen gab es für uns kaum ein Vorankommen, und wir konnten kaum einige Schritte gehen, ohne irgendein Tier aufzuschrecken. Im Herzen eines jeden Baumes und eines jeden Strauchs wohnte ein Leben, das uns beobachtete. Dort bildeten das Unsichtbare und das Sichtbare nicht mehr nur eines: sie erneuerten ihre Urhochzeit. Das Feine und das Grobe sprachen hier eine gemeinsame Sprache, deren ständiges Angebot wir wohl verstanden. Es war, als ob sie sagten: »Nehmt meine Beeren, kaut meine Blätter ...«

Die Hitze jener Tage war erstickend, und es schien manchmal, als ob unser Ziel ständig vor uns fliehen würde.

Eines Morgens indes lag der große Riß unter einer bleiernen Sonne zu unseren Füßen. Es war ein gewaltiger Grabenbruch, wie eine Arena, die in den Körper eines Plateaus aus grauem und weißem Stein ausgehauen war.[1]

Ganz unten lagen jenseits eines Dornenfeldes einige Behausungen an die Flanken geschmiegt. Es war ein Dorf von felsgrauer Farbe. Nur einige Farbtupfer, Tücher, die an einzelnen Bäumen aufgehängt waren, erregten die Aufmerksamkeit des Auges und zeugten von der Anwesenheit menschlichen Lebens.

Scharen von Raubvögeln kreisten am Himmel und schlüpften aus Felsspalten. Dieser Ort schien uns in der Tat eher ihre Bleibe als diejenige von Menschen zu sein, die den Mut hatten, sich

---

[1] Es handelt sich um die Gegend des südwestfranzösischen Rocamadour.

hier niederzulassen. Freilich, war es einfach Mut, oder gab es eine tiefere Motivation?

»Auf, auf, marsch, marsch!«

Auf dem schmalen Pfad, der in den Talkessel führte, trieb ein Knabe mit rauher Stimme zwei mächtige weiße Ochsen mit einem Stock vor sich her. Unten erblickte man neben den ersten Behausungen einige karge Wiesen mit rötlichem Gras, auf denen eine kleine Herde weidete.

Hinter unserem Hütejungen mit seinen weiten, erdfarbenen Hosen und dem unruhigen Blick gelangten wir bald in die Mitte der Siedlung. Die ganz aus Trockenmauerwerk errichteten Behausungen waren unter einen gewaltigen Felsüberhang hingeduckt. Ein klarer Quell entsprang am Fuße der Wand und verschwand fast unmittelbar unter Geröll im Boden, das die Zeit schon geglättet hatte. Von der Hitze überwältigt, schien das ganze Dorf zu schlafen. Nur Eidechsen flitzten über die Mauern.

Ein Hund schlug an, und es erschien schließlich ein Kopf im Spalt einer Tür, die mit einem hellen Ocker bestrichen war. Es war eine junge, hübsche Frau, deren Züge aber schon von der Sonne gezeichnet waren. Während ihre Augen ein gewisses Mißtrauen ausdrückten, sprach aus ihrem Lächeln eine Aufrichtigkeit, die uns Vertrauen einflößte. Sie wagte sich schließlich aus ihrer Hütte heraus, gefolgt von einer Schar schmutziger nackter Kinder, die offenbar den Mund nicht aufbekamen.

Es erwies sich als schwierig, mit ihr ein Gespräch zu führen. Ihre Sprache ähnelte nur entfernt derjenigen, die wir im Laufe der Jahre gelernt hatten. Nach vielem Gestikulieren und der häufigen Wiederholung von Namen zeigte sie uns schließlich einige Behausungen an der fast senkrechten Bergflanke über unseren Köpfen zwischen den steil aufeinandergetürmten Felsen. Von unserem Standort aus erschienen sie uns wie einfache Schäferhütten, die eine völlige Einheit mit der Wand bildeten, an die sie sich schmiegten.

»Der Meister selbst muß euch geschickt haben!«

Dieser Ausruf, dessen Echo aus den Bergen widerhallte, ließ uns fast in die Luft springen.

Ein alter Mann war hinter uns erschienen, der auf seinen Schultern ein Joch trug, an dem zwei irdene Krüge in Körbchen hingen. Es dauerte einige Augenblicke, bis wir begriffen, was geschah. Der Mann setzte seine Last zur Erde ab, richtete sich wieder auf und strich sein halblanges Haar zurück, das mit silbernen Spangen zusammengefaßt war.

Zachäus! Wir flogen zu ihm und schlossen ihn wortlos in unsere Arme. Es war alles wie einst, als ob inzwischen nichts geschehen wäre! Als die junge Frau unsere Bewegung sah, erschien ein Lächeln auf ihrem Gesicht.

»Das ist Esna, eine derjenigen, die sich am schnellsten dem Wort des Meisters öffneten ... Ihr werdet sie bald kennenlernen, aber kommt nun, kommt!«

Voller Ungeduld halfen wir Zachäus schnell, seine beiden Krüge zu füllen, und Simon trug die Last den Felspfad hinauf, der sich zu den angegebenen Behausungen hinaufwand.

»Seht, ist dies nicht großartig?« sagte unser Gefährte voller Enthusiasmus, indem er sich unaufhörlich umwandte, um uns das tief in die Berge eingeschnittene Tal zu zeigen. Er glich einem riesigen wilden Korridor, den die Sonne weiß gebleicht hatte.

Zachäus hauste in einer überaus bescheidenen Unterkunft. Sie stand in einer Vertiefung an die Felswand gelehnt und bildete mit einigen ganz ähnlichen Hütten einen kleinen Weiler. Einige wenige verkrüppelte Bäume, die hier in unbegreiflicher Weise Halt gefunden hatten und ein wenig Schatten spendeten, einige duftende Pflanzen, und Felsbrocken, immer wieder Felsbrocken in einer kärglichen und großartigen Landschaft – dies war der Ort, an dem er zu leben und den Schritt des Meisters in diesem Land vernehmbar zu machen beschlossen hatte. Wie fern war doch sein großes und schönes Haus in Jericho, wo er uns in Gesellschaft von Alphäus mit dem Meister und seinen Anhängern empfing. In seinem Hof standen ein Granatapfelbaum und einige Dattelpalmen, unter denen wir den Worten des Kristos lauschten.

Ob sie noch da waren, reich an Blüten und Früchten wie einst? Während Zachäus die knirschende Tür seiner kleinen Hütte öffnete, gingen mir abgerissene Sätze, wie von Liebe versengt, durch den Sinn.

»... Es ist keine Unterweisung, was ich euch zu geben habe, meine Freunde. Unterweisung ist dasjenige, was der Meister dem Schüler gibt. Ich aber habe euch nur Vorschläge zu machen. Meine Forderung ist nicht, daß ihr in euch einen Rosenkranz von Wahrheiten knüpft, die ihr vor denjenigen herbeten könnt, die euch ihre Seele öffnen. Ich möchte vielmehr, daß ihr diese Wahrheiten selbst entdeckt und so unter den Menschen wirkt, daß alle euch nacheifern ... denn seit Ewigkeit hat mein Vater in den Kelch eines jeden etwas von meiner Essenz gelegt.«

In der Kühle des Halbdunkels fanden wir den Boden mit Matten und Ziegenfellen bedeckt. Einige aus Bronze getriebene Kugeln schimmerten in einer Ecke am Boden, wie Requisiten aus einer anderen Welt.

Der Tag verging in Erinnerungen; Ausrufe mündeten in Lachen, und das Lachen endete in tiefen Blicken, die alles sagten.

Auch Zachäus war als Heiler tätig geworden; dies war auch sein Schlüssel gewesen.

»Sprecht zu den Menschen vom Leben und vom Tod, und es ist, wie wenn ihr vom Vater sprecht, ohne überhaupt seinen Namen nennen zu müssen. Was immer die menschliche Seele behaupten mag, sie wird immer von demjenigen angezogen, was sie zu ihrer Quelle zurückbringt. Nun ist aber das Meer, in das sich die Seele am Ende ihrer Erdenreise ergießt, eins mit dieser Quelle. Wenn dieses Geheimnis keines mehr ist, ist der Geist fähig, seine Ängste abzustreifen, und dem Herzen gelingt es, sich nach und nach seiner Fesseln zu entledigen.

Warum, glaubt ihr, ist der Mensch zu demjenigen geworden, als den wir ihn auf dieser Welt vorfinden? Warum, glaubt ihr, kann ihn ein schlichtes Wort des Friedens so sehr aufbringen? Weil er Furcht hat! Er hat Furcht vor dem Leben, weil er den Tod fürchtet, und er flieht den Tod, weil er ihn zwingt, sich selbst in die Augen zu blicken ... Denn in deren Grund könnte er entdekken, was er erlöschen ließ: seine Göttlichkeit.

Indem ich den Körpern Linderung gebe, zeige ich ihnen das Leben, das aus ihnen heraus und in sie hineinströmt, was sie nicht sehen, was sie aber wieder sehen lernen können. Indem ich die Breschen in ihrer Haut schließe, erfahren sie, daß ich vor allem ihrer Seele Balsam spende. Heute gestehen sie es ein, und morgen haben es einige sogar schon verstanden. Wenn ihr einem Menschen sagt, daß er zur Vergöttlichung bestimmt ist, muß er zunächst verstehen, warum, und hierfür kann es nicht genügen, vom Leben des Meisters zu erzählen. Wenn ihr ihm aber zeigt, wie die Kraft des Meisters aus euren Händen hervorquillt und daß diese auch die Sprache des Schmiedes oder des Fischers verstehen, dann wird der Meister selbst aus den Händen diese Menschen aufzustrahlen beginnen.

Nicht dasjenige, was wir von der Dimension unserer Wurzeln erzählen, wird die Menschen dieser Erde nähren. Die Dichte ist eine Schale, die sie noch brauchen, um die Empfindung der Anstrengung und des Vertrauens haben zu können.«

Er wechselte nun den Ton: »Seht, meine Freunde, meine Brüder«, sagte er, »als ich wegging, sagten mir die Menschen von Jericho und Jerusalem, daß ich verrückt sei und daß ich alles verlieren würde. Ihr seht es selbst, man kann wohl sagen, daß ich alles verloren habe ...«

Zachäus senkte langsam seinen Blick und ein mildes Lächeln strahlte in seinem Gesicht auf.

Es schien mir, daß dieses Lächeln ihm selber galt, in aller Heiterkeit und Kraft.

»Und freilich, ich habe alles verloren! Aber es war meine eigene Entscheidung, alles zu verlieren ... und zwar an dem Tage, an dem ich begriff, was Reichtum und was Armut sind.

Es geschah an einem Vormittag, an dem ich mir vom Meister bestätigen lassen wollte, daß ich es doch zu etwas gebracht hätte...

›Zachäus‹, sprach er zu mir, indem er meine Hände in die seinigen nahm, ›du hast Reichtümer, ich sehe es, doch kannst du von dir sagen, daß du reich bist?‹

Ihr könnt euch denken, wie sehr ich erstaunt war!

›Ja‹, wiederholte er, ›du bist reich an Gütern, doch bist du auch reich aus dir selbst? Höre, was ich dir sagen will... Mein Vater hat dir dieses Haus und dieses Land gegeben, das reich an Ölbäumen und Dattelbäumen ist; er hat dir die Arbeitskraft vieler Menschen zur Verfügung gestellt, und er hat dir sogar Kraft gegeben, zufrieden zu sein! All dies hat er für einen Augenblick in deine Hände gelegt, und du sprichst davon, als wäre es dein selbstverständlicher Besitz... Ich möchte, daß du von dir selbst gibst, Zachäus, denn dies ist das einzige Geschenk, das du meinem Vater machen kannst. Es ist das einzige Geschenk, das in seinen Augen Wert hat, denn hieraus baut er die Welt. Wahrlich, ich sage dir, in seinem Reich gibt es keine Armen.‹

Verwirrt gab ich ihm zur Antwort:

›Soll ich mein Vermögen hingeben und dir nachfolgen, Meister?‹

›Du sollst nur verstehen, Zachäus... Es ist gesagt, daß niemand wegen seines Reichtums Stolz oder wegen seiner Armut Scham empfinden soll. Wisse, daß niemand auf dieser Erde die Dualität als Bürde betrachten darf. Im Irrtum sind diejenigen befangen, die das Wasser vom Feuer trennen, denn erst aus ihrer Verschmelzung kann ein subtiles Prinzip entstehen.

Ein mit Talenten gefüllter Beutel ist dem Ewigen kein Greuel, und sein Blick ruht nicht mit größerem Wohlgefallen auf Lumpen als auf goldbestickten Kleidern. Daß du dies verstehen könntest, daß deine Seele ein Kreuzungspunkt von Kräften ist, der Ort der Begegnung des Mehr und des Weniger!‹

An diesem Tag begann ein Wasser, wie ich es nie zuvor getrunken hatte, die Verkrustungen meiner Seele fortzuspülen.

Die Liebe ist immer fruchtbar, in alle Ewigkeit; ich weiß, daß sie auf jedem Acker gedeihen wird, denn kein Boden ist für denjenigen unergiebig, der die tiefen Quellen zu erspüren vermag. Ich weiß jetzt auch, daß es in jedem von uns einen stillen und geheimen See gibt, zu dem man vordringen muß. Es ist ein See, den keine Woge kräuselt und den kein Sturm aufwühlen wird.

Glaube nicht, wiederholte ich mir tausendmal, um den See nicht in Morast zu verwandeln, daß dies der See der Gleichgültigkeit ist. Es ist vielmehr der Ort, an dem sich unsere Gefühle auflösen und an dem man sich in Frieden von allem löst, was nicht ist. Dies verwundet die Seele nicht, denn sie ist hier nicht mehr an ihre Begierden gekettet; sie beobachtet sie, läßt sie an die Oberfläche steigen, bis sie erlöschen. Es ist ein Ort des Lächelns, den ich hier gefunden habe ...

Gestern war ich nach dem Gesetz der Menschen reich; heute hat mich mein Weg arm gemacht, und morgen ist es vielleicht wieder anders. Was macht es? Ich will mir nur dessen sicher sein, daß mein Leben immer mein Leben ist, gleichgültig, welche Tore sich öffnen werden. Dieser Wille ist ein Geschenk, das ich allen Menschen mache. Es ist wie mein Weizenhalm in der Garbe des Meisters!‹

Wenn ich daran denke, scheint es mir, daß viele von uns diese Frage beschäftigte. Und Levi[1] war häufig die Zielscheibe!

Eines Abends, als wir am Ufer des Sees unser Nachtlager aufschlugen, versuchte uns der Meister diese Frage endgültig zu klären.

›Mein Vater hat unendlich viele Welten geschaffen‹, sagte er; ›nur einigen aber hat er die Macht eines Tauschmittels geoffenbart, das die Menschen hier Silber, Bronze oder Gold nennen. Er hat es zugelassen, daß es den Rang von Energien hat, die fast mit gleichem Recht an der Oberfläche der Erde kreisen wie die Kräfte des Bodens, des Wassers, des Windes und des Feuers ... und es trägt sogar ein wenig von der Lebenssubstanz des Menschen in sich! Habt ihr euch dies jemals klargemacht?

Ich frage euch: Welche Kraft nährt euer Herz, wenn ihr für zehn Talente Getreide kauft? Welche Kraft entflieht dafür aus ihm? Was legt ihr in das Geldstück, das ihr in eine hohle Hand gebt? Liebe, Haß, Eifersucht oder Gleichgültigkeit – all dies breitet sich auf jedem Morgen Land aus, auf den dieses Tauschmittel gelangt, Fünklein um Fünklein, aus denen sich die großen Stürme oder die großen Quellen speisen.

Das Leben, meine Brüder, durchdringt jede Form, und ich versichere euch, daß keine von ihnen unrein ist. Der Gebrauch von Münzen in dieser Welt ist eine vorübergehende Erscheinung, doch akzeptiert ihren Umlauf wie den Gang des Windes, der Sonne oder der regenbefrachteten Wolken. Auch das Geld will

---

[1] Der Sohn des Alphäus (Anm. d. Übers.)

euch etwas sagen ... Die einzige Armut, die mein Vater fordert, ist die Armut des Herzens. Wahrlich, wenn euer Herz nicht ein Ort des Gebens und Nehmens sein wird, wird es die einzige Börse sein, deren ihr euch schämen müßt.

Schenkt oder verkauft, doch wißt, Freunde, daß euer Problem nicht hier liegt! Manche geben eine Freundschaft, eine Liebe, eine Meinung, wie wenn sie verkauften, andere, wie wenn sie kauften.

Einzig mein Vater blickt auf den Grund der Seelen; maßt euch nicht seinen Platz an ... Wenn ihr dies verstanden habt, werdet ihr auch das Große Licht des Friedens anzünden!«

Köstlich war die Gegenwart Zachäus' in dieser ersten Nacht, die wir allein an seiner Seite verbrachten. Es scheint mir heute noch, daß die Worte des Meisters uns noch in unserem tiefsten Schlaf speisten.

Die nächsten Tage brachten wir mit Spaziergängen durch das Dorf und die umliegenden Berge zu. Der Mond stand günstig für das Sammeln einiger Kräuter, und wir durften die Gelegenheit nicht verstreichen lassen, unsere Salben zuzubereiten. Auch Zachäus hatte diese Gewohnheit, ja beinahe diese Notwendigkeit unseres Volkes noch nicht abgelegt. So sahen uns die ersten Stunden des anbrechenden Tages häufig an den Hängen zwischen Dorngestrüpp, duftenden Pflanzen und im Summen noch kälteklammer Bienen am Boden kauern.

Für uns war dies auch die Gelegenheit, einige Wörter des Dialekts dieser Berge zu lernen, denn die Männer und Frauen des Dorfes boten uns spontan ihre Hilfe an. Es waren fröhliche Menschen, die Bewohner dieser sonnendurchglühten steinernen Häuser. Das Funkeln ihrer Augen machte sie zu Menschen von weniger rauher Art als diejenigen, denen wir bisher im Lande Kal begegnet waren. Nur die leuchtenden Gesichter von Hildrec und Belsat erweckten irgendwo in uns dieselbe Empfindung der Hingabe und der ständigen Hilfsbereitschaft. Wo waren sie jetzt, und beseelte sie noch derselbe Geist wie damals, vier, fünf Jahre war es nun schon her ... Wir wußten es nicht mehr ...

»Schaut sie an«, sagte uns Zachäus ins Ohr, indem er mit einer kleinen Geste auf seine kleinen Gruppen von Pflückern wies, »ich bin jetzt überzeugt, daß sie auf uns gewartet haben und daß wir gewissermaßen hierher bestellt waren. Ihr Priester hat sich kurz vor meiner Ankunft selbst den Tod gegeben, indem er sich vom Felsen stürzte. Niemand ist an seine Stelle getreten, und sie haben verstanden, daß auch ich ihn nicht ersetzen würde, doch habe ich ihnen gesagt, daß ich ihre Seelen nicht im Stich lassen würde. Und wie wichtig ihnen ihre Seele ist! Hinter ihren etwas schüchternen Zügen verbirgt sich das Feuer. Und nun sind sie es, die mir Kraft geben!

...Es ist seltsam, doch sie führen im Saatmonat einen sehr alten Ritus aus, bei dem sie einen mit Weizenhalmen ausgestopften Stierschädel in einer Ecke ihres Feldes vergraben... Ich habe dies auch bei uns einmal gesehen.«

Bald waren wir den Bewohnern des Großen Risses sehr zugetan, und sie erwiderten unsere Freundschaft aus ganzem Herzen.

Sollten wir weiter nach Westen vordringen, dorthin, wohin, wie es schien, noch keiner von uns seinen Fuß hatte setzen können?

Zachäus redete uns dies aus. Joseph, sagte er, hatte ihm versprochen, daß er selbst an diesen Ort gehen werde, von dessen Existenz er schon wußte. Auf einem entrindeten Stück Holz hatte er in seiner Unterkunft sogar die lange Reihe der Monate und Jahre nach ihrer letzten Begegnung aufgezeichnet.

»Es wird nicht mehr lange dauern«, fügte er hinzu, »unsere Seelen sind einander schon vor einigen Nächten begegnet!«

Eines frühen Morgens, als das Licht des Tages noch nicht in den Raum gedrungen war, in dem wir schliefen, ließ uns das Geräusch von zögernden Schritten den Kopf heben. Im dichten Dunkel der Unterkunft, die man uns gegeben hatte, zeichneten sich schemenhaft die Gestalt und das Gesicht unseres Begleiters ab.

»Ich bin es«, flüsterte er mit gedämpfter und etwas verlegener Stimme. »Der Tag wird bald angebrochen sein, und ich glaube, daß ich euch etwas anvertrauen muß. Es ist aber wichtig, daß wir sofort aus dem Dorf hinausgehen. Niemand darf wissen, wohin wir gehen.«

Der geheimnisvolle Ton Zachäus' machte uns ganz neugierig.

Wir bemerkten aber, während wir unserem alten Freund durch die dunklen Gassen folgten, die sich zwischen den Hütten und Felsblöcken hindurchwanden, daß sein Herz weniger leicht war als das unsere.

Er sprach nur wenig. Er schien im Gegenteil ganz in Gedanken versunken zu sein und hatte es offenkundig eilig, die Einsamkeit der Berge zu erreichen. Er eilte mit solcher Schnelligkeit durch die Gesteinstrümmer und das Gestrüpp, daß wir beide ihm kaum folgen konnten.

Längst sahen wir keinen Weg und keinen Steg mehr, doch mußte Zachäus diesen Weg schon viele Male gegangen sein, daß er mit dieser Sicherheit voranschritt. Seine Behendigkeit erstaunte uns, und da er nicht mehr sprach, ließen wir uns von nichts als seinem Atem führen.

Gerade als sich am Himmel ein erster Schimmer bleichen Goldes zu zeigen begann, blieb er bei einigen Dornensträuchern vor einer Felsspalte stehen.

»Wir sind da«, sagte er, während sein Atem allmählich ruhiger wurde. »Simon, Miriam, was ihr sehen werdet, muß unser strengstes Geheimnis bleiben. Ich brauche wohl nicht zu erklären, was dies für uns alle bedeutet...«

Bevor wir noch die Zeit fanden, etwas zu fragen, sahen wir, wie Zachäus mit dem Kopf voran dicht über dem Boden in das Dorngestrüpp eindrang. Simon ließ mir den Vortritt, und wir bemühten uns, auf dem steinigen Untergrund und von Dornen zerkratzt Zachäus zu folgen. Zum Glück dauerte dieses beschwerliche Stück nicht lange. Im noch schwachen Morgenlicht sahen wir, daß der Boden plötzlich steil zum Felsen hin abfiel, wo jetzt eine Höhle sichtbar wurde. Sie war gerade so hoch, daß ein zusammengekauerter Mann darunter Platz finden konnte, und der Boden war von sehr feinem Kies bedeckt. Ich bemerkte einige Haufen trockenen Laubs und einige Haarbüschel, die mich davon überzeugten, daß hier ein Tier seinen Unterschlupf hatte.

Wir gingen vorsichtig etwa zwanzig Schritte weiter, doch schien die Höhle keineswegs weiter zu werden. Sie schien sich vielmehr zu einem Flaschenhals zu verengen, der offenbar unser Ziel war. Zachäus zwängte sich ohne das geringste Zaudern kriechend hinein. Die Finsternis war undurchdringlich, und sie verwandelte sich bald in eine schmierige Schwärze. Simon und ich wagten kaum, einige Worte zu wechseln; wir hatten das Gefühl, in den Bauch der Erde einzudringen, einen Bauch von intensivem und scharfem Geruch, der uns fast erstickte. Die Luft, die wir atmeten, schien mir niemals vom Leben genährt noch von der Anwesenheit eines Menschen befleckt worden zu sein. Sie war wie die Luft des Anfangs der Welt, aus der alle Formen hervorgehen konnten. Die Wände des engen Gangs schienen beinahe scharfkantig zu sein, und meine Finger wagten kaum, über meinem Kopf das Relief abzutasten. Und mit einem Mal verspürte ich die frische Gegenwart eines Kristallwaldes...

Der feine Kies, auf dem wir zunächst gegangen waren, hatte sich bald in feuchten Lehm verwandelt, der uns nur noch langsamer gehen ließ. Bald schien es uns, daß dies alles eine Ewigkeit dauerte, und daß wir einen sehr langen Weg in den Tiefen des Gebirges zurückgelegt hatten. Aber was geschah? Unsere Wahrnehmungen selbst hatten sich geändert; die erste Empfindung des Erstickens war allmählich einer anderen gewichen, derjenigen einer heiteren Gelassenheit, wie man sie immer empfindet, wenn man in sich selbst eintaucht.

An einer Stelle, an der der Boden sich plötzlich zu senken begann, nahm ich eine undeutliche Helligkeit wahr. Es schien mir, als könnte ich vor mir die Gestalt Zachäus' längs auf dem Boden ausgestreckt erkennen.

Miriam«, rief im selben Augenblick Simon aus, »hier ist Licht!«

»Ein wenig Geduld noch ... Doch bitte ich euch vor allem um Stille ...«

Die Stimme Zachäus' hatte einen wärmeren Klang angenommen, und man konnte in ihr das erste Aufwallen einer geheimen Freude wahrnehmen.

Plötzlich bog der Gang nach links ab, und wir waren in ein weißes Leuchten eingetaucht, das demjenigen des Vollmondes ähnelte. Wir sahen, wie sich Zachäus aufrichtete. Er befand sich auf einer Art Terrasse aus Steinen und Sand, die sich über einem gewaltigen, von Steinen erfüllten Hohlraum erhob, in dem tausend Feuer leuchteten.

»Sei willkommen ...« sagte eine weibliche Stimme.

Ich konnte niemanden sehen, doch sah ich, daß unser Begleiter stumm die Arme über der Brust kreuzte und sich leicht verneigte.

Im nächsten Augenblick waren wir aufrecht an seiner Seite und erblickten ein unbeschreibliches Schauspiel. Unter uns dehnte sich eine gewaltige Grotte mit einer Fülle von Gegenständen, die planlos aufeinander gestapelt schienen und die unter dem Licht einiger Fackeln glänzten.

Ein unvorstellbarer Schatz lagerte dort in einem Wald von Versteinerungen, die in den Farben des Alabasters und alten Elfenbeins leuchteten. Es gab eine Vielzahl kleiner Truhen, von Kandelabern, von Statuen mit runden und unbekannten Formen. Es gab Waffen, gewaltige Degen und Streitäxte, wie wir sie niemals zuvor gesehen hatten. So weit unser Auge reichte, sahen wir nichts als eine Überfülle von Gold und funkelnden Steinen. Inmitten all dieses Glanzes entdeckten wir schließlich die aufrechte Gestalt einer Frau in einem weißen Kleid, die ein etwa zehnjähriges Mädchen an der Hand hielt.

Unverzüglich schritten wir über eine bequeme Treppe zu ihnen hinab, die in den Fels eingehauen war. Als wir näherkamen, ließ die weiße Gestalt die Hand des Mädchens los und wiederholte die Geste des Zachäus. Es war eine noch junge Frau von großer Schönheit. Sie trug ein weißes Kleid, das an der Hüfte mit einem geflochtenen, silbrig glänzenden Gürtel stark gerafft war. Um ihre Stirn trug sie ein kostbares Band mit einem ovalen Stein, der wie der Mond leuchtete. Ihr langes blondes Haar war zu einem einzigen Zopf geflochten, der bis über ihre Hüften hinabreichte.

»Sei willkommen, Zachäus, seid alle drei willkommen«, sagte sie in einer Sprache, die derjenigen sehr ähnlich war, die jetzt die unsere war. »Mein Herz ist glücklich, diejenigen zu empfangen, die den Meister gesehen haben ...«

Es ging eine wunderbare Milde und Gelassenheit der Seele von ihr aus, und die Klarheit ihres manchmal fast durchsichtigen Blicks versetzte mich in Erstaunen.

Wir machten uns schnell miteinander bekannt. Zachäus hatte ihr wohl schon viel über uns erzählt, und sie erwartete unseren Besuch. Was mich indes am stärksten fesselte, war die Anwesenheit des jungen Mädchens, das neben ihr stand und völliges Schweigen wahrte.

Auf ihrem sehr schmalen Gesicht spiegelte sich eine für ihr Alter einzigartige Reife und vor allem Majestät.

Dann richteten sich meine Augen wieder auf die hohe Gestalt mit dem mondfarbenen Stein.

»Ich bin Priesterin des Awen«, sagte sie, »und diese hier wird mir bald für 28 Jahre nachfolgen. Unsere Aufgabe und diejenige der Gemeinschaft, aus der wir hervorgegangen sind, ist es, über das Leben dieser Gegend zu wachen, es mit dem ständigen Gebet der menschlichen Seele in Vereinigung mit demjenigen der Großen Erdenmutter zu kräftigen. Versteht ihr dies? An dieser Stelle ihrer Eingeweide laufen Tausende von Regenerationskräften zusammen, die das Gleichgewicht eines gewaltigen Gebiets erhalten.

Jene Mengen Goldes, die ihr dort angehäuft seht, brauchen euch nicht zu verwirren. Sie erwarten dort ihr Schicksal in der Sanduhr der Menschen, doch ist dies nicht unsere Sorge. Es ist ein Teil des Besitzes, der von den Vorfahren unseres wirklichen Volkes von Kal auf uns gekommen ist. Er stammt aus einer uralten Zeit, als jene noch mit den älteren Brüdern des Firmaments sprachen ... mit jenen, die sich auf Feuerwolken fortbewegen und die unserer Rasse einen großen Teil ihres Seelenreichtums geschenkt haben. Das war, glaube ich, als eis- und schneebefrachtete Winde durch die Welt stoben, vor Zehntausenden unserer Jahre, als die Hoffnung aus den Herzen der Menschen wich und die Erkenntnis sich anschickte, sich mit der Sonne zu verbinden ... bis Er käme und uns lehren würde, das Schwert an der Klinge und nicht am Knauf zu schwingen.

Heute, ich weiß es, hat die Sonne ihre Strahlen in den Schoß des Mondes gesenkt, und die Erde ist bereit, ihrer Verbindung ein Kind zu gebären.

Eines Tages wird die Natur dieser Welt der Sauerteig für die Entstehung eines Reiches sein, in dem alle ihre Stimme hören werden. Die Universen, die wir in den Sternen suchen, wird Er uns sagen, wollen sich jetzt in euch und in der Substanz des Bodens inkarnieren, über den ihr schreitet. Das Fleisch ist nicht das Kleid, dessen ihr euch entledigen müßt... Auch das Fleisch trägt meinen Atem in sich, auch es hat euch ein Buch der Erkenntnis zu übergeben. Solange ihr nicht die Einheit zwischen ihm und mir hergestellt habt, werdet ihr nicht die Einheit in euch selbst hergestellt haben. Das Kleid, das ihr von euch reißen müßt, ist dasjenige eurer Selbstgenügsamkeit... Es ist das Kleid der Nicht-Liebe!«

Die Priesterin ging auf mich zu und ergriff meine Hände.

»Ihr, die ihr an seinem Blick getrunken habt, ihr versteht dies. Ich habe meinen Bruder Zachäus gebeten, euch hierher zu führen, um euch daran zu erinnern. Jedes Wesen auf dieser Welt ist ein heiliges Grab, es ist von nun an eine jungfräuliche Mutter, die gebären soll.

In derselben Weise wird dieser Ort, der uns hier anvertraut ist, die Energien des Stoffs und die Energien des Geistes gebären, denn wenn das eine der Finger ist, so ist das andere der Ring daran. Es ist eine Vermählung, die von aller Ewigkeit beschlossen ist; deshalb kann ihr niemand ausweichen, dessen Schicksal es ist, sich selbst zu gebären.«

Zachäus sagte nichts, und wir schwiegen ebenfalls. Es war das erste Mal seit unserer Ankunft im Lande Kal, daß ein Wesen, das nicht aus unserem Volk stammte, in dieser Weise zu uns sprach.

Simon schien ganz besonders berührt zu sein, und während wir nun durch das Gewirr der Stalaktiten voranschritten, die schon einige der Gegenstände und der Schmuckstücke überwachsen hatten, auf denen sich das Gold mit einem Schleier überzog, wagte er schließlich, das Wort zu ergreifen.

»Schwester, die Worte, die du an uns richtest, erinnern mich an diejenigen des Ehrwürdigen, der meine Schritte lenkte, als ich ein Kind zwischen hohen Steinmauern war. Auch er sprach von jener Vermählung, deren Grundlage wir alle schaffen sollten, und von jenem sehr konkreten Mutterschoß, den zu erkennen wir lernen sollten.«

»Ja, Simon«, antwortete die Druidin mit einem fast verschwörerischen Lächeln, »diese Worte, die an dein Herz gedrungen sind, ich habe sie aus dem Munde derjenigen empfangen, die ein wenig meine Mutter war, als sie vor langer Zeit diese Gegend durchquerte. Ich weiß nicht, ob ihre Seele noch auf dieser Welt weilt. Ihr Name war Judith, und sie war von deiner Rasse jenseits des Meeres. Sie nannte sich Schwester im Geiste des Ehrwürdigen einer Schule, die sie Karmel nannte. Ihre Aufgabe war es, dort einst denjenigen zu lehren, dem ihr gefolgt seid, und sich ihm später im Lande der Großen Könige anzuschließen.[1] Sie wird, glaube ich, immer das ferne Vorbild der Frauen unserer Welt sein ...

Doch sagt mir«, wandte sich die Druidin nun an uns, »es gibt Menschen in unserem Lande, die einst kamen, um sich mit denjenigen von Kal zu vermischen. Was ist aus ihnen geworden? Ihnen müßt ihr euch anschließen. Durch sie wird sich die Vermählung des Mondes und der Sonne vollziehen. Sie sind der Halbmond, der dem Kelch ähnelt, den ihr sucht.[2] Dies versichere ich euch!«

»Wir sind wohl Menschen aus dem Stamme Benjamins begegnet«, antwortete Simon, »doch scheint es, daß sich ihr Herz verhärtet hat, und daß die Buchstaben, die sie entziffern, zu Stein geworden sind.

Man muß warten ...«

Die Priesterin schien sich nun lange in sich selbst zu versenken, wie wenn sie versuchte, dem Mäandergang der Zeit und den verschlungenen Pfaden der menschlichen Seele nachzuspüren.

»Man muß warten, ja, man muß warten«, sagte sie schließlich, »doch muß es ein aktives Warten sein. Es gibt das Warten desjenigen, der schläft, und das Warten desjenigen, der wacht und beobachtet und erkennt, welche Menschheitsstunde geschlagen hat. Diese Art zu warten zeigt eine Lebenshaltung an, bei der im Herzen das Ziel schon in voller Blüte vorhanden ist. Ich sehe, daß alle Völker wie Pilger leben, die an jedem Tag ihrer Reise auf ihrem Weg eine neue Kreuzung entdecken, eine neue Möglichkeit, ihre Seele zu formen.

Dies ist die wahre Freiheit ... aber ich sehe auch, daß der Zielpunkt in eigentümlicher Weise dem Ausgangspunkt ähnelt, daß die Entscheidungen, daß dasjenige, was wir annehmen oder verwerfen, die Speise ist, die uns hilft, die Erinnerung wiederzufinden.

Seid ohne Furcht bezüglich eurer Aufgabe gegenüber den Leuten Benjamins. Eben deswegen, weil ihr ihnen gegenübersteht, erinnern sie sich nicht an euch. An dem Tag, an dem ihr in der einen oder anderen Form in ihnen sein werdet, werden die Wege zueinander führen und sich vereinigen.

---

[1] Der Pharaonen.

[2] So erklärt sich wohl der Name Lunel (frz. »lune« = Mond, Anm. d. Übers.), den eine kleine Stadt in der Nähe von Nîmes trägt.

Kommt und seht«, sagte sie schließlich, indem sie uns zu einem großen Kandelaber zog. »Seht diesen kleinen Gegenstand!«

Und sie griff aus den aufgehäuften Steinen etwas Funkelndes heraus. Es war eine herrliche Pyramide, die aus einem einzigen Kristallblock geschnitten und perfekt poliert war. Sie wirkte wie ein zeitloser Gegenstand von erstaunlicher Vollkommenheit und Nüchternheit unter all den aufwendig gearbeiteten Schmuckstücken.

»Betrachtet sie genau!« wiederholte die Druidin, indem sie die Pyramide so in ihrer hohlen Hand bewegte, daß wir die Basis sehen konnten. »Seht, was hier sichtbar wird: zwei komplementäre Formen, die in vollkommener Weise miteinander verbunden sind. Hier ist die Sonne und der Mond, hier sind zwei Kreuze, die sich gegenseitig erzeugen und die das Licht auf diese sonst blanke Fläche zeichnet.

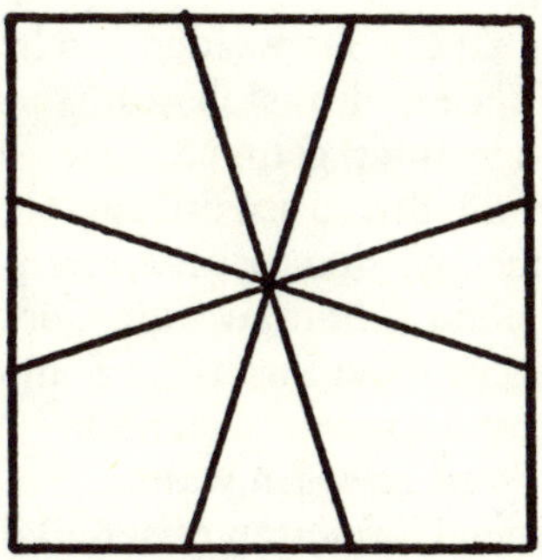

Brüder, dasjenige, was Judith mich einst gelehrt hat und was ich euch jetzt zu sagen mich verpflichtet fühle, ist, daß wir alle aufgefordert sind, wie diese Form, wie diese Strahlung zu werden, und zwar nicht nur auf der Ebene des Symbols, sondern auch auf der Ebene ihrer Funktion, auf der Ebene ihrer Kraft, ja auch auf der Ebene desjenigen, was sich in ihr offenbart. Sie erstreckt sich ebensosehr zum Himmel wie zur Erde. Auch wenn sie uns nur eine Richtung anzuzeigen scheint, so kann doch das subtile Leben, das sie unter sich erzeugt, nicht ohne die Vermählung der scheinbaren Gegensätze empfangen werden. Schreibt also in euer Herz diese beiden Kreuze ein, die sich gegenseitig Leben spenden. Das eine steht für das Tagesgestirn, das andere für dasjenige der Nacht. In ihnen drücken sich zwei Tendenzen aus, die sich auf diesem Boden von Kal manifestieren werden, zwei Tendenzen, die sich manchmal bekämpfen, manchmal unterstützen werden, immer aber zum selben Licht fortschreiten werden.[1] Das eine ist Liebe, das andere Weisheit, das eine ist Geschenk, das andere Wissen. Welches ist die Sonne, welches der Mond? Begreift, daß das eine sich immer wieder in das andere verwandelt, je nachdem, mit welchen Augen ihr es betrachtet.

Alle Dinge sind in dieser Weise beschaffen, und man kann ihre volle Bestimmung nur dann ergreifen, wenn man in sich den vereinheitlichenden Blick schult. Sagt mir, ob das Einatmen der Feind des Ausatmens ist oder umgekehrt!

So leben wir Jungfrauen von Ära und Ära an diesem geheimen Ort im Schoß der Erde; weiß ist unser Kleid, doch schwarz ist diese Grotte, in der wir beten, in der wir die Adern des Felsens mit aller Liebe aufladen, derer sie bedürfen. So bleiben wir makellos und doch verfinstert, offenbar und doch geheimnisvoll.

Das Korn keimt nur in der Finsternis der Erde, die es empfangen hat, und das Wort des Meisters senkt seine Wurzeln in die Herzen der Menschen.

Ihr seht diese Schätze. Sie werden nach und nach entsprechend den Bedürfnissen des sich aufbauenden Tempels der Menschheit ans Tageslicht gebracht. Sie werden bestimmten Königen, bestimmten Führern anvertraut.

Seid nicht überrascht: den Baumeistern, die den Sinn des Steins verstanden haben, gibt man Steine, denn ihre Substanz ist nicht geringerwertiger als der Strahl der Sonne.

Sie wäre nicht gebildet worden, wenn Er nicht schon von aller Ewigkeit in ihr am Werk gewesen wäre.

So werden in einigen Hunderten unserer Jahre dieses Gold und diese Steine diesen Ort verlassen haben, um denjenigen als Sauerteig zu dienen, die damit umgehen können, damit unter einem Dach die Reinheit und die Kraft zugleich gedeihen können.«[2]

Während wir noch in Gedanken versunken waren und diesen Worten nachsannen, vernahmen wir plötzlich vom anderen Ende der Grotte eine kleine zarte Stimme.

Wir wandten den Kopf.

Unter der zuckenden Flamme einer Fackel sahen wir das Mädchen, das auf einen Felsblock geklettert war und sich dort niedergelassen hatte: »Seid nicht so ungeduldig«, sagte sie schalkhaft. »Die Zeit hat keine Eile... Sie weiß, was sie will, sie ist schon da!«

---

[1] Es handelt sich um ein vorweggenommenes Wissen, um das Auftreten der Katharer und der Templer.

[2] Aus der Akasha-Chronik läßt sich ablesen, daß ein solcher Versuch einer Synthese sich mit den ersten Merowinger-Königen abzuzeichnen begann.

Wir mußten alle lachen, und Zachäus eilte in großen Schritten auf sie zu, um sie oben auf ihrem hohen Sitz in die Arme zu nehmen.

»Ihr seht, meine Freunde«, rief er aus, indem er den Blick auf das Mädchen vor ihm richtete, »ich brachte euch hierher, um euren Blick noch mehr für unsere künftige Aufgabe zu schärfen. Sie hat recht, die Zeit ist dort schon angelangt, wo sie uns haben will. Sie möchte nur, daß wir uns an den uns schon eingeschriebenen Weg erinnern, wenn wir oftmals kein anderes Wissen haben als das Vertrauen. So gibt es Könige, deren Keim schon irgendwo in demjenigen enthalten ist, was man Ewigkeit nennt, und deren Rolle es sein wird, in diesem Lande Kal den Tages- und den Nachtstrom des Lebens zusammenzuführen.

Sie werden zweifellos Priester und Krieger zugleich sein, mit all den Beschwerlichkeiten und Schwächen, die diese beiden Funktionen dem Menschen auferlegen. Vor allen Dingen aber werden sie Marksteine sein, und auch für sie sind wir hier!«

Nachdem Zachäus diese Worte gesprochen hatte, umspielte lange Zeit ein tiefes und schönes Lächeln seine Lippen. Er hielt den Blick auf eine Art innerer Zukunft oder ewiger Gegenwart geheftet, in der sich alles unaufhörlich vollzog.

Ich werde diese prophetischen Augenblicke wohl nie vergessen. Sie geben mir noch heute die Empfindung, daß in der Geschichte der göttliche Abdruck immer gegenwärtig ist, für den nichts zu menschlich und geringfügig ist, als daß es nicht geadelt werden könnte.

»Dies ist die wahre Armut!« rief schließlich unser Begleiter in einer plötzlichen Aufwallung von Freude aus, während wir die Steintreppe wieder hinaufgingen. »Wahre Armut heißt, auch noch den Wunsch aufgegeben zu haben, diese Reichtümer, die wir mit Händen greifen können, dafür einzusetzen, den Gang der Zeit voranzutreiben ... oder für ein einfaches, noch ein wenig weißeres Kleid. Es geht nicht darum, die Versuchung abgetötet zu haben, sondern darum, über sie hinausgelangt zu sein, sie ohne das geringste Bedauern abgelegt zu haben ...«

Zweifellos war es jetzt oben über unseren Köpfen heller Tag, wärmte die Sonne das Fell der Schafe ... und während wir uns wieder in den engen, nachtschwarzen Schlund zwängten, ließen wir unser Herz wieder in seinem eigenen Rhythmus schlagen.

# VIII. Die Insel der Apfelbäume

Die Wochen nach dieser Begegnung verflogen in Windeseile. Wir wanderten mit Zachäus über weite trockene Ebenen, auf denen kleine Schafherden weideten. Wir gingen manchmal jeden Tag zu einer anderen Siedlung. Zachäus zog es unaufhörlich dorthin, nicht um dort zum hundertsten Male dieselben Geschichten zu erzählen, sondern um den Männern und Frauen zuzuhören.

Indem er ein wenig an ihrem Kummer und an ihrer Freude teilnahm, gelang es ihm, auf diesem armen Land ein unsichtbares Geflecht zu spinnen, das die Herzen miteinander verband und sie in einer Weise zu Mitgliedern einer großen Familie machte, die weit über alle Worte hinausging.

Unser Gefährte lieferte uns den lebendigen Beweis für dasjenige, was wir selbst schon gefühlt hatten: Um demjenigen von der Sonne erzählen zu können, der vor dir steht, muß man zunächst die Sonne in ihm erkennen wollen, das heißt Achtung für ihn empfinden, indem man ihm zuhört. Allzuviele Seelen, wiederholten wir uns auf den Saumpfaden, leiden darunter, daß man ihnen nicht zuhört. Wenn ihnen niemand die Möglichkeit gibt, sich auszugießen, wie sollte es dann geschehen, daß sie sich mit einem neuen Saft erfüllten? Die Liebe, die wir in anderen erwekken wollten, speiste unaufhörlich unsere eigene Liebesfähigkeit. Immer wieder kamen wir zu dem Schluß, daß uns nur deshalb das Glück zuteil geworden war, den Meister handeln zu sehen, damit wir selbst so handelten, wie er es vorgelebt hatte.

Die großen Theorien hatten ihm so wenig bedeutet. Die Klarheit seines Blickes hatte genügt; sie war wie ein Schlüssel, der die Menschen öffnete, um zu erkennen, wessen sie bedurften.

Am Ende der Tage, die wir im buschbewachsenen Hügelland zubrachten, waren unsere Köpfe vom Gesang der Natur erfüllt. Das Wehen des warmen Windes und das unaufhörliche Zirpen der Grillen gruben sich in unsere innere Welt ein und zermürbten sie manchmal. Und immer dieser schleppende Schritt des kleinen störrischen Esels von Zachäus, mit ein wenig Milch beladen, einigen Stücken Tuch und einigen Salben für eventuelle Kranke ... Zweifellos hätten wir dieses Leben noch lange führen können, an einen Sommer hingegeben, der nicht zu enden schien.

Natürlich machten wir uns an der Seite Zachäus' auch nützlich. Es gab viel zu tun bei diesen Menschen, deren Seele so unglaublich offen war ... angefangen bei der Unterweisung in den Grundbegriffen der Hygiene, die hier so seltsam unbekannt war.

Freilich gab es noch diese Pergamentrollen, von denen sich Simon nicht trennte, und jenen Weg, der sich wohl noch vor uns öffnen sollte ... den unterschwelligen Ruf nach »irgend etwas« anderem.

Das Ereignis trat schließlich zu einem Zeitpunkt ein, an dem wir es fast nicht mehr erwarteten. Es war an einem Nachmittag um die Stunde, zu der die Sonne noch nahe am Zenit steht. In unserer aus Steinen und Lehm errichteten, am Fels klebenden Unterkunft vernahmen wir das aufgeregte und wütende Gebell der Hunde unten im Dorf. Dies war zu dieser heißen Stunde so ungewöhnlich, daß Zachäus selbst, in ein schlichtes Stück Tuch gekleidet, das um die Hüften verknotet war, unverzüglich aus seiner Hütte heraustrat. Große blühende Lorbeerbäume verdeckten uns die ersten Behausungen des kleinen Dorfes. In einem gemeinsamen Reflex stürzten wir uns in das Gestrüpp, um mit den Augen die Felsen und Gassen abzusuchen. Für einen kurzen Augenblick glaubte Simon die Umrisse eines großen Pferdes samt Reiter zu erkennen; dann war nichts weiter mehr zu vernehmen als das Knirschen von Türen in ihren Angeln.

»Es gibt kaum Römer oder Stammesführer, die ein solches Tier besitzen«, meinte Zachäus.

Wir wollten gerade in unsere Behausungen zurückkehren, als sich nähernde schwere Schritte unsere Aufmerksamkeit erregten.

Schließlich erschien inmitten der Felstrümmer und der bescheidenen Behausungen, die unseren Weiler an der Flanke des Berges bildeten, ein Mann, der vor seinem Reittier einherging.

Das Tier, das von tiefschwarzer Farbe war, war schweißbedeckt und atmete heftig. Der Mann trug ein Gewand, das einmal weiß gewesen sein mußte. Er war leicht gebeugt und hatte über seine linke Schulter einen großen Mantel von brauner Farbe geworfen.

Nach einem kurzen Augenblick der Verblüffung brach es aus mir heraus:

»Joseph!«

Der Mann war zwanzig Schritte vor uns stehengeblieben und betrachtete uns wortlos. Sein Gesicht, das unter einem mächtigen aschgrauen Bart fast verschwand, war ein einziges strahlendes Lächeln.

Er war es leibhaftig ... von einigen Jahren mehr und dem Staub der Straße gezeichnet, aber er war es! Es war Joseph, und wir standen hier, in irgendeiner lächerlichen Zurückhaltung befangen!

Von diesen Sekunden tiefer Bewegung ist mir vor allem noch eine Art Lachen in Erinnerung, das sich uns so unwiderstehlich aufdrängte, daß jeder Wunsch zu sprechen verflog. Was hätte es freilich auch zu sagen gegeben? In solchen Situationen ist jedes Wort armselig, und jeder Satz gerät zur Phrase.

Mit Joseph aus der Familie Arimathia war etwas vom Meister zu uns gekommen, eine Gegenwart, eine Wärme, eine Weisheit, eine Kraft, die Kräfte freisetzte!

Wir sanken uns stürmisch in die Arme und hielten einander fest. Indes vernahm ich um uns immer lauter werdendes Kreischen von Kindern, in das sich die erstaunten Ausrufe von Männern und Frauen mischten.

Als wir uns aus unserer Umarmung lösten, bemerkten wir, daß die Hälfte des Dorfes sich um uns versammelt hatte. Viele neugierige Blicke hefteten sich auf uns, doch schlug uns auch spontane Festesfreude aus den Herzen entgegen, die das einfache Glück des Augenblicks genossen ...

Zwischen der Hütte des Zachäus und der meinigen stand ein mächtiger Feigenbaum, der in wunderbarer Weise mit dem Felsen verwachsen und so schön und fruchtbeladen war wie diejenigen unserer Kindheit. Wie selbstverständlich geleiteten wir Joseph unter diesen Baum.

Weder Zachäus noch wir beide wußten recht, wie wir uns nun gegenüber dem engsten Begleiter des Meisters verhalten sollten. War nicht er es, der seit seiner frühesten Jugend seine ersten Gedanken geleitet hatte? Nach so vielen Jahren der Trennung wußten wir nicht mehr, ob wir Ehrerbietung oder einer zärtlichen Freundschaft Ausdruck geben sollten.

Diese Unsicherheit entging Joseph nicht, als Simon sich für einige Augenblicke entfernte und mit demjenigen zurückkehrte, was von seinem Mantel übriggeblieben war. Nachdem er diesen am Fuße des Baumes ausgebreitet hatte, faltete er ihn an seinem Rand dreifach, wie es bei unserem Volk seit jeher Sitte war.

»Aber«, rief Joseph nun aus, »glaubt ihr denn, einen verehrungswürdigen Alten vor euch zu haben? Bringt mir doch ein wenig Wasser ...«

Wie selbstverständlich waren wir in die Sprache deren von Essania übergewechselt, und bald saßen wir alleine im Schatten des Feigenbaumes, und unsere einzigen Gäste waren einige Hühner, die sich hierher verirrt hatten.

Joseph sagte, daß er von fernen Ländern im Norden zurückkam, jenseits eines kalten, grünen und fast versandeten Meeres. Er erzählte, daß er aus einer Gegend zurückkam, in die er einst den Meister mitgenommen hatte, nachdem dieser endgültig den Karmel verlassen hatte.

»Es ist dies eine Insel«, erklärte er, »es ist ein ganz kleines Eiland unweit vom Festland und seinen Sümpfen. Obwohl ich sie nie anders als in Nebel eingehüllt gesehen habe, herrscht dort eine eigentümliche Milde, und lange Monate sieht man dort die Bäume in Blüte stehen.

Doch glaubt nicht, daß die Vegetation dort üppig und die Erde fruchtbar sei.

Es handelt sich im Gegenteil mehr um ein Stück Fels, das aus dem Wasser hervorragt, und doch hat das Eiland etwas Einmaliges, das es zu einem Ort der Zuflucht und der Kraft macht.

In seiner Mitte erhebt sich ein mit Apfelbäumen bedeckter Hügel, und dieser gibt ihm seinen Namen ›Ei A Wallach‹, ›Insel der Apfelbäume‹ in der Sprache der Menschen, die unweit seiner Gestade leben; die Insel selbst ist nicht bewohnt. Man findet dort nur die Reste gewaltiger Bauten eines sehr alten Volkes, dessen Ursprung sich die meisten Menschen dieser Erde nicht mehr entsinnen können. Es ist eine Insel unserer Brüder Elohim, der Herren der Sterne. Ihr versteht jetzt, welches Geheimnis sie umgibt, welche heilige Funktion sie erfüllen kann und auch, welche Furcht sie manchmal bei den Völkern der Reiche des Nordens erweckt.«

Joseph hatte diese Worte mit einer gewissen Andacht und einer reinen Bewegung in der Stimme ausgesprochen, die die Intensität desjenigen erkennen ließen, was er zweifellos erlebt hatte. Während er seinen Bericht fortsetzte, besprengte er sich immer wieder das Gesicht mit Wasser aus einem kleinen Lederschlauch, den Zachäus zwischen den Knien hielt.

»Es ist dies eines der ältesten Länder unserer Erde«, fuhr er fort, »eine der ersten Gesandtschaften der Boten des Namenlosen auf der Oberfläche unserer Mutter Erde. Ihr werdet mich fragen, warum der Meister dorthin seinen Fuß setzen mußte, als er noch ein Kind war? Es war ihm natürlich nicht darum zu tun, nur eine Pilgerreise zu unternehmen. Es war eine Notwendigkeit, um wieder an ganz bestimmte Energien der Tradition anzuknüpfen. Jedes Fleckchen Erde, das wir betreten, hat ein Gedächtnis, meine Freunde; deshalb lassen wir überall, wohin wir gehen, ein wenig von unseren Herzen und unserer Seele zurück.

Wenn wir mit den Augen der Weisheit lesen können, können wir von Ära zu Ära die Spuren vergangener Kräfte wiederauffinden und wieder an unsere eigenen Spuren anknüpfen, die vollkommene Erinnerung an unsere individuelle Aufgabe wiederfinden. Ja, ich sage euch, ein Fels kann mehr als eine Bibliothek in sich enthalten und in uns ungeahnte Energien erwecken, Verpflichtungen aufrufen, die wir in grauer Vorzeit auf uns genommen haben.

Als er gerade vierzehn Jahre alt war, äußerte der Meister selbst den Wunsch, wieder aus den Quellen seiner eigenen Vergangenheit zu schöpfen.

Als diese Welt noch nicht ganz diese Welt war, erzählte er mir eines Tages, übernahm er die Aufgabe, einem gewaltigen Reich Gesetze nach dem einzigartigen Modell der Göttlichen Gesetze zu geben. Als eine Sintflut fast das ganze Volk vernichtete, dem er dieses Geschenk gemacht hatte, blieben die Grundlagen, die er durch sein Wirken geschaffen hatte, in Texten und in Form von Energie auf dem Felseiland Ei A Wallach erhalten, das zu einem der wenigen Punkte auf der Erde der Menschen wurde, an dem das Urfeuer immer brannte.

Auch eine kämpferische Energie war dort eingeschlossen, eine Energie, die er gegenüber den halsstarrigen und hochfahrenden Menschen entwickeln mußte.

Diese bis ins Fleischliche gehende Kraft war es auch, die er freimachen wollte, als er sich zum Gebet zu dem Hügel mit den Apfelbäumen begab. Dies war eine der Phasen seiner Transmutation; ihr sollt es wissen, denn nichts darf versiegelt bleiben.

Vor fünfzehntausenden unserer Jahre hat der Geist des Meisters auf der Erde ein Schwert des Lichts hinterlassen; in unseren Tagen habe ich gesehen, daß er ihm den Kelch seines Herzens hinzufügte. Niemand wirkt für die Ewigkeit des Lichts, wenn er nicht in sich und um sich das volle Gleichgewicht der Kräfte schafft.

Seid nicht erstaunt, daß der Meister selbst diese Reise unternahm, denn jeder, der die Menschen lehrt, hat vor ihnen auf demselben Weg gelitten. Zachäus, Miriam, Simon: Erinnert euch, erinnert euch! Kristos hat immer wieder gesagt: ›Die Göttlichkeit ist nicht ein Geschenk meines Vaters; sie ist sein Angebot an jede Form des Lebens, die sich schließlich nach Tausenden und Abertausenden von Irrtümern als Das Leben erkennt.‹«

Mit den Erinnerungen Josephs verging die Zeit, bis die Abenddämmerung ihre ersten Schatten warf.

Von unserer hitzeglühenden Unterkunft aus sahen wir, wie sich der Himmel in ein Meer von Purpur und Safrangelb verwandelte. Der Gesang der Natur wurde lauter, und im Dorf wurden die ersten wirklichen Lebenszeichen bemerkbar. Wir blieben lange so sitzen, um an der Harmonie von Erde und Himmel teilzuhaben.

An diesem Abend empfand niemand das Bedürfnis, das Brot zu brechen und von dem gebratenen Fisch zu essen, den man uns anbot. Joseph sagte, daß er kaum mehr das Bedürfnis hätte, seinen Körper so zu nähren, während wir viel zu begierig waren, ihm zuzuhören, als daß wir den geringsten Hunger verspürt hätten.

»Dies ist mir alles klar«, erklärte Simon an einem bestimmten Punkt, »zumindest glaube ich, die hauptsächlichen Beweggründe des Meisters zu verstehen. Ich verstehe, daß sein Herz ein menschliches Herz ist, und daß er sich reinigte, um es zu einem so vollkommenen Juwel zu machen, daß die Göttlichkeit in ihm ihren Sitz nahm, es zu ihrer Hülle erkor. Was mir aber doch seltsam erscheint, ist seine Rückkehr auf die ›Insel der Apfelbäume‹.

Hast du uns nicht gelehrt, daß das Land Kal in diesem Teil der Welt als erstes zu bearbeiten sei, weil es der Gleichgewichtspunkt ihrer untergetauchten Länder sei, die fünfte Lampe ihres Lichtleibes, bereit für die Aufnahme des Samens der Gedanken?«

Joseph senkte die Augen und begann, mechanisch mit seiner Handfläche über den Staub des Bodens vor ihm zu streichen.

»Ja«, antwortete er nach einer Weile, »du hast das Wort ausgesprochen, es ist seltsam. Es ist seltsam, daß unser Bruder Jeshua, der mich selbst zu dieser zweiten Reise gerufen hat, mir nur wenige Schlüssel überlassen hat, um den tieferen Grund hierfür zu begreifen. Was ich sagen kann, ist dies:

Jener Kelch, der ein wenig von seinem Blut auffing und der mir anvertraut ist, bildet das innerste Motiv meiner Aufgabe. Das Herz des Meisters ist ein Kelch, doch ist dasjenige des Kristos ebenfalls ein Kelch. Die Lebenssubstanz, die sein Blut hier hinterlassen hat, hat nichts mit der Lebenssubstanz eines Menschenwesens zu tun, wie kristallen sie auch sein mag. In diesem Blut wohnt das Gesamtgedächtnis unserer Menschheit sowie auch der Keim ihrer Wiedergeburt. Vor allem aber, meine Brüder, seid euch über folgendes völlig im klaren, denn ich drücke mich hier nicht mehr in Symbolen aus: Die lebendige und dichte Materie unserer Welt ist in allen ihren Formen mit unbegrenzten Eigenschaften ausgestattet. Ihr müßt dies im vollkommenen Bild des Geistes verstehen, der ihr Beweger ist. Es gibt eine ständige Brücke zwischen der Schwere unserer Körper und der Flüssigkeit der Kräfte des Namenlosen. Das vom Kristos im Herzen des Meisters geadelte Blut ist die volle Realisierung dieser Wahrheit.

Wenn der Mensch vom Blut spricht, trägt er in sich immer das krankhafte Bild eines Massakers irgendwelcher Antriebe oder starrer Ideen, die ihn an eine bestimmte Rasse binden.

Das Blut, von dem ich spreche, ist nicht jenes Vehikel animalischer Triebe. Es hat dessen Funktionen nicht abgelegt, es hat sie gereinigt; es ist zu einem Saft geworden, dessen Ausstrahlung wie eine unauslöschliche Spur überall dort, wo es verweilt, dem Boden eingeprägt bleibt.

Es befruchtet die Länder, erweckt die Menschen, und wenn es Wunden heilt, räumt es auch das taube Gestein unserer belanglosen Persönlichkeiten beiseite.

Ich glaube, meine Freunde, daß ich diesmal nicht nur deshalb auf den Felsen von Ei A Wallach gegangen bin, um seinem Boden Nahrung zu geben, sondern auch wegen eines Wesens, von dessen Existenz ich vorher nichts wußte.

Sein Name wird euch nichts sagen, doch bedeutet er in der Sprache der Menschen dort so etwas wie ›Sohn der Adern der Erde‹.

Er war König einer jener Kriegerstämme, die sehr denjenigen ähneln, denen ihr des öfteren begegnet sein müßt. Ich sage ›er war‹, denn wiewohl er noch König ist, schweigt auf den Ländern und Sümpfen, die seinem Willen unterworfen sind, jetzt der Lärm der Waffen.

Er ist ein noch junger Mann, dem ich begegnete, als ich jenseits der kalten Meere landete, eine stolze Seele, die ihrer Bestimmung harrt. Hinter seinem bärtigen Gesicht und unter seinen ständig gespannten Muskeln schlug ein Herz mit einem solchen Verlangen nach Liebe, daß es mir nicht verborgen bleiben konnte ... Der Baum seines Stolzes war schwierig zu fällen; es war gewissermaßen ein Baumriese, der König des Waldes.

Als er nach tausend Fragen und Antworten und vielen inneren Kämpfen endlich seinen Platz akzeptierte, grub er mit seinen Händen ein Loch in den Boden der Insel, in das er sein Schwert versenkte.

Ich war dabei zugegen, und ich werde wohl nie seine Worte vergessen:

›Wenn es geschieht, daß ein Mensch es wiederfindet‹, murmelte er, ›möge er erkennen, daß es schon viele Tränen gekostet hat ... Möge er es nur an sich nehmen, wenn er bereit ist, seine eigene Gewalttätigkeit aufzugeben, für sein Volk und alle Völker, für diese Felsen und für die ganze Erde. Dies ist mein Wunsch.‹

Wir verbrachten lange Monate miteinander, denn ich glaubte in seinem Blick eine einzigartige Mischung von unbändiger Willenskraft und Weisheit zu lesen, die ihn zum Lehrer seines Volkes machen konnte.

Je mehr ich von der Lehre des Meisters an ihn weitergab, die er von mir forderte, desto mehr erkannte ich auch, daß er und sein Volk Erben einer reichen Tradition waren, die in ihrem Wesen mit der unsrigen verschwistert ist. Eine ihrer ältesten Legenden berichtet, daß dort, wo sie heute leben, sich einst eine gewaltige Stadt mit Mauern aus glattem Fels erhob, der fast so klar und durchscheinend war wie Kristall. Die Baumeister jener Zeit, heißt es in diesem Bericht, brachten dies zustande, indem sie den Stein mit einem bestimmten Verfahren so leicht zum Schmelzen brachten, wie wir Honig verflüssigen.

Dies war, wie man mir sagte, ein Verfahren, durch das sie glaubten, sich zu den Verbündeten der Natur zu machen. Indem sie den Fels so bearbeiteten, indem sie ihn dem Licht des Tages öffneten, waren sie überzeugt, ihn von seinen Lasten zu befreien und so seine Seele zur Sonne zu erheben.

Seht, diese Geschichte ist nicht nur schön, sondern deckt sich auch genau mit den mündlichen Überlieferungen der Alten unserer Rasse.

Der Vater hat uns alle mit der Fähigkeit ausgestattet, seine Schöpfung zu vollenden. Diese Behauptung mag manchen befremdlich, sogar blasphemisch erscheinen, doch hat es ihm in all seiner Weisheit gefallen, uns zu Künstlern seiner unaufhörlich wachsenden Göttlichkeit zu machen.

So wie die Seele unserer Menschheit aus seinem Geist hervorgegangen ist, so hat die Seele aller Dinge ihren Kern in seinem Herzen.

So gibt es keine Schwere in uns und um uns, die wir nicht leichter zu machen, das heißt zu sich selbst zurückzuführen verpflichtet und in den Stand gesetzt wären.

Diejenigen, die sich berufen fühlen, mit den feinen oder dichten Formen dieser Welt zu arbeiten, müssen den heiligen Sinn ihrer Aufgabe begreifen. Ich möchte euch nur daran erinnern, meine Brüder, daß das Leben sich in allem ausspricht und daß es fordert, daß man ihm ein Stück auf dem vorbestimmten Weg weiterhilft. Wer in seiner Umgebung die Kräfte der Unterjochung zur Entwicklung bringt, meißelt nach und nach an Klippen, an denen er selbst zuschanden werden wird.

›Erkennt auf allen euren Wegen das Leben meines Vaters‹, sagte der Meister, ›damit es euch erkennen wird und ihr nichts anderes als dieses Leben selbst sein werdet. Durch es und in ihm wird sich dann dasjenige vollziehen, was die Menschen Wunder nennen ...‹«

– »Ach, ihr müßt mich wohl sehr schulmeisterlich finden!« rief plötzlich Joseph in einer Anwandlung von Humor aus, die ihm Anlaß war, sich zu erheben. »Wenn ich doch alle diese Worte in einem einzigen, alle diese Gedanken in einem einzigen Satz zusammenfassen könnte! Vielleicht könnten wir dann begreifbar machen, daß es an der Zeit ist aufzuhören, mit diesen Worten zu jonglieren, mit diesen Gedanken, wie wir es mit toten Dingen tun würden. All dies ist letztlich ein Problem der Identität... Hören wir auf, uns für gering zu halten!«

Es war Nacht geworden, und der Mond, der fast voll und von einem elfenbeinernen Weiß war, zeichnete unsere Schatten auf den Boden, die miteinander verschmolzen... Ein köstlicher Augenblick, in dem die Seelen das Glück durchzitterte, sich begegnet zu sein...

Wir gingen so einige Zeit in der Dunkelheit. Alles konnte so einfach erscheinen!

»Es hat derjenige das Ziel verfehlt, der glaubt, geboren zu sein, um seinen Nächsten zu bekämpfen«, sagte ich mir.

Wir sprachen jetzt über alles und nichts, der glückhaften Leichtigkeit des Augenblicks, der ganz schlichten Freude des Daseins hingegeben, die oft diejenigen vergessen haben oder ableugnen, die glauben, eine »Mission« zu haben.

»Unsere Mission ist das Glück!« hatte eines Tages Johannes gegenüber dem Meister ausgerufen, der sein Herz prüfte, »es ist das Glück, oder ich habe kein Wort von deiner Lehre verstanden!«

Ein Schwarm Fledermäuse flog über unsere Köpfe hin und verschwand in der Dunkelheit des Gebirges. Ich liebte diese Tiere nicht sehr, doch als wir an der niedrigen Mauer entlanggingen, die zum Dorf hineinführte, weckte ihre Gesellschaft Erinnerungen an unsere Kindheit, als wir sie zu fangen versuchten, während wir ruhig auf unserer kleinen Einfriedungsmauer oben auf dem Hügel saßen.

Als wir in der Mitte des kleinen Weilers angelangt waren, begannen wir ziellos im Gewirr der Hütten und kleinen Häuschen zu wandern. Trotz der lastenden Hitze des Abends waren die meisten von ihnen verschlossen. Aus einer von ihnen drang indes ein schwacher orangener Schimmer. Die niedrige, zweiflügelige Tür stand weit offen und gab den Blick frei auf die zukkende Flamme einer Öllampe.

Ohne etwas zu uns zu sagen, überkam Zachäus plötzlich der Wunsch, in diese bescheidene Behausung einzutreten. Ein Mann und eine Frau saßen um eine große Steinplatte, die in geschickter Weise auf zwei Baumstümpfe aufgelegt war.

Die Frau war damit beschäftigt, in der Vertiefung eines kleinen Holzklotzes Kräuter zu zerreiben, und der Duft der wilden Natur durchzog den Raum. Unverkennbar kam unser Besuch für sie sehr unerwartet. Als sich aber die erste Verlegenheit und scheue Achtung gelegt hatte, strahlte ein Leuchten in ihren Augen auf, das man beinahe glücklich nennen konnte.

Simon und ich verspürten eine große Zuneigung, ja sogar Zärtlichkeit gegenüber diesen beiden Menschen. Abgesehen davon, daß sie uns häufig mit großer Ausdauer geholfen hatten, am Morgen Kräuter zu sammeln, glaubten wir auch in ihren Herzen eine Wärme und eine Spontaneität wahrzunehmen, die uns irgendwie das Gefühl gaben, daß sie zu uns gehörten. Sie waren für uns zu einer weiteren Erinnerung an eine Wahrheit geworden, die uns nie verlassen hatte: Es gibt Seelen, die, bevor sie in diese Welt herabsteigen, sich bestimmte Dinge vornehmen, für sich selbst Begegnungen festlegen, die belanglos sind oder zu sein scheinen, in Wirklichkeit aber ermunternde Winke, Markpfähle auf ihrem Weg sind. Dies erlebt man oft bei solchen schlichten, manchmal flüchtigen Begegnungen, deren man sich aber ein ganzes Leben lang erinnert.

Das Haus gehörte nicht zu den ärmsten des Dorfes; mit Getreide und Hülsenfrüchten gefüllte Körbe stapelten sich in einer Ecke des einzigen Raumes. In einem Winkel neben dem Kamin, der an eine kleine schwarze Höhle erinnerte, lag ein Durcheinander von Fellen und verblichenen Stoffen. Inmitten dieser Unordnung schliefen drei nackte Kinder, eingerollt wie kleine Katzen.

Nachdem wir einige Worte ausgetauscht hatten, stieg der Mann auf einer Strickleiter in das obere Stockwerk hinauf und erschien wieder mit einer Art Bank auf den Schultern. Bald saßen wir um den Tisch, und man reichte uns in Bechern aus gelbem Ton einen herben Wein, ebenfalls von gelber Farbe.

Nachdem sich das Gespräch an tausend alltäglichen Dingen erschöpft hatte, ergriff Joseph das Wort, indem er seinen Blick demonstrativ auf eine Nische richtete, die in die Wand eingehauen war. Dort lagen auf einem Brett ein Dutzend flacher Brote von dunkelbrauner Kruste aufeinandergestapelt.

»Ich möchte euch an etwas erinnern ... Erlaubt mir nur, einen dieser Fladen zu nehmen ...« Alle schwiegen nun, und wir empfanden dumpf, das sich in demjenigen, der soeben diese schlichten Worte ausgesprochen hatte, mehr als etwas bloß Menschliches ausdrücken wollte.

Nachdem Joseph eines der Brote genommen hatte, blieb er einen Augenblick neben dem Tisch stehen, und er hielt das

Rundbrot wie eine Opfergabe in seinen beiden Händen, die er zu einer Schale geformt hatte. Er neigte sich leicht nach vorne, wobei er den Fladen mit unendlicher Vorsicht an seine Stirn führte. Was nun von ihm ausging, ließ uns bis in unseren Atemrhythmus schweigen.

Wir begriffen, daß es hundert Arten gibt, eine solche Geste auszuführen, von denen manche immer lächerlich und unnatürlich wirken, andere hohl oder mechanisch, und daß es daneben jene Art gibt, die wahrhaftig ist, weil sie nichts beweisen will, weil sie nicht an irgendeinem Bild klebt, weil sie einer Notwendigkeit entspringt, die ein Appell ist.

Man sah nichts mehr in diesem kleinen Raum, den die einzige Flamme einer Öllampe kaum erhellte. Man sah kaum, aber doch genügend, um die Perle einer tiefen Bewegung unter den Lidern Josephs wahrzunehmen. Der Weggefährte des Meisters setzte sich schließlich zu uns nieder, und ohne etwas demjenigen hinzuzufügen, was sein Herz uns mitzuteilen versuchte, reichte er jedem ein Stück des Brotes, das er nun brach.

»Dies ist eine Geste, die so alt ist wie die Seele der Welt«, sagte er schließlich. »Es ist ein Ritual, das in das Gedächtnis des Universums eingeschrieben ist. Glaubt nicht, daß es an eine bestimmte Religion oder eine bestimmte menschliche Glaubensrichtung gebunden ist.«

Während wir das Brot aßen und versuchten, das Geschenk des Lebens besser zu verstehen, bemühte sich Zachäus, unseren Gastgebern die Worte zu übersetzen, die Joseph nur in unserer eigenen Sprache gesprochen hatte.

Es entstand nun in jedem von uns ein langes Schweigen, vielleicht sogar der Verlegenheit, in dem wir uns nicht in die Augen zu blicken wagten.

»Habt ihr jemals gewagt, meine Freunde, diese Geste zu wiederholen, seit sie der Meister vor uns vornahm?« sagte Joseph leise. »Jede Seele, die wie ein von Frieden erfüllter Kelch ist, darf dies tun, sofern sie den Nektar nicht aus ihrem eigenen kleinen Willen überfließen läßt... Versteht ihr dies?«

Zachäus, der ganz in sich versunken zu sein schien, hob den Kopf.

»Kannst du uns sagen, was eigentlich vor sich geht? Kannst du uns sagen, wie eine solche Kraft in einem Stück Brot, in einer Geste sein kann? Oder gibt es hier für uns nichts zu begreifen, und müssen wir einfach glauben?«

»Man muß nichts glauben, Zachäus, nein... Wie man auch nichts verwerfen darf. Alles muß von der Seele und vom Körper geprüft werden. Dein Geist hat das Wissen... Lasse ihn durch

Körper und Seele sprechen. Der Meister hat uns immer wieder gesagt, daß das Wirken unseres Bewußtseins eine Gnade ist, die man in sich hegen muß. Sie ist ein aufkeimendes Kleinod, wenn die Seele sich dafür bereitet.

Der Glaube spricht aber nicht dieselbe Sprache wie das Vertrauen. Der Glaube ist blind; er stützt sich nur auf das Denken anderer, im allgemeinen einer kleinen Zahl Menschen zu einem bestimmten Zeitpunkt der Menschheitsgeschichte. Im Glauben entwickelt sich das Willkürliche und das Subjektive. In ihm betten sich die schwachen Herzen und die Seelen zur Ruhe, die die Trägheit lieben. Der Glaube, Zachäus, ist das Schwert derjenigen, die nicht suchen. Kannst du jetzt noch glauben? Hast du jemals geglaubt? Nein, du willst leben und verstehen. Wie alle von uns weißt du, daß du selbst die Schritte deines Geistes lenken mußt und dies nicht einen anderen Willen an deiner Stelle tun lassen darfst.

Man muß akzeptieren, daß die Tore unseres Verständnisses sich eines nach dem anderen in aller Heiterkeit öffnen, man muß die eigene Unfähigkeit eingestehen, die Gesamtheit der Gründe und der Weisheiten auf einmal zu erfassen, die dieses Universum ausmachen. Dies ist die Grundlage dessen, meine Brüder, was ich euch über dieses Brot gesagt habe, das wir miteinander geteilt und gemeinsam gegessen haben.

Alle, die wie Kristos die Menschen der Erde an dieses Ritual erinnert haben, wissen, daß es zugleich ein Mutterschoß und ein Same ist.

Er ist ein Kanal, ein Strom, der zwischen demjenigen fließt, was wir das Oben und das Unten nennen. Jede andere Substanz, die der Mensch in sich aufnehmen kann, könnte dieselbe Aufgabe erfüllen; die Symbolik der Bestandteile ist es letztlich, die seine Wahl bestimmt.

Was im Brot zählt, ist vor allem die Einfachheit und das kräftige Leben seiner Bestandteile. Diese Besonderheiten verleihen ihm ein Lebensfeuer, das leicht den Strom der regenerierenden Kraft aufnimmt, die unser Volk »das Licht des Lichts« nennt. Nun tritt das Wesen hinzu, das das Brot als Behältnis für den Atem des Namenlosen betrachtet. Dieses erfüllt seine Rolle, wenn man verstanden hat, daß die in diesem Augenblick angerufene Kraft die Quelle aller Dinge ist; sie wohnt in ihnen, durchströmt den Ozean der Welten von Ewigkeit her, und sie wartet darauf, sich ein wenig mehr in die Schmelztiegel auszugießen, die die Liebe geschaffen hat.

Ein solcher Mensch ist auch seiner Rolle würdig, wenn keine seiner Gesten in dieser Sekunde, in der die Zeit sich dehnt, sich damit zufriedengibt, die Wiederholung der vorherigen zu sein. Wenn das Herz träge und zu einer Maschine wird, meine Freunde, dann gleicht es nur mehr einem Rad, das sich um sich selber dreht.

Jeder Mensch könnte Priester des Ewigen Lichts sein, wenn er sich bereitfinden könnte, sich ganz der Liebe hinzugeben, die nur eines möchte: sich inkarnieren, um Verwandlungen herbeizuführen, sei es im Brot, sei es in einer anderen Substanz. Begreift also, daß jeder, der dieses Ritual bewußt erneuert, es von seinem eigenen Denken, ja auch von seinem eigenen Wollen freihalten muß, auch wenn es gut gemeint ist. Auch das ›Gutgemeinte‹ ist noch menschlich, meine Freunde, und der Augenblick, in dem der Stoff sich mit Liebe in reinster Form erfüllt, kann nicht bloß menschlich sein. Die Liebe, die der Meister wiederzufinden von uns verlangt, ist nicht das Gefühl, das wir alle kennen. Niemand soll sie definieren; alle sollen sie erfahren, bis zur völligen Verschmelzung!«

Joseph unterbrach sich einen Augenblick und strich sich mit der Hand über das Haar, das noch vom Staub der Straße verfilzt war. Das Öl in der kleinen Bronzeschale, die als Lampe diente, knisterte und verbreitete seinen warmen Geruch. Dann hob Joseph plötzlich den Kopf, und er sandte ein kleines komplizenhaftes Lächeln zu Simon.

»Nein, Simon«, sagte er halb lachend, »ich weiß, welche Frage dich bewegt; glaube den Reden derjenigen nicht, die, auch in unserem Volk, gerne wiederholen, daß es das Fleisch des Meisters ist, das wir mit dem so befruchteten Brot genießen. Begreife vielmehr, daß es die totale Lebenskraft ist, in die sich unser Bruder Jeshua in einer außerordentlichen Erweiterung des Bewußtseins ausgegossen hat. Nicht anders verhält es sich mit diesem Wein vor uns. Seine Energie im Stoff ist derjenigen dieser Fladen komplementär, einfach deshalb, weil die Natur Mann und Frau geschaffen hat, Flüssiges und Festes, weil die Zwei, die man in vollem Bewußtsein meistert, die vereinigte Drei hervorgehen läßt.«

»Aber schändet nicht derjenige, der das Brot ißt und den Wein trinkt, nicht durch den häufigen Genuß diese Kraft?« sagte ich. »Sind unsere Seelen nicht für ihre Reinheit zu zart?«

»Unsere Seelen empfangen sie gemäß der Reinheit unserer Aufnahmebereitschaft, Miriam; unsere Herzen öffnen sich entsprechend dem Schlüssel, den sich jeder von uns gefertigt hat!

Die Liebe des Ewigen kann man nicht beschmutzen; wir beschmutzen nur unsere eigene Seele mit der Gemeinheit unserer Gedanken!«

Nach diesen Worten erhob sich Joseph, ging auf unsere Gastgeber zu und umarmte sie herzlich.

»Ich weiß nicht, wer ihr seid«, flüsterte er, »doch liebt diese Berge, in deren Tal ihr euer Haus errichtet habt. Ich weiß, daß sie ein wenig wie das Brot sind, das wir zusammen gegessen haben. Auch sie sind auf ihre Art ein Mutterschoß.«

Als wir unter dem Schein des Mondes den gewundenen Pfad hinaufgingen, der zu unserer Behausung führte, war die Luft endlich etwas kühler geworden. Es schien, daß die Felswand alle Wärme abgegeben hatte. Ich hätte gerne dort geschlafen, gleich auf der Stelle, und mich auf einem inneren Meer ins Unendliche treiben lassen wollen, wo es keine Schranken gab, keine Worte, die man aussprechen mußte.

In dieser langen Nacht ruhte aber noch etwas im Herzen des Joseph aus der Familie Arimathia, etwas, was sich unbedingt aussprechen wollte ...

# IX. Der Kelch

Man konnte in der Hütte des Zachäus kaum etwas sehen. Es war, wie wenn die gelbliche Klarheit der kleinen Flamme, die dort fast immer brannte, vom Stein und dem Stroh des Dachs aufgesogen würde.

Auf die Aufforderung Josephs setzten wir uns im Kreis um das schwache Licht.

Wir nahmen voneinander wenig mehr als das Schimmern der Augäpfel und einige vom zuckenden Schein des Lichts verzerrte Falten wahr.

Wollte uns unser Begleiter zum Gebet auffordern? Mein Körper, der von den Neuigkeiten des Tages übervoll war, hatte kaum mehr die Kraft dazu. Ich wollte nichts als mich gegen Simon lehnen und die Augen schließen, doch gibt es Stunden, die zu schön sind, als daß wir der Hülle unserer Seele die Freiheit lassen würden, ihr eigenes Gesetz zu erzwingen. Es gibt Stunden, die zu lichtvoll sind, als daß man sie einfach verstreichen lassen könnte.

Joseph faßte mit der Hand in einen Beutel, den er an seinem Gürtel befestigt hatte, und holte ein Pulver heraus, das er rasch in einem Kreis um die Lampe ausstreute.

»Ich muß euch noch von Ei A Wallach erzählen«, sagte er mit kraftvoller Stimme, während er diese Geste ausführte. »Das heißt, ich muß euch von jenem Menschen erzählen, jenem ›Sohn der Adern der Erde‹, der über die umliegenden Länder und Sümpfe herrscht. Während der Zeit, die ich an seiner Seite weilte, entwickelte sich eine tiefe Freundschaft zwischen uns. Diese Freundschaft ließ bald in mir den Gedanken aufkommen, daß man aus seinem Land eine Botschaft des Wortes des Kristos machen müsse.

Die Willenskraft, die Klarheit des Geistes, die dieser neue Weggefährte immer wieder an den Tag legte, bekräftigten mich in diesem Entschluß. Bei mir alleine liegt die Verantwortung für dasjenige, wovon ich euch jetzt berichten möchte. Ich weiß nicht, ob der Meister durch mich gewirkt hat, ob diese Eingebung von ihm herrührte, doch wage ich es zu hoffen, denn die Gewißheit, daß meine Entscheidung wohlbegründet und notwendig war, hat mich niemals verlassen.«

»Du willst sagen, daß du nicht gemäß einer ganz bestimmten Forderung unseres Bruders Jeshua gehandelt hast?« fragte Zachäus.

»So ist es, und dies gilt für alles, was ich euch jetzt sagen möchte. Ihr wißt, daß unser Bruder uns eine Schatzkammer hinterlassen hat, zu deren Perlen die Verantwortung und der freie Wille gehören. Als er den Wunsch äußerte, daß einige von uns in ferne Länder gehen sollten, gab er uns kein anderes Gebot mit als dasjenige, die Liebe weiterzutragen, nicht die seinige, sondern die absolute Liebe. Er hat uns kein Dogma vermacht, das wir überall verbreiten sollten, wohin wir gehen würden. Das Dogma stammt immer nur von der kleinen Stimme des Menschen, von ihrer sterblichen Hülle. Was er über uns ausdrücken wollte, ist die große Stimme des Geistes, die den Geist und nicht seine äußere Erscheinungsform erweckt.

Ihr müßt begreifen, daß diese Kraft sich durch das innere Hören und durch ihren Gebrauch in Ausübung der Freiheit manifestiert.

Der Mensch kann nicht zum wahren Menschen werden, wenn er nur mit demjenigen wachsen möchte, was man fertig vor ihn hinstellt. Er wird zu sich selbst und findet seinen Platz in den Gefilden des Vaters, wenn er seine eigene Nahrung anpflanzt und aufnimmt; Voraussetzung hierfür ist freilich, daß sein Wollen ein Bildnis des Wollens der Schöpfung ist, daß sein Wollen dessen Abspiegelung und rechte Fortsetzung ist.

Ich bin also, meine Brüder, nach einer langen Nacht des Gebetes zu der Gewißheit gelangt, daß man, wenn man kein Dogma weitergeben soll, vielleicht Strukturen mitteilen kann. Das Universum des Namenlosen ist die Negation des Chaos. All die großen Aufschwünge des Bewußtseins, die wir in Gegenwart des Meisters erleben durften, haben uns dies bewiesen, wenn es erforderlich war!

Wenn ich von Strukturen spreche, meine ich Strukturen für eine bestimmte Zeit, vielleicht die Zeit, die das Werden, Atmen und Vergehen einer Zivilisation beansprucht, die Zeit, die es dauert, bis sie dasjenige akzeptiert, was den Menschen zu einem bestimmten Zeitpunkt ihrer Erweckung fehlt.

Ich weiß, das diese Dinge euch verwirren; es sind Begriffe, die der übergroßen Mehrzahl der Seelen dieser Welt fremd sind. Ich spreche von Völkern, wie wenn ich von einem Wesen und seinem Fortschreiten sprechen würde. Und doch, ist es nicht so? Alles funktioniert nach dem Bildnis des Großen Ganzen. Es sind die gleichen Gesetze, die den Staub und die Sonne dem letzten Ziel entgegentreiben.

So habe ich also vor einigen Monden den ›Sohn der Adern der Erde‹ gebeten, diejenigen Männer um sich zu scharen, denen er mehr als nur einfaches Vertrauen entgegenbrachte.

Ich sagte ihm folgendes, und ich hoffe, so meine Aufgabe erfüllt zu haben: ›Sammle diejenigen aus deinem Volk um dich, die fähig sind, das Ideal des Kristos bestmöglich in sich aufzunehmen, Leute, deren Augen bis zu den Sternen vorzudringen vermögen, aber auch Männer, deren Wurzeln tief in die Erde reichen. Sie sollen die Stammväter eines neuen Menschengeschlechts sein, das auf unermeßlich weiten Gebieten entstehen soll.

Doch wähle sie nicht wirklich aus. Lasse sie sich selbst auswählen, denn so ist die Ordnung der Welt seit allen Zeiten. Es gibt keine auserwählten Seelen; es gibt nur Seelen, die den Mut haben, sich selbst auszuerwählen!

Sprich die Aufforderung aus, indem du das Wort des Kristos verkündigst; warte dann das Wirken der Zeit ab, die alle Willigen prüfen wird, die sich melden werden. Ich will dir sagen, was mich im tiefsten Herzen bewegt. Es scheint mir unbedingt notwendig, von hier aus eine Bruderschaft von Menschen zu bilden, die fähig sind, durch ihre Gegenwart so zu wirken, daß man die Gesetze der Liebe und der Toleranz achten wird.

Die Menschen aller Länder und Gegenden, die ich bereist habe, bevor ich hierher kam, sind roh, zu roh, und wenn ihre Priester das Licht sehen können, sind sie zu gelehrt, zu weit von der schlichten Sprache entfernt, deren das Herz bedarf.

Diejenigen, die zu dir kommen werden, müssen in ihrem Äußeren allen Menschen deines Landes ähneln. Ob sie Schwert und Metall tragen, spielt keine Rolle, wenn das Schwert und das Metall noch Sicherheit geben und Achtung schaffen. Doch sollen sie geloben, daß sie niemals, wirklich niemals die Klinge zücken, wenn es nicht die äußerste Not gebietet. Hierfür kann ich mir im Grunde meines Gewissens nur zwei Gründe vorstellen: die Verteidigung der Unterdrückten, und den äußersten Schutz des eigenen Lebens. Sie müssen sich vor allen Dingen in den Tiefen ihres Herzens als Priester des Kristos fühlen!

Damit dies geschehen kann, soll diese Bruderschaft besitzlos sein wie jene Menschen von Essania, die den Meister begleiteten.

Hört mir gut zu, Zachäus, Miriam, Simon. Über vierzig Männer meldeten sich im Laufe der Tage, um eine solche Aufgabe zu erfüllen. Von diesen vierzig blieben schließlich unter dem Druck des Stolzes, der Machtgier, der Begierde oder der Schwäche nur elf übrig.«

Angesichts all dessen, was diese Worte Josephs eigentlich beinhalteten, richtete ich mich auf, und eine Frage brannte mir auf den Lippen.

»Sollen wir dies so verstehen, Joseph, daß du die Schaffung einer Bruderschaft von Priester-Kriegern angeregt hast?«

»Nein, Miriam, und auch ihr, meine Freunde, versteht meine Worte nicht in diesem Sinne.

Es handelt sich zwar um eine Bruderschaft von Priestern, doch gewiß nicht um eine solche von Kriegern. Priester müssen sie im ursprünglichen Sinne des Wortes sein; gemäß der Aufgabe, die ihnen gegeben ist, müssen sie als Brücke zwischen dem vom Meister geoffenbarten Licht und der Schwere unserer Erde dienen, müssen sie unaufhörlich an das Heilige gemahnen, das sich hinter allen Dingen verbirgt. Krieger aber, Miriam, können sie nicht sein, denn es gibt keinen Krieg zu führen und es kann keinen Krieg geben, wenn es um die Kraft geht, mit deren Weitergabe wir beauftragt sind. Es gibt nur Ungerechtigkeiten, die zu vermeiden sind, und Menschen, die man schützen muß.

Wenn also diese Männer das Schwert zücken, muß dies ohne Haß und ohne das fressende Feuer der Aggression geschehen.

Erinnere dich daran, daß der Meister mit einer Peitsche in der Hand die Wechsler aus dem Tempel vertrieb und ihre Tische umstürzte!

Gewalt ist nicht immer Brutalität, und Zorn muß nicht immer mit Haß verbunden sein!

Der wirkliche Weise weiß, daß er die Sprache derer benutzen muß, an die er sich wendet. Es gibt noch Seelen, die wie Granit an der Oberfläche unseres Bodens sind, und diese Seelen vertragen es nicht, wenn man in milden Tönen zu ihnen spricht ...«

Joseph hielt plötzlich inne, und wir alle hielten den Atem an. Draußen, unten im Dorf, hatten die Hunde zu bellen begonnen.

Zachäus öffnete die windschiefe Tür unserer Unterkunft, und wir lauschten gespannt. In den Lärm des anschwellenden Gebells schien sich nun auch das Trappeln von Pferdehufen zu mischen.

Unser Gastgeber erhob sich jetzt und stürzte in offenbarer Unruhe wortlos nach draußen. Unfähig zu begreifen, was vor sich ging, traten auch wir wortlos hinaus. Die Nacht war noch klar, und wir erkannten sofort seine Gestalt an der Mauer bei den Lorbeerbäumen.

»Seid still«, sagte er, wie wenn er alle unsere zurückgehaltenen Fragen gelesen hätte. Während er diese Worte mit gedämpfter Stimme sprach, bohrte sich sein Blick in die Finsternis, dorthin, wo man mit Mühe einige Dächer erkennen konnte.

Die Hunde bellten immer noch, und man vernahm das Geräusch von Pferden...

»Es sind sicher ein gutes Dutzend«, flüsterte Zachäus. »Das letzte Mal, als ich dies mitten in der Nacht hörte, war es eine Bande Plünderer. Wir konnten nichts tun; sie brannten viele Häuser nieder, und sie ließen einige Tote zurück.«

»Vielleicht sind es Römer?«

»Sie kommen kaum einmal hierher, und gewiß nicht um diese Zeit... Niemand wagt es, mitten in der Nacht unterwegs zu sein!« Wir blieben so unbeweglich eine ganze Weile stehen, ohne dem Gesagten etwas hinzuzufügen. Was sollten wir tun? Das Schwert zücken, wie es jene Männer getan hätten, von denen uns Joseph soeben berichtet hatte? Ich sagte mir, daß Simon, Levi und Ischariot[1] einst ebenso gehandelt hatten. Sie waren häufig bewaffnet und manchmal den Zeloten sehr nahe. In solchen Augenblicken der Spannung konnte ich sie beinahe verstehen!

Unten in den Straßen gab es immer noch kein Licht, kein Rufen, niemanden, der eine Fackel schwang. Wider alles Erwarten beruhigten sich schließlich die Hunde, und es drang nur noch ein gelegentliches Wiehern zu uns herauf, vom Echo vervielfältigt, das aus den Bergen widerklang.

»Morgen werden wir die Antwort wissen«, sagte Simon; »wenn es etwas Schlimmes gewesen wäre, würden wir es schon wissen.«

Wir mußten beinahe lachen, und da wir uns einig waren, daß er Recht hatte, gingen wir mit gelassenen Schritten zur Hütte des Zachäus zurück. Die kleine Flamme, die stark nach schwerem Öl roch, war noch da, friedlich schwankend, in der Mitte des Raums.

Joseph nahm sofort seine Erzählung wieder auf, und wenn darüber auch die ganze Nacht hinging, so waren diese Stunden doch zu köstlich, zu sehr von der Gegenwart des Meisters erfüllt, als daß wir sie hätten missen wollen.

»Außer dem ›Sohn der Adern der Erde‹ haben also elf das Gelöbnis der Bruderschaft abgelegt«, fuhr unser Gefährte fort. »Symbole sind Wesen aus einer anderen Welt, die wir manchmal um Hilfe bitten können, wobei die Formen ihre Verbündeten sein müssen. Ich habe also alle diese Männer gebeten, daß sie sich regelmäßig um eine viereckige Steintafel versammeln sollen. Einige wußten von der Existenz dieses Tisches am Ende eines unterirdischen Labyrinths in der Nähe von Ei A Wallach.

---

[1] Petrus, Matthäus und Judas.

Dort werden sie die Errichtung ihres Reichs organisieren und alle Beschlüsse nach Maßgabe des Gleichgewichts fällen. Ich habe ihnen gesagt, daß das Steinviereck eine stabile Grundlage für alle Angelegenheiten ist, aber daß sich dieses Viereck eines Tages zu einem Kreis runden muß, um auf es die Flüssigkeit des Himmelsgewölbes herabzurufen, damit ein Wasser zwischen der Erde und den Sternen fließen kann.

Ich stellte indes fest, daß ihnen ein Barde die Dinge schon in ganz ähnlicher Weise auseinandergelegt hatte, und daß ihnen der Weg, den ich ihnen vorgeschlagen hatte, schon zur Hälfte vorgezeichnet war. Aber seht, meine Brüder, so wie es uns Kristos in unser Gedächtnis gemeißelt hat, so habe ich sie darauf hingewiesen, daß sie mit ihrem König Zwölfe seien und daß das Licht der Zwölf, wenn es in sich eine Errungenschaft und eine Vervollkommnung trägt, auch einen Tod erzeugt, die Notwendigkeit eines Übergangs und einer Verwandlung!

Heute ist mein Herz glücklich, denn derjenige, den ich ›den Sohn der Adern der Erde‹ nenne, kam eines Tages selbst zu mir, um mir die Entscheidung zu verkünden, die er fällen wollte.

›Ich werde am Tisch einen dreizehnten Platz schaffen‹, sagte er, ›aber ich glaube, daß dieser Platz lange Zeit leer bleiben wird. Er kann wohl nur von einem Menschen eingenommen werden, dessen Herz der Schale ähnlich ist, die du unaufhörlich bei dir trägst. Wenn es diesen Menschen gibt, wird er dieses Reich zur Begegnung mit der Substanz des Awen führen. Ich glaube nicht, daß ich dies selbst eines Tages erleben werde, doch wird uns dieser Sitz an unser Warten gemahnen, an unsere Hoffnung und an unser Ideal. Es ist gut, daß ein Gegenstand manchmal zu uns spricht, denn unser Gedächtnis und unser Wille sind so schwach ...‹

Diese Worte überzeugten mich, daß alles gut war, und ich fügte folgendes hinzu:

›Wenn eines Tages jemand diesen Platz einnehmen wird, dann sage dir, daß sein Kommen ohne Zweifel von euch selbst erzeugt worden ist. Dies wird auch der Beweis dafür sein, daß eure Liebe stark genug war, um einen Gedanken zu erzeugen, der in dieser Welt wirken konnte.‹«

Die kleine Öllampe des Zachäus verbreitete ihren letzten Schein. Sie erstarb schließlich in einer tiefen Stille, während unser Gefährte seine Hand auf diejenige Josephs legte.

»Sage uns, was du mit dieser steinernen Schale zu tun gedenkst?«

Es herrschte undurchdringliche Dunkelheit, und es war, als ob diese Finsternis selbst, von einem geheimen Willen durchdrungen, die Antwort auf die Frage des Zachäus hinauszögern würde.

»Seht, ihre wirkliche Bestimmung ist mir selbst noch nicht klar. Ich weiß nur, daß ich überall, wohin ich gehe, etwas mit mir trage, das nicht menschlich ist, nicht menschlich in dem Sinne, wie wir es verstehen. Ich weiß auch, daß das Denken des Kristos nach wie vor seine dynamisierende Kraft erhält. Dies ist der Grund, warum sein Strahlen die Seele nicht nur eines einzigen Menschen erschüttern kann. Es ist ein Spiegel, ein wunderschöner Spiegel. Es ist wie das Wasser eines Sees, in dem wir nebeneinander das Bild desjenigen sehen, was wir bleiben möchten, und desjenigen, was wir im Grunde sind: reine Liebe im Herzen des Vaters. Es ist ein Bild, das manchmal schwer zu ertragen ist und am Gebäude unserer liebgewordenen Vorstellungen rüttelt. Es ist eine Fackel, die nicht nur alle Ausscheidungen unserer Seele in ein helles Licht taucht, sondern auch alles, was wir so gerne von uns selber glauben, und ein letzter Wall der Eitelkeit ist.

O meine Brüder, glaubt vor allem nicht, daß unsere kleine Lampe soeben nur deshalb erloschen ist, weil das Öl ausgegangen ist. Es gibt immer einen Atemhauch, den wir nicht sehen können!«

Wir hörten, wie sich Joseph bewegte und sich dann zum anderen Ende des Raums tastete. Niemand wagte seinen Worten irgend etwas hinzuzufügen. Man vernahm unter unserem Dach nichts mehr als das Verrücken einiger Gegenstände und das Aneinanderreiben von Stoff.

Draußen heulte in der Ferne lange ein Käuzchen, und es klang, als ob es sich mit seinem Echo unterhielte.

»Hier ist sie«, sagte Joseph leise, indem er sich wieder zu uns setzte.

Ich fühlte, wie Simon meine Hand nahm, und ich erinnere mich noch, daß ich wünschte, daß diese Nacht nie enden möge; sie hatte eine so magische Kraft hervorgebracht, eine so klare Liebe, für die es keinen Namen gibt. Man weiß nur, daß es sie gibt, wenn man erlebt hat, wie sie wie ein Auge im eigenen Inneren aufschlägt.

»Hier ist sie ... Wir brauchen sie nicht zu sehen. Es genügt zu wissen, daß sie da ist, mitten unter uns. Es ist nicht einfach ein bearbeitetes Stück Stein, sondern ...«

Wir begriffen, daß Joseph eine große Bewegung am Sprechen hinderte, und er sagte lange Zeit nichts mehr.

»Auch ich betrachte sie seit langem nicht mehr. Ich wage es nicht ... Sie ruft so viele Dinge in mir wach ...«

Die Stimme unseres Gefährten verklang in der Dunkelheit des Raums. Sie ließ uns plötzlich mit uns selber und dieser Gegenwart allein. Ich wollte mir dieses Gegenwärtige nicht mehr einfach nur vorstellen, sondern sie visualisieren, jene kleine Steinschale, die in ein viereckiges Leinentuch eingehüllt war, jenes köstliche Behältnis, das alle Freude des Meisters in sich barg!

Die Zeit verrann. Ich fühlte bald, wie meine Schläfen zu pochen begannen, und mein ganzes Wesen wurde zu einer Trommel. Ich war wie ein gespanntes Fell, gegen das die Pilger am Eingang des Tempels von Heliopolis schlugen. Die Landschaften des Roten Landes und die trockenen Hügel Judäas begannen an mir vorüberzuziehen, und jeder ihrer Steine schien auf meine Seele einhämmern zu wollen.

Ich wußte nicht mehr, wo ich war. Alles hatte sich plötzlich so verändert. Wo waren meine Beine, meine Hände? Das Leben war aus ihnen gewichen, es gab nichts mehr als eine große Leere! Doch welch ein Friede, welch ein Friede unter der wogenden Oberfläche der Seele! Ich mußte auf ihn zugehen, ihn ergreifen, mit Händen fassen! Plötzlich sah ich wie von einem Blitz erhellt einen großen Schleier vor mir, der zerrissen und weggenommen wurde.

Ich befand mich in einem großen, ganz weißen Raum von solcher Klarheit und solcher Lichterfülltheit, daß seine Wände wie durchscheinend erschienen. Zwei Säulenreihen ragten mächtig zu einer so hohen Decke auf, daß ich sie kaum mehr wahrnehmen konnte.

»Miriam ...«

Eine Stimme drang in mein Innerstes, so lebendig und klar wie ein Bergbach.

»Miriam ...«

Ich nahm wenige Schritte vor mir eine Gestalt von solcher Makellosigkeit wahr, daß sie aus dem Stoff des Orts selbst hervorgegangen zu sein schien.

»Miriam ...«, wiederholte die Stimme, die jetzt eine Woge von Erinnerungen in mir wachrief.

Ich ging auf die Gestalt zu, und ich wußte, daß nur sie es sein konnte! Ich erblickte ihr Gesicht, ihre Hände, ihre bloßen Füße, die den Boden kaum zu berühren schienen ... Die Mutter des Meisters!

»Es ist sein Herz, das du vor ihr hast, Miriam ... Derjenige, dem ich fleischliche Gestalt gegeben habe, ist mein Bruder und mein Gemahl im Geiste vor dem Ewigen. Empfange die Gegenwart dieses Kelchs, wie du den Strom der Liebe annimmst, der aus seinem Herzen strömt. Er ist die Essenz seines Wesens, die bei euch bleibt. Er ist Form und Symbol, denn er selbst ist Form und Symbol, weil auch ihr die Form und das Symbol gestalten müßt, den Stoff und den göttlichen Gedanken, der ihn hervorgebracht hat.

Sieh diesen hohlen Stein, Miriam, am Grunde deines Wesens. Er ist eigentlich an der Quelle all derjenigen vorhanden, die ihre Existenz nicht mehr nur träumen. Das Herz ist ein Kelch. Mein Bruder, der Kristos, wird an dem Tag wieder unter euch sein, an dem Hunderte von Millionen von Menschen dies verstanden haben werden. Dies wird der Tag sein, an dem die Menschheit jenseits all ihrer Unterschiedlichkeit nur mehr *ein* Wille sein wird, ein einziges Herz, das wie ein Behältnis sein wird.

Man muß rufen, um gehört zu werden, Miriam... Und man muß auch seine Hälfte des Weges gehen.

Atme jetzt den Duft ein, den dieser Kelch verströmt, und ich sage bewußt Duft, denn es ist nicht der Geruch von Blut. Es gab nie Blut zu trinken, und es gab kein Opfer. Alles ist in Liebe geschehen, und die Liebe ist nur eine Angelegenheit des Schenkens und der Freude. Das Opfer ist eine Mortifikation, eine Frustration. Der Kelch des Kristos ist das Umgekehrte eines solchen Opfers: er ist die umfassende Offenbarung der Liebes- und Lebensfähigkeit des Menschen, der sich wiedergefunden hat.

Ich sehe, daß manche die Erde und ihre Felsen umwühlen, um sie sich untertan zu machen. Begännen sie doch, sich selbst umzuwühlen! Kehrten sie doch dahin zurück, von woher sie kommen, und sie würden sehen, daß die Erde sie schon erwartet. Man könnte so viel sagen, Miriam, doch ist es im Grunde so einfach zu verstehen...«

Es gab plötzlich ein furchtbares Krachen in mir, und ich hatte den unerträglichen Eindruck, in meinen Körper wie auf den Boden eines Abgrunds zu stürzen. Ich war wieder in völliger Dunkelheit, mit gespanntem Nacken, meine Hand in derjenigen Simons, und von draußen vernahm man eine rauhe Stimme.

»Joseph, Joseph!«

Wir alle sprangen auf und sahen in einem flüchtigen Augenblick, wie unser Gefährte eilig seinen kostbaren Besitz verbarg.

Joseph murmelte einige unverständliche Worte; dann sagte er, nachdem er plötzlich neue Kräfte geschöpft zu haben schien:

»Ich kenne diese Stimme!«

Wir bewegten uns noch immer nicht. Draußen vernahmen wir das Geräusch hastender Schritte. Joseph erhob sich nun, drehte die Tür unserer Hütte in ihren Angeln und ging nach draußen. Das fahle Licht des Mondes, das unsere Körper übergoß, war fast wie eine Aggression. Wir vernahmen Ausrufe der Überraschung, der Freude oder des Erschreckens, wir wußten es nicht recht, doch rissen sie uns aus unserer Erstarrung.

Wir sahen Joseph bei vier oder fünf Gestalten stehen, unter ihnen die hochgewachsene und offenbar sehr strenge eines Priesters von Kal. Zunächst vernahm ich nur einige Begrüßungsworte, unterbrochen von eilig ausgetauschten Mitteilungen. In einigem Abstand von ihnen betrachtete ein untersetzter Mann in schwarzen Hosen das Schauspiel mit großen Augen; er war aus dem Dorf und hielt eine Fackel, die ein zuckendes Licht verbreitete.

Wir waren rasch bekanntgemacht. Unsere Besucher kamen aus dem Norden, aus einer Gegend, in der sich Joseph einige Zeit aufgehalten hatte, bevor er nach Ei A Wallach weiterzog. Es gab dort, wie einer von ihnen Simon erläuterte, einen gewaltigen Felsen[1], der sich inmitten eines tiefen Waldes erhob.

In einiger Entfernung davon dehnte sich über Meilen und Meilen endloses Sumpfland, in dem sich das Land mit Sand und der Sand mit Salzwasser mischte.

Auf diesem Felsen hatte man einen Tempel aus Aufrechtsteinen errichtet, wo man ständig ein riesiges Feuer unterhielt. Nach einer alten Überlieferung war hier in alten Zeiten ein Lichtwesen herabgestiegen, und dieses hatte der Welt das Gleichgewicht ihrer Formen gegeben.

Joseph wandte sich nun zu uns, den Blick voller Besorgnis.

»Ich werde sofort aufbrechen, sobald es Tag geworden ist. Freilich verlangen mein Körper und meine Seele danach, an eurer Seite auszuruhen... Meine Schwester hat diese Männer geschickt. Etwa ein Jahr nach unserer Ankunft im Lande Kal suchte sie mich an einem bestimmten Ort auf. Ich hatte schon seit langem geahnt, daß dies notwendig werden würde. Sie mußte aus unserem Land fliehen. In unserer Heimat machen die Befehle aus Rom das Leben für die unseren immer schwieriger. Es ist die Rede von Blutbädern, doch weiß ich hierüber nichts Genaues.

Nun ist sie auch hier im Norden in Gefahr, wie diese Männer mir berichten. Es soll dem römischen Befehlshaber gelungen sein, die Bevölkerung gegen sie und ihre beiden Söhne aufzubringen, die sie begleiten.«

Der Priester, der sein helles Haar außerordentlich lang trug, gab nun seine Zurückhaltung auf und trat zu Joseph, um sich am Gespräch zu beteiligen. Mein Blick wurde von seinem Brustschild aus goldgelbem Metall angezogen, auf dem so etwas wie ein zweischneidiges Beil über einem Kreis zu erkennen war. Es war ein magerer, offenbar noch junger Mann. Seine Stimme

---

[1] Der heutige Mont Saint-Michel.

hatte indes die Reife des Alters. Es war zweifellos die Stimme eines Menschen, der an Entsagungen und intensive Begegnungen mit sich selbst gewöhnt war. Es war ein Mensch, der bis aufs Blut gelitten haben mußte, der sich aber nicht von den Wogen der Bitterkeit hatte fortreißen lassen. Dafür sprach zu viel Güte und Bescheidenheit aus seinen Augen.

Als er auf uns zuging, schloß ihn Joseph nach der Sitte unseres Volkes fest in seine Arme.

»Seht hier meinen Bruder«, sagte er, »auch er ist einer meiner Brüder! Die Männer, die ihn begleiten, helfen ihm, ein geheimes Verbindungsnetz aufzubauen, das ein Dorf mit dem anderen, einen Landstrich mit dem anderen verbindet. Dies wird die Ausbreitung des Denkens des Meisters erleichtern, aber auch den Weg derjenigen, die es weitertragen!

Unser Ziel ist es, ein gewaltiges Netz zu schaffen, das bisher unsichtbar ist, aber von Tausenden von Seelen geknüpft wird, die einander helfen.«

Der Druide begann zu lächeln, als er diese Worte hörte. Er schien nach Worten zu suchen und ließ sich schließlich in einer Sprache vernehmen, die uns rauh erschien und die uns Joseph übersetzen mußte.

»Lange Zeit, bevor wir uns begegneten, wurde ich von einem Barden mit Namen Myrdrinn unterwiesen. Auch er hatte viele Länder bereist. Bei unserer letzten Begegnung sagte er mir:

›Seit etwa vierzig Jahren sprechen die Sterne zu mir, und nachdem ich ihnen sorgfältig gelauscht hatte, habe ich verstanden, daß Tausende von Seelen derselben Familie in diesen Tagen aus demselben Grund, mit demselben Ziel einen Leib angenommen haben.‹

Heute weiß ich, warum ich diese Worte mehr als andere im Gedächtnis behalten habe.

»Ich habe mich nun mit meinen Begleitern mit all der Kraft meines Herzens entschlossen, alles zu tun, um die Mitglieder dieser Familie zusammenzuführen. Ich glaube endlich auch verstanden zu haben, daß diese Familie keine Art Bruderschaft bleiben darf, die sich im Verborgenen zusammenfindet und in ihrer eigenen Sprache spricht, die nur sie selbst versteht!«

»Ja«, pflichtete ihm Joseph bei, »wenn nun die Stunde gekommen ist, uns aller unserer Begegnungen zu erinnern und aller Gelöbnisse, die wir ausgetauscht haben, dürfen wir nicht glauben, daß wir eine neue Bruderschaft begründen, die Bruderschaft des Kristos. Ich sage euch, sie hat seit allen Zeiten bestanden, und jegliche Form von Leben ist mit ihr verbunden, auch wenn man es noch so sehr vergessen hat.«

Ich weiß nicht mehr, wie dieses Gespräch endete, noch, wie lange wir noch draußen unter den Sternen zwischen dem Schrei des Käuzchens und dem Knistern der Flamme weilten. Ich erinnere mich nur an einen lauen Wind, der uns den Schutz des Felsens aufsuchen ließ, und auch an das Heu, das wir auf dem Boden ausbreiteten, um uns dort zur Ruhe zu betten. Und vor allem erinnere ich mich noch, wie hinter meinen bleischweren Lidern die Mutter des Meisters gegenwärtig war, deren Stimme ich in all der Aufregung immer noch in der Mitte meiner Stirn vernahm.

»Man könnte so viel sagen, Miriam, doch ist in Wirklichkeit alles so einfach zu begreifen ...«

# X. Rote Schwerter an weißen Gewändern

Joseph aus der Familie Arimathia verließ uns so, wie er es angekündigt hatte, ebenso plötzlich, wie er gekommen war.

Einige Tage später verließen auch wir die Behausungen des »Großen Risses«. Unser Platz war dort nicht mehr. Wir durften uns nicht zu sehr an diese sonnendurchglühten Felsen klammern, noch durften wir uns zu sehr der süßen Geborgenheit bei Zachäus und seinen Gefährten hingeben.

Vielleicht würde unser Bruder seine Tage unter ihnen beschließen... vielleicht! Eine Stimme in meinem Innern sagte mir, daß ich ihn nie wiedersehen würde.

Doch wir trugen einen schlafenden Vulkan in unserem Herzen, und dies spielte keine Rolle. Wir mußten jetzt einfach gehen. Es waren plötzlich wieder alle Wege offen.

Simon wollte wieder in die Länder des Südens gehen. Es war ihm von ihnen ein bitterer Nachgeschmack geblieben, und er konnte sich nicht vorstellen, daß er dort nicht endlich denjenigen finden würde, für den die kostbare Bürde seiner Schriftrollen bestimmt war.

»Sie brennen mir manchmal an der Seite«, sagte er, als wir alleine waren. »Ich begreife die Tragweite dieser Schriften noch nicht, aber ich sehe sie als das Glied einer großen Kette, die über uns hinausreicht und uns mit fernen Äonen verbindet.«

Als wir uns auf den Weg über die großen Hochebenen und weiter durch dichte Wälder machten und die Natur uns wieder aufnahm, waren wir ganz in Weiß gewandet: Als sich die Kunde von unserer Abreise verbreitete, hatten die Freunde aus dem Dorf jedem von uns ein weites Gewand von makelloser Weiße geschenkt. Am Tage unseres Aufbruchs streiften wir sie bewegt, aber ich glaube auch ohne Stolz über. In diesem Augenblick verstand ich, warum man sie uns gegeben hatte.

In diesem Herbst, der seinen ockerfarbenen Mantel über die Natur breitete, wanderten wir ganze Tage unter hohen Farnwedeln, unter Kiefern und Kastanienbäumen. Jeden Abend, wenn unsere Schritte langsamer wurden, folgten wir mit frohem Blick dem Bogen der Sonne, der die Hügel in rötliches Licht tauchte. Zu der Stunde, als sie sich hinter die Gipfel der Bäume senkte, wurde ein alter Ritus aus Essania in uns wach, und ein tiefes

Glück erfüllte uns, als wir uns mit dem Gesicht zur Sonne auf den Boden legten, die Augen ihren letzten Strahlen zugewandt. Dies war unsere Art, unsere eigene Glut lebendig zu halten und uns mit dieser Kraft zu verbinden, die es uns erlaubt hatte, bis hierher zu wandern.

An diesen langen Tagen, die wir im Angesicht unser selbst zubrachten, wurde uns die Zeit nicht lang; das schweigende Wandern unserer beiden Gestalten wurde regelmäßig unterbrochen durch die Begegnung mit Wildschweinen oder Herden großer Hirsche, die vor uns flohen.

Eines Abends, nachdem wir die Einladung einer Gruppe von Jägern und ihren Frauen abgelehnt hatten, erblickten wir ein Rudel von zehn oder zwölf eigenartigen Tieren mit gesenktem Kopf und mächtigem Rumpf. Sie ähnelten großen Hunden, und sie begleiteten uns zum Rand des Waldes. Dies mußten jene Wölfe sein, von denen man uns erzählt hatte, die wir aber noch nie gesehen hatten. Ich erinnere mich, wie ich mich dabei überraschte, daß ich spontan in der Stille meines Herzens mit ihnen sprach.

Ich ging hinter Simon. Das versengte Gras war noch hoch, und wir bahnten uns mit großen Schritten einen Weg hindurch, indem wir immer wieder in Ausrufe wegen des davonstiebenden Blütenstaubs ausbrachen. Indes wandte ich den Blick nicht von diesen Tieren; seltsamerweise empfand ich keinerlei Furcht, und ohne nachzudenken nannte ich sie »meine Brüder«, und ich begann, sie ein wenig als Pilger zu betrachten. Und sie waren doch zweifellos Pilger! Verdient der einen anderen Namen, ob Tier oder Mensch, der ganz in seinem Leben steht, nicht in die Zukunft versenkt, noch die Vergangenheit widerkäuend, sondern bis in seine Haarspitzen inkarniert, gegenwärtig in der Genauigkeit seiner Gesten, in der Orientierung seines Herzens zentriert?

Ich mußte sie einfach gernhaben, diese seltsamen Pilger, Zeugen eines anderen Lebens, eines anderen Bewußtseins, die dennoch *das* Leben waren, *das* Bewußtsein, das nicht weniger wahr war als das unsere.

Könnte es sein, daß der Mensch sich eines Tages an die Zeitalter erinnert, in denen seine Seele wie diejenige des Tiers atmete, wie diejenige der Pflanze und schließlich des Steins?

»Aber nein, dies sind keine Fabeln«, hatte Zerah der kleinen Miriam gesagt. »Glaubst du, daß der Mensch zu allen Zeiten Mensch ist? Nur das Leben ist immer das Leben. Die Liebe ist in alle Ewigkeit die Liebe, aber der Mensch, den du siehst und der in diesem Augenblick zu dir spricht, nennt sich nur für eine kurze Weile Mensch. Er muß eine andere Form annehmen; dies deshalb, weil das Leben ein Gedanke ist und weil ein Gedanke wächst, jetzt und immer wächst und es nichts gibt, das zu gering, zu unbedeutend wäre, daß nicht das Leben in ihm wohnen und es zum Wachsen bringen würde.

Dieses Leben nun, Miriam, ist vor allem ein Bewußtsein, es ist *das* Bewußtsein. Du kannst es das »Namenlose« oder »Ewige« nennen, oder ihm überhaupt keinen Namen geben; es spielt überhaupt keine Rolle. Das einzige, worauf es ankommt, ist, daß man es achtet und zu verstehen versucht, warum man überall ein wenig in ihm lebt.

Und mit überall meine ich wirklich überall!«

Es war nicht einfach, den Blick dieser Geschöpfe des Waldrandes aufzufangen. Als es jedoch in einem Augenblick der Offenbarung geschah, erkannte ich, daß Zerah die Wahrheit gesagt hatte. Woher konnte diese Flamme in einem Auge kommen? Von dort, wo die Erde zu Ende war? Aus dem großen Grund des Universums? Es gab aber keinen Grund! Sie war vom selben Impuls getragen, der mich atmen ließ. Und es schien mir, daß ich, wenn ich sie eines Tages nicht mehr lieben würde, oder wenn ich mich zwingen müßte, sie zu lieben, meine eigene Quelle verleugnen würde.

Wie leicht überschlägt man doch eine Seite im Großen Buch des Lebens!

So geheimnisvoll, wie sie gekommen waren, verschwanden die Wölfe wieder mit der Unmerklichkeit aller Wesen, die ein Leib mit der Natur sind.

Manchmal war das Gebirge trocken und von rötlicher Farbe, und wir wanderten in unendlichen Heidekrautfeldern, wo sich die Pfade der Schäfer verloren. Um Obdach zu finden, suchten wir den Horizont der Ebenen nach dem Rauch von Dörfern ab, der uns doch immer floh. Bald bedeckte sich der Himmel immer mehr, und die Sterne verbargen sich immer häufiger. Wenn denn einmal Mond-Sonne einige Augenblicke hinter dem Reisig unserer notdürftigen Unterkunft aufblitzte, war es jedesmal ein Fest, eine schlichte Freude, die doch kraftvolle Erinnerungen weckte.

Wie verlassen uns dieses Land Kal erschien! So unermeßliche Weiten für so wenige Menschen, so unterschiedliche Menschen von solcher Vielfältigkeit! Warum sprach man eigentlich von einem »Land Kal«, wenn die Natur so viele Gesichter hatte und die Menschen dort fast von einer Meile zur anderen von Ihresgleichen nichts wußten?

Es mußte irgend etwas geben, das einem so schönen, aber auch so zerstreuten Ganzen diese unklare Empfindung des Einsseins gab! Waren es geheimnisvolle Adern, vorgeschriebene Wege, Dinge in einer bestimmten Weise geschehen zu lassen? Je weiter wir indes nach Süden vordrangen, desto mehr schien sich die Luft mit Blau und Weiß zu befrachten, und desto mehr glaubten wir, uns »unseren« Gestaden zu nähern.

So wanderten wir viele Wochen, ohne irgendeinen Plan als demjenigen, vertrauensvoll den Dingen entgegenzugehen, die uns erwarteten. Wir hielten uns in keinem einzigen der Weiler auf, durch die wir kamen. Eine Kraft zwang uns, immer weiter nach Süden zu gehen.

Eines Tages wurde ein blauer Streifen am fernen Horizont sichtbar. Dies war das Meer, und ihm vorgelagert ein Gewirr silbrig glänzender Flecke, die Sümpfe. Die letzten Zikaden zirpten noch im Dickicht, und lange Reihen stummer Stelzvögel zogen unter den tiefen Wolken dahin. Bald führte uns unser Weg leicht ansteigend auf einen Hügel, der teilweise mit Kiefern bedeckt war. Eine weite sandige Landschaft dehnte sich zu unseren Füßen, in der allmählich die formlosen Umrisse kleiner Pfahldörfer sichtbar wurden.

»Wenn ihr nach Nemesus wollt, müßt ihr in dieser Richtung gehen ...«

Ein Berittener hatte sich unbemerkt von hinten genähert. Erst der klare Klang seiner Stimme verriet uns seine Anwesenheit und ließ uns umsehen. Wir zuckten unwillkürlich zusammen. Es war ein Römer. Der Mann saß hoch aufgerichtet auf seinem Reittier, über dessen Mähne er kraftvoll strich. Ohne Zweifel war er schon seit dem Morgen unterwegs, denn er hatte seinen purpurnen Mantel quer über seinen Oberkörper gerollt, und das dunkle Leder seiner Kleidung war hell vom Staub.

Auf seinem Gesicht spielte ein breites Lächeln, und seine Augen funkelten. Offenbar amüsierte es ihn, daß er uns einen Schrecken eingejagt hatte.

Wir bejahten seine Frage mit einem Kopfnicken. In einem leutseligen Ton fuhr er fort:

»Dann habt ihr noch ein gutes Stück Wegs vor euch! Doch würde ich an eurer Stelle nicht längs der Küste gehen. Es gibt Ärger dort unten. Und wenn ich euch einen Rat geben darf: In eurem Aufzug würde ich schon gar nicht dorthin gehen!«

Simon ging einige Schritte auf den Römer zu:

»Wieso, was ist mit unseren Kleidern?«

»Aber, aber ... ich weiß nicht, von woher ihr kommt, doch erzählt mir nicht, daß ihr nicht wißt, was los ist!«

Unser Schweigen muß sehr beredt gewesen sein, denn der Römer setzte seinem Reittier kurz die Sporen in die Flanken und kam näher. Jetzt konnte ich sein Gesicht besser erkennen. Es war das Gesicht eines reifen Mannes mit tiefen Falten, in dem lange Märsche, Drill und Kämpfe ihre Spuren hinterlassen hatten. Es war aber auch, wie mir schien, das Gesicht eines guten Menschen von natürlicher Fröhlichkeit.

»Falls ihr es wirklich nicht wißt: Es gibt eine ganze Bande von Leuten, die euch ähnlich sehen, und die überall, wo sie auftreten, Unruhe stiften, auch in Nemesus. Sie stacheln das Volk im Namen irgendeines Gottes zum Aufstand gegen den Kaiser an, und glaubt mir, sie zögern nicht, das Schwert zu gebrauchen!«

Diese Worten trafen uns wie ein Donnerschlag.

Es erschien unmöglich, daß es mit den Unsrigen so weit gekommen sein könnte. Es mußte ein Mißverständnis vorliegen.

Doch, sagte ich mir sofort, was haben ein weißes Gewand und langes Haar zu bedeuten? Es sind sicher die Priester von Kal, die zu den Waffen gegriffen haben!

Doch der Römer fuhr fort, wie wenn er meine Gedanken gelesen hätte: »Sie sind vor über einem Jahr über das Meer gekommen; ich sage euch, daß sie euch ähnlich sehen. Ich kenne einige meiner Kameraden, die euch schon in Ketten gelegt hätten, wenn sie euch hier erblickt hätten! Ihr habt keine Waffen?«

Simon schüttelte verneinend den Kopf.

»Ich weiß nicht, was ihr wollt, doch sage ich euch, geht über die Berge, wenn ihr euren Feinden entgehen wollt. Ich grüße euch.«

Mit diesen Worten hob der Soldat mit einer knappen Geste das Kinn und nahm wieder die ganze Würde eines römischen Offiziers an. Er schlug mit einem Riemen auf den Hals seines Pferdes und führte das Tier im Trott auf dem Pfad an der Flanke des Berges an uns vorbei.

Wir standen eine ganze Weile wie versteinert. Simon fand schließlich einen großen Felsbock, auf dem er seinen Leinenbeutel ablegte und sich setzte. Eine Flut von Gedanken stürmte auf uns ein wie ein Schwarm von Fliegen. Es waren Gedanken des Zweifels, der Wut, der Empörung und der Ablehnung. Keiner von uns beiden wollte ihnen indes Ausdruck geben; wir unterhielten uns ohne Worte, in einem Schweigen, das uns kostbar zu sein schien.

Nach den langen Monaten des Friedens, die wir bei Zachäus verbracht hatten, brachen nun wieder Schmerz und Kummer hervor, und ich hatte das Bedürfnis, in mir eine alte Praxis unseres Volkes wiederzuerwecken, eine Praxis, die kein Alter hat, einen Anruf an das Große Meer der Fülle. Man mußte dabei mit der ganzen Liebe der Welt eine ganz blaue Kugel weben, blau wie das Gold der unsichtbaren Länder. Man mußte ihr über dem Kopf Gestalt verleihen und sie ganz langsam bis zur Mitte des vom Geist gebildeten Strahlenbündels absteigen lassen, zum Strahlenkranz des Hauptes, dann bis zur Mitte des Kopfs und schließlich ganz langsam bis in die Magengrube, denn wenn dort der Sitz der Furcht ist, kann auch dort das Ei der heiteren Gesinnung schlüpfen, die sich inkarnieren will.

Simon erhob sich.

»Wie auch immer, wir müssen weiter. Selbst wenn wir nur wegen dieser einzigen Begegnung und dieser Neuigkeit hierher gekommen sind, war es notwendig. Wir können die Augen nicht vor den Tatsachen verschließen.«

Mit ein wenig mehr Frieden im Herzen, das uns aber doch schwer von Fragen war, setzten wir unseren Weg fort. Wir beschlossen, bis zum nächsten Ort zu gehen, dessen Umrisse wir bereits ganz in der Nähe an einem Hang wahrnahmen, dann würden wir weitersehen. Schließlich könnten wir immer noch die Ebene meiden, wenn es notwendig sein sollte.

Wie seltsam war doch dieser Abstieg zu den Dächern aus Stein, die wir talwärts in einem kleinen Wald von Ölbäumen und Tamarisken wahrnahmen. Mußten wir einen Steinhagel fürchten, oder durften wir auf Seelen hoffen, die wie Kelche bereit zu empfangen waren?

»Aber es gibt keine Seelen, die nicht dürsten«, hatte der Meister oft gesagt. »Auch im Grunde eurer Ablehnung habt ihr alle Durst, denn wahrlich, warum hätte euch mein Vater einen Leib gegeben, wenn nicht deshalb, damit er dem Anruf eurer Seele folge?«

Unsere ersten Schritte in das Dorf ließen uns das Blut in den Adern gerinnen. Überall lagen Leichen auf dem Boden der einzigen Straße, die meisten verstümmelt. Weder Frauen noch Kinder waren verschont geblieben. Das Gemetzel mußte sich am Tag zuvor ereignet haben, denn das Blut, das die Leichen bedeckte, war schon getrocknet und im Boden versickert. Nur ein winselnder Hund trottete schnüffelnd zwischen den Häusern umher.

Übelkeit stieg in mir hoch. Mit Simon hatte ich schon einmal ein solches Blutbad gesehen. Es war lange her und beinahe in einer anderen Welt gewesen, in Genesareth.

Wir mußten eine Entscheidung treffen: entweder schnell unseren Weg fortsetzen oder noch hierbleiben, um uns zu vergewissern, daß es hier keine Hilfebedürftigen mehr gab. Im Grunde unseres Herzens gab es hier natürlich nichts zu überlegen. Es konnte keine zwei Lösungen geben. Der Blick Simons und der meinige kreuzten sich für einen Sekundenbruchteil und wir begannen, eine Tür nach der anderen zu öffnen. Im Inneren bot sich überall das gleiche gräßliche Bild, leblose Körper, die in einem unbeschreiblichen Durcheinander dahingestreckt waren. Und doch mußten wir unsere Suche fortsetzen. Plötzlich sah ich, wie Simon im Halbdunkel eines sehr niedrigen Raums, in dem Stroh gelagert war, einen Sprung zur Seite machte, wie wenn die Wand selbst ihren gierigen Rachen geöffnet hätte:

»Keine Bewegung!«

Eine tierisch heisere Stimme drang aus der Dunkelheit, die Simon verschlungen hatte.

Ich stand wie versteinert.

Etwas bewegte sich im Stroh, das ich nicht genau erkennen konnte.

Schließlich tauchte die Gestalt Simons langsam wieder auf. Jemand, der ihm ein Messer an die Kehle hielt, schob ihn aufrecht vor sich her.

Es war ein kleiner, gedrungener Mann. Er schwitzte heftig am ganzen Leib und zitterte an allen Gliedern, die zum Äußersten gespannt waren.

»Warum seid ihr wiedergekommen?« schrie er.

Simon versuchte einen Augenblick, sich loszumachen, doch der Mann, der jetzt an einer Wand lehnte, hielt ihn fest umklammert und ließ ihm kaum die Möglichkeit, einige Worte zu sagen.

»Was meinst du? Wir waren niemals hier ... Erkläre uns ...«

»Wir sind seit Wochen unterwegs ... Wir wissen nicht, was hier geschehen ist. Glaube mir, wir wollen nichts als den Frieden.«

Statt einer Antwort erhielten wir nur ein sarkastisches Lachen. Von einer Anspannung ergriffen, die immer größer wurde, schwitzte und atmete der Mann immer heftiger.

Meine Augen hatten sich inzwischen an das Halbdunkel gewöhnt und ich konnte ihn genauer erkennen. Das Gesicht des kahlköpfigen Mannes, der etwa fünfzig Jahre zählen mochte, war gerötet, seine Augen geweitet. Es sprach nichts als Angst und ein Haß aus ihm, den nichts besänftigen zu können schien.

»Du siehst, daß wir nicht bewaffnet sind«, sagte ich, meine letzten Kräfte zusammennehmend, die mich nun zu verlassen drohten. »Sage uns doch, was hier geschehen ist. Wenn wir dir nicht helfen können, werden wir wieder gehen ...«

Der Mann begann wieder zu schreien.

»Mir helfen? Wenn nicht all dieses Grauen um mich wäre, könnte ich über deine Worte nur lachen! Habt ihr gesehen, was ihr hier angerichtet habt? Ihr und die anderen, da ist kein Unterschied ... Auch wenn ihr niemals hiergewesen seid!«

Wenn nicht dieses Messer an der Kehle Simons gewesen wäre, hätte ich mich zweifellos auf den Boden fallen lassen. Der Römer hatte also Recht gehabt, wir mußten der Wahrheit ins Antlitz sehen. Wir waren also nun nicht mehr das kleine Häuflein, das versuchte, all die Liebe lebendig zu machen, die der Meister in unseren Herzen erweckt hatte.

Wenn es alle anderen vergessen hatten, was konnten dann Joseph, Zachäus, Martha, Simon, Miriam und einige andere noch tun, deren Namen wie Spreu im Wind verwehten?

War dies das Ende des Traums einer Schar vom Hochmut verblendeter Phantasten?

»Höre«, sagte Simon, indem er versuchte, seinen Atem zu beruhigen, »ich kann das nicht ganz verstehen, was du erzählst, doch wenn es die unsrigen sind, die dieses Blutbad angerichtet haben, werde ich dieses Kleid nicht mehr tragen können, das du siehst. Wenn es dein Wille ist, mir das Leben zu nehmen, so lasse mich wenigstens wissen, warum ...«

Unwillkürlich schlug ich beide Hände vor mein Gesicht, vielleicht, um einen Strom von Energie daraus zu schöpfen, die ihnen entströmte. Meine Lider schlossen sich einen Augenblick in meiner hohlen Hand, eine einzige Sekunde nur, die doch so schön war ... genug, um das Antlitz des Meisters zu erkennen, flüchtig, aber von einem solchen Frieden umstrahlt! Sein Blick war auch in diesem Augenblick, den ich niemals vergessen werde, derselbe wie derjenige, den er mir schenkte, als man ihm in den Straßen von Jerusalem das Kreuzesholz aufgeladen hatte. Dieser Blick war ein Lächeln, ein Lächeln, mit dem er etwa folgendes sagte:

»Sieh doch, Miriam, warum weinen? Der Traum, aus dem jeder Tag besteht, wird euch schließlich zum Erwachen führen, wenn ihr seinen Stoff als dasjenige begreift, was er ist: eine Chance, zu begreifen. Nein, lasse dich nicht vom Schmerz überwältigen, gehe weiter, gehe weiter ...«

Eine Woge des Friedens senkte sich nun über mich wie ein Gewand der Stille, das mir ein Lichtfinger überstreifte.

In diesem Augenblick begann ich ihn zu lieben, diesen Mann mit dem Messer. Plötzlich war er nicht mehr das drohende und haßerfüllte Wesen, das Simon in seiner Gewalt hatte, sondern ein gebrochener Mensch, der tränenlos weinte und seine Angst nur hinausschreien konnte.

Für Milliarden ähnlicher Situationen war ja Kristos zu uns gekommen. Das Glück kann niemals Gewalt hervorbringen.

»Wenn du den Arm von dir schleuderst, der nur das Schwert schwingen kann, nährst du nur ein wenig mehr seine grimmige

Gier. Liebe also. Liebe nicht aus Furcht vor dem Bösen, sondern aus Liebe zur Liebe.«

Diese Worte hatte ich einst irgendwo an den Gestaden des Galiläischen Meeres empfangen, und erst jetzt entdeckte ich sie wieder.

Irgend etwas ereignete sich jetzt zweifellos zwischen den Strahlungen unserer Körper, die sich hier austauschten. Unsere Mauern begannen abzubröckeln. Langsam ließ der Mann mit dem rötlichen Gesicht das Messer sinken, und er brach in Tränen aus. Schließlich löste sich seine krampfartige Anspannung völlig, und ich sah, wie er sich hinter die Strohgaben schleppte, dorthin, wo die Dunkelheit dichter war.

Simon ging sofort zu ihm hin, und sie blieben lange beisammen. Ich ging aus der kleinen düsteren Scheuer hinaus und suchte vergeblich draußen einen Ort, an dem sich mein Blick erholen könnte.

Der kleine Hund, den wir gesehen hatten, lief schwanzwedelnd zu mir her. Ich fühle noch, wie er sich in die Falten meines Kleides drängte. Er verlangte nur eines: seine Liebe vorbehaltlos zu geben, ohne Fragen, ohne Bedingung, und ein wenig Liebe zurückzuempfangen. Ob es wohl ebenso schön war, was ich ihm anbieten konnte?

Ich ertappte mich bei der Frage, wievielen Menschen es wohl gelänge, ihre Seele auf dem langen Weg zum Bewußtsein so schlicht und rein zu erhalten wie es diejenige dieses Tieres war?

Eines wußte ich: Die Reise von Leben zu Leben konnte nicht darin bestehen, daß man sich in Richtung einer bestimmten Sache bewegte, um etwas Bestimmtes zu erlangen; es ist eine Reise in unser Inneres, eine Wanderung durch unsere Schalen, damit wir sie schließlich abwerfen können. Auf den verschlungenen Pfaden unseres Geistes sind wir immer in der Gefahr, unglücklich zu lieben, weil es so schwierig ist, ganz schlicht zu lieben.

Der Tag war noch jung, und ich ging ein wenig aus dem Dorf hinaus, um etwas Abstand zu diesem Alptraum zu gewinnen. Unter den Tamarisken fand ich einen schönen runden Stein von rötlicher Farbe. Ich setzte mich, und der Hund sprang auf meine Knie, um sich in meinen Schoß zu kuscheln. Endlich kam auch Simon. Eine große Milde strahlte aus seinen Augen, wie wenn seine Unruhe einem Verständnis gewichen wäre, einem weiteren Hinnehmen.

»Ich konnte lange mit ihm sprechen«, sagte er, indem er mir aufhalf. »Es ist der einzige Überlebende, und er möchte allein gelassen werden. Er will selbst alle die Seinigen bestatten.

Er sagt, daß die Römer gestern hierherkamen. Alle Dörfer der Umgebung haben sich vor über sechs Monden gegen die Römer erhoben. Nun haben diese ein Exempel statuiert. Das Ergebnis sehen wir vor uns. Was freilich am schwersten wiegt, ist die Tatsache, daß es offenbar Brüder aus unserem Land sind, die die Menschen zur Rebellion aufgestachelt haben. Die Beschreibung, die er mir von ihnen gegeben hat, ist beunruhigend. Seit etwa einem Jahr ziehen sie in der Gegend umher. Nur die Worte, die dieser Mann ihnen in den Mund legt, lassen mir etwas Hoffnung. Sie mischen in seltsamer Weise das Metall und das Licht. Ich kann dir aber versichern, Miriam, daß der Name des Meisters Jeshua hier oft gefallen ist.

Diesem Mann ist er geläufig, und er ist für ihn mit so Schrecklichem belastet, daß er ihn nicht mehr hören will.«

Wir setzten unseren Weg am Berghang fort, der sich zwischen Brombeersträuchern und intensiv duftenden Kräutern hindurchwand. Ich weiß nicht, ob es Klugheit oder Torheit war, doch konnten wir uns nicht entschließen, die Ebene der Küste und die Sümpfe zu meiden. Ein unwiderstehlicher Drang zwang uns, in diese Richtung zu gehen. Wir mußten die Wahrheit erfahren.

Wir waren vielleicht eine Meile längs eines kleinen, halb ausgetrockneten Bergbachs gegangen, als eine Gruppe von Menschen zu unserer Rechten den Hang herabkam. Wie wir trugen sie lange, weiße Gewänder, wie wir trugen sie langes Haar, wie wir schließlich hatten sie eine sonnenverbrannte Haut.

Sie zählten etwas mehr als zwanzig Personen.

»Seid gegrüßt«, sagte der Erste von ihnen, der in unserer Nähe war, mit atemloser, aber begeisterter Stimme. »Der Meister segne euch! Schließt euch uns an... Ihr könnt hier nicht alleine wandern.«

Der Mann kam zweifellos von unseren Bergen, aus unseren Wüsten. Seine Sprache war die unsere; sein weicher, eigentümlich singender Tonfall ließ keinen Zweifel.

Ohne unsere Antwort abzuwarten, fuhr er fort: »Seit wann seid ihr hier? Es ist seltsam, daß wir uns noch nicht begegnet sind. Wir sind vor mindestens zwanzig Monden aus Cäsarea aufgebrochen!«

»Sei nicht erstaunt, doch wir sind schon seit Jahren in diesen Bergen fern des Meeres unterwegs.«

Indem ich dies sagte, führte ich instinktiv die Rechte nach unserer alten Sitte zum Herzen.

Der Mann, der den anderen voranging, antwortete mit einem etwas kühlen Lächeln. Schließlich führte auch er die Hand zum Herzen und dann zum Mund.

Dies war der Gruß der nazaräischen Brüder. Ich war erleichtert und heftig erstaunt zugleich. Was taten sie hier? War es möglich, daß der Meister auch sie geschickt hatte? Wir wußten nur, daß sie den Lestai[1] sehr nahestanden, die so starr in ihren Anschauungen und so aufrührerisch waren!

»Ich sehe«, sagte der Mann, dessen Lächeln erstorben war. »Wir vermuteten irgendwie, daß ihr hier seid. Einige von euch, vor allem Frauen, haben hier schon Spuren hinterlassen.«

Nun kamen auch die übrigen aus der Gruppe näher. Es bedrückte uns, die Ledergürtel, die Schwerter und die langen Messer zu sehen, die an der Seite ihrer langen Leinengewänder hingen.

So traten uns diese Männer gegenüber, waffenstarrend und mit einem wilden Feuer in ihren Augen. Wir entdeckten an ihnen die Energie einiger Kriegermönche wieder, die zuletzt versucht hatten, sich dem Meister zu nähern.

Vor allem fielen mir die glatten Zöpfe auf, zu denen manche ihr Haar geflochten hatten, wie wir es bei ihnen bisher nie gesehen hatten.

Keiner wußte nun recht, was er sagen sollte; wir sprachen in der unklaren Empfindung, uns wiedergefunden zu haben, aber mit einer erzwungenen Freude, ohne gegenseitiges Verständnis, in der Gewißheit, daß alles neu definiert werden mußte.

Nach und nach drangen wir indes in die Mitte der kleinen Gruppe vor, und wir tauschten Umarmungen aus. Wir bemerkten auch, daß einige von ihnen verwundet waren, und daß alle offenbar harte Entbehrungen hinter sich hatten.

Die Worte, die wir wechselten, versandeten bald in Banalität, zweifellos aufgrund einer unbestimmten Furcht, zum Wesentlichen kommen zu müssen.

Schließlich wandte sich abrupt einer der Nazaräer an Simon:

»Du bist wegen des Rabbis Jeshua hier ...«

»Wegen des Kristos, ja ...«

Es herrschte einen Augenblick Stille, die irgend jemand mit einem offensichtlich berechneten Lachen unterbrach.

»Wir können nicht hierbleiben«, sagte schließlich derjenige, der den Trupp anzuführen schien. »Es können Kohorten in der Nähe sein, und ich möchte ihnen nicht gern begegnen.«

Dies war in der Tat ratsam, und wir gingen den Hang hinauf, wo uns auf halber Höhe ein Wäldchen als vorübergehender Schutz dienen konnte. Ein kräftiger Wind erhob sich, und während wir zwischen den Felstrümmern nach oben stiegen, schlug

[1] Anderer Name für die Zeloten.

er uns tausend flaumige Zweige ins Gesicht, die er von den Büschen abgerissen hatte. Sobald wir vor allen Blicken verborgen waren, setzten wir uns auf den Boden; kleine Schläuche mit herbem Wein machten die Runde, und das Gespräch kam wieder in Gang.

Von einer gewissen Ungeduld getrieben, konnte Simon einige Fragen nicht zurückhalten:

»Was sagt man vom Meister bei uns zu Hause? Findet sein Wort Verbreitung?«

Statt einer Antwort erhob sich zunächst ein Stimmengewirr in unserer zufälligen Versammlung. Schließlich löste sich eine etwas zerbrechliche, näselnde Stimme:

»Nun ja... viele im Volk, die ihm gefolgt sind, behaupten immer noch, daß er wiedererweckt ist, und wir haben wahrhaftig nichts getan, um ihnen das Gegenteil zu beweisen!«

Die Antwort kam von einem kleinen Mann von etwas schwächlichem Äußeren, dessen brauner Bart bis weit über seine Brust reichte. Er schien nicht gerade die besten Voraussetzungen für den Kampf mitzubringen, dem er sich verschrieben hatte. Seine Bemerkung löste eine gewisse Erheiterung aus, und er fuhr fort: »Nehmt uns unser Lachen nicht übel. Wir achten das Wort des Rabbi. Auch das Volk achtet es, und es muß dort seine Wirkung tun. Dies ist die Chance des Volkes, sich von aller Knechtschaft zu befreien. Wir haben lange geglaubt, daß Saulus den Menschen alle ihre Energie zurückgeben und ihnen den Willen des Ewigen auferlegen würde. Aber dies war nicht so; das Volk selbst hat sich seinen König erwählt, und dieser König kann durchaus derjenige der ganzen Welt sein. Die Zeichen sind so klar! Der Rabbi Jeshua hat Rom und das große Sanhedrin ins Wanken gebracht, wie es noch nie jemandem gelungen ist. Das Schwert, das er uns gereicht hat, lehnen wir nicht ab. Jetzt kann sein Wort sich in der Welt verbreiten. Viele sind bereit, es zu hören, um ihre Freiheit wiederzugewinnen!«

Es hatte sich also nichts geändert. In den Adern unserer nazaräischen Brüder brannte nach wie vor jenes alte Feuer der Auflehnung und des wilden Hasses gegen Rom. Ich wollte die Augen schließen, doch mußte ich sie gerade offenhalten, so viel mehr offen halten, damit sie aussprächen, damit sie all das sagten, was meine Zunge niemals wiedergeben könnte.

»Wir sprechen nicht vom selben Wesen«, sagte Simon ruhig. »Ihr schlagt euch für einen Heerführer, während wir mit Kristos wandern. Müssen wir uns so fremd sein, meine Brüder?«

Der Anführer des Trupps griff nun wieder ein.

»Wie heißt du?«

»Simon, doch wird dir dies nichts sagen. Sage du mir, wer ist jener Saulus, dessen Namen eben gefallen ist?«

»Es ist jener reiche Abkömmling des Stammes Benjamin[1]. Erinnere dich, man sah sein Eigentum überall am Eingang von Jerusalem. Wir glaubten lange Zeit, daß er viel vermöchte, bis zu dem Tag, an dem klar wurde, daß die Römer ihn gekauft hatten. Der Sinn stand ihm selbst nach der Macht! Einige Ehrungen und versprochene Würden... Das Volk läßt sich aber nicht hinters Licht führen. Der Rabbi dagegen... Durch ihn wird die Schrift erfüllt, durch ihn wird schließlich der Wille des Allmächtigen sein Gesetz allen Reichen diktieren.«

»Hat er euch hierhergesandt?« fragte ich.

Der Mann wandte den Kopf in meine Richtung und kniff die Augen fest zusammen, bevor er mir Antwort gab.

»Wir wissen nicht, wo er ist... Doch die Spur, die er in unserem Land hinterlassen hat, spricht für sich selbst. Kannte er selbst die Reichweite seiner Macht? An uns ist es nun, sie auszuweiten und ihr ihre wahre Dimension zu geben.«

Simon sprang auf.

»Willst du sagen, daß alles, was ihr hier unternehmt, eurem eigenen Willen entspringt?«

»Der Wille, der den Rabbi beseelte, lebt jetzt in unserer Brust und bis in unseren Arm. Du mußt endlich begreifen, daß man mit süßen Worten bei den Menschen nichts erreicht. Wenn sie nur das Schwert verstehen, soll das Schwert sprechen.«

Ich sah, wie die Finger des Mannes sich krümmten und nervös in seinem Haar spielten. Auch seine kleine Truppe wurde unruhig. Einige versuchten, ihre Gelassenheit zu wahren, indem sie mit gleichgültiger Miene die Lederriemen neu verknoteten, die ihre Sandalen zusammenhielten...

»Glaubst du, daß sie wirklich nur das Schwert verstehen?« sagte ich.

»Was ich glaube, ist, daß wir ein Reich brauchen, ein riesiges Reich, damit sein Friede endlich aufstrahlen kann.«

»Kannst du mir sagen, ob es sein Friede ist oder der eure, der jetzt in dem kleinen Dorf dort oben herrscht?« brach es aus Simon heraus.

Der Anführer des nazaräischen Trupps sprang auf, trat aus dem Kreis heraus und ging auf Simon zu. Seine Hand faßte den Knauf seines Schwertes.

»Höre mir gut zu, mein Simon-in-den-Wolken, ich achte eure Überzeugungen, aber wir kämpfen hier für eine Sache, die so

---

[1] Saulus von Tarsos, der spätere Apostel Paulus.

großartig ist, daß sie nicht durch individuelle Schicksale aufgehalten werden darf. An dieser ganzen Küste, auf diesen Bergen und anderswo rufen wir den wiederbelebten Willen des Ewigen herab. Begreifst du nicht, daß dies notwendig ist?«

»Ich sehe nur, mein Bruder, daß du die ewige Geschichte derjenigen wiederholst, die nur ihren eigenen Machthunger inkarnieren wollen. Das Allmächtige ist der beste Vorwand, den eine Menschenseele ersinnen kann, und ich sage dir dies ohne Zorn und ohne Ironie. Wisse, daß auch wir ein Reich ersehnen, eine einzige große Erde. Aber ist es nicht besser, nicht die Himmelskraft zur dichtesten Schwere unserer Erde herabzuziehen, sondern diese Welt zu ihr zu erheben?«

»Zumindest hat euch der Rabbi reden gelehrt!« rief spöttisch einer der Männer aus, der sich in gespielter Lässigkeit längs auf den Boden gelegt hatte. »Die Erde zu den Sternen erheben«, fuhr er fort, »ein hübsches Bild... Hört auf zu träumen, ihr beiden, und begreift, worum es geht! Der Rabbi Jeshua war ein Mensch, und diesem Menschen folgen wir, dem Menschen, der einen gewaltigen Freiheitsplan entworfen hat. Der Mystizismus unserer Väter schlägt in dieser Weise endlich Wurzeln. Warum dem Schemen eines Messias nachlaufen, dessen Fleisch dem unseren nicht ähnlich ist?«

Der Wind, der in den Bäumen aufheulte, erzwang eine längere Pause, die ich dazu nutzte, zu Simon zu gehen, der seinen Mantel um seine Schultern raffte. Etwas war zwischen den Nazaräern und uns zerbrochen. Weder Simon noch ich hatten die Kraft, das Gespräch wieder aufzunehmen.

Welchen Zweck konnte es haben, das Wort des Meisters zu wohlfeilen Rechtfertigungen zu zerstückeln? Es ging nicht darum, das Schwert zu leugnen, doch durfte man es, wie es der »Sohn der Adern der Erde« für Joseph formuliert hatte, nur an der Klinge fassen.

»Ich versuche, eure Beweggründe zu begreifen und euer Ideal zu verstehen«, murmelte schließlich Simon, indem er seinen Beutel aufnahm, »doch um es zu wiederholen, ich glaube, daß wir nicht vom selben Wesen sprechen. Euer Rabbi ist nicht der Kristos, den wir gekannt haben; ihr selbst verbergt euch in demjenigen, was ihr für das Höchste haltet!«

Einige zuckten die Schultern, andere hielten ein Lachen nicht zurück.

Der Anführer ließ nun einen kurzen Ruf vernehmen, und alle erhoben sich unverzüglich. Einige deuteten einen kurzen nazaräischen Gruß an, und wir sahen, wie sie den Hang hinabeilten und schließlich im hügeligen Gelände verschwanden.

Simon zog mich an sich. Dies drückte aus, daß in unserem Herzen keine Wunde mehr sein durfte. Dies drückte auch aus, daß alles mehr denn je klar sein mußte. Es gibt eine Liebe, die keine Ausflüchte kennt. Wenn man sie klar erkannt hat, weiß man, daß sie es der Seele nicht gestattet, auf dem gewundenen Pfad der tausend Rechtfertigungen zu wandeln.

Es lag uns auch nichts mehr daran, diese Leute zu bekämpfen. Damit hätten wir nur die Differenzen verschärft: nicht das Ziel verfehlen, sondern ein Ziel schaffen.

»Siehe, Miriam«, sagte eines Tages der Meister zu mir, »derjenige hat kein Ziel, in dem das Licht wohnt, denn er ist selbst schon im Ziel.

Suche also nicht der Liebe zu begegnen, indem du ihr Banner schwingst, um sie zu verteidigen. Sei selbst die Liebe, dann wird sie sprechen, und niemand kann sie auslöschen ...«

# XI. Die Gärten der Hoffnung

So traten wir mit Entschlossenheit in den Herbst mit seinen Winden ein, die noch mit warmen Düften befrachtet waren. In den folgenden Wochen wanderten wir rasch von einem Ort zum anderen, einmal abgewiesen, ein andermal mit offenem Herzen aufgenommen.

Unser Ziel war es vor allem, uns Klarheit über die herrschende Situation zu verschaffen. Angesichts der Ereignisse, die durch die Tätigkeit der Nazaräer provoziert worden waren, empfanden wir die Notwendigkeit, unsere eigene Mitte wiederzufinden und ein Gegengewicht gegen die Anwesenheit dieser anderen »Brüder in Weiß« zu schaffen, die wir fürchteten und mieden.

Es wurde uns klar, daß ihre Zahl in Wirklichkeit sehr klein war, daß aber ihr unbändiger Wille, ihr fanatischer Eifer ihnen die Schlagkraft einer gut organisierten Armee gab.

In diesen Wochen, die wir in verschiedenen Orten im Sumpfland und in sandigen Küstenstreifen verbrachten, hatten wir den Eindruck, uns in einem Labyrinth zu bewegen – dem Labyrinth unserer Fragen wie demjenigen der Wege, die uns die Natur aufzwang. Die Bewohner der kleinen Dörfer, durch die wir kamen, hatten sich notwendigerweise für oder gegen eine Sache oder jemanden entschieden und verlangten, daß man sich ihrer Meinung anschlösse. Manche Stammesführer hatten sich offen in einen Kampf begeben, bei dem der Rabbi Jeshua der Gegenspieler der römischen Streitkräfte war. Sie unterhielten also eine ständige Glut zweier gegensätzlicher Bestrebungen –, eine heimtückische Falle, in die man nicht stürzen durfte.

Eines Tages, als wir bei einigen wie zufällig beieinanderstehenden Fischerhütten Halt machten, hörten wir, wie ausführlich über eine Gruppe von Frauen geredet wurde. Das Dorf, wenn man denn von einem solchen sprechen konnte, befand sich zu drei Vierteln im Wasser, und die Schilfhütten, die auf einem Wald von Pfählen errichtet waren, hatten seit langem den Geruch und die rötliche Farbe der Algen angenommen. Man gelangte von einer Hütte zur anderen auf schwankenden Stegen, an denen überall Netze hingen. In einiger Entfernung davon gab es eine Art Landungssteg, der den Blicken durch eine wuchernde Vegetation entzogen war, die von bunten Vögeln bevölkert war.

Ihr schon zur Hälfte von Würmern zerfressenes Holz schien uns zum Gebet einzuladen, zur Zwiesprache mit unserem Herzen und demjenigen, das es schlagen ließ.

Das Gebet... In diesen Tagen der Verwirrung und der Isolierung war es zweifellos unsere letzte Zuflucht, unser sicherer Ankerplatz. Das Gebet: das waren nicht mehr jene Litaneien unserer Kindheit, bei denen der Rhythmus der Stimmen uns mit einer künstlich geschaffenen Kraft verband, dem Egregorium eines Volkes, einem Hort der Ängste, der Fragen und der Antriebe. Unser Gebet war eine unaufhörlich neu erfundene Zwiesprache, eine Zwiesprache mit jenem anderen Teil von uns selbst, der uns unaufhörlich anspornte, eine Zwiesprache mit der Luft, die wir atmeten und in deren Herzen die Allumfassende Liebe wohnte. So hatte es uns der Kristos nicht gelehrt, sondern begreifen, lieben lassen.

»Das Gebet«, sagte er, »ist eine Verrichtung der Seele, durch die sie sich mit dem Geistigen verbindet, das Gegenteil einer frommen und im allgemeinen schwächlichen Haltung, bei der sich das Wesen auflöst, weil es nichts als den bittenden Monolog kennt.«

Wir saßen am Rande des Holzstegs und hatten gerade die Schleier aus weißem Leinen vor unserem Gesicht zurückgeschlagen, als wir das Geräusch von Schritten hörten, gefolgt vom Rascheln von Zweigen, die zur Seite gebogen wurden. Eine Gruppe von drei Frauen und ebenso vielen Männern kam mit langsamen Schritten auf uns zu. Allem Anschein nach stammten sie von den Völkern dieser Seite des Meeres.

In grobe, verwaschene Tücher gekleidet, die von sorgfältig geflochtenen Lederriemen zusammengehalten waren, kamen sie in einer Haltung auf uns zu, in der sich Bescheidenheit in wunderbarer Weise mit Entschlossenheit und Adel mischten.

Sie fragten, ob wir zu einer Gruppe von Frauen und Männern gehörten, die einst an ihrer Küste angekommen waren. Es war nun schon lange her, sagten sie, daß sie wie wir die kleinen Städte der Küste durchwanderten.

»Eine von ihnen ist dunkel«, sagte einer, »so dunkel fast wie die Fladen, die man auf der Glut läßt.

Zunächst machte sie uns Angst, doch dann begriffen wir, daß ihr Herz weißer war als das unsere.«

Die kleine Gruppe schien eine aufrichtige Verehrung für diejenigen zu empfinden, von denen sie sprachen und die ihrem Leben eine ganz neue Richtung gegeben hatten.

Als einer von ihnen vorsichtig den Namen des Kristos aussprach, konnte es keinen Zweifel mehr geben. Dies war die letzte Tröstung, die unendliche Gewißheit, daß alles weitergehen konnte, trotz aller Ränke der Menschen, die über ihr kleines Menschsein nicht hinauskommen.

Wir brachen wieder auf, zunächst von der geheimen Hoffnung genährt, Leute von uns zu treffen, dann nur noch in der schlichten Freude, hier sein zu dürfen, um Zeugnis von der Großen Gegenwart abzulegen und zu heilen. Simon schien es weniger eilig zu haben, seine kostbare Bürde übergeben zu können.

Es waren gesegnete Wochen und Monate, in denen wir ganz dem Augenblick lebten, uns nirgendwo aufhielten und oft wie gerufen kamen, um zu einem offenen Ohr zu sprechen oder eine Verletzung zu heilen.

Simon und ich machten es uns beinahe zur Vorschrift, nirgendwo länger als eine Nacht zu bleiben. Dies war einerseits eine Vorsichtsmaßnahme, andererseits auch das Mittel, um überall aktiv zu sein, überall das Wort des Meisters aufleuchten zu lassen.

Die nazaräischen Brüder, deren Wege wir noch mehrmals kreuzten, behandelten uns mit einer gewissen herablassenden Verachtung, doch berührte uns dies nicht. Wir erlebten einen jener Augenblicke wundersamer Gnade, in denen das Herz zu einem Stückchen Sonne wird.

Manchmal ließ ich in der samtenen Stille der Nacht unter unserem Dach aus Zweigen und ausgespannten Tüchern vor meinem Inneren die Gesichter von einst vorüberziehen, die jener Zeit angehörten, die ich nun schon »meine Jugend« nannte. Wie viele von ihnen waren hierher gelangt? Welches weisheitsvolle Geflecht, das wir Schicksal nennen, war hier am wirken?

Ich bin denjenigen niemals begegnet, von denen uns die Fischer berichtet hatten. Wir wußten, daß sie manchmal nur einige Meilen von uns entfernt waren und ebenfalls heilten, ebenfalls die Stimme des Kristos vernehmlich machten. Und dieses Wissen genügte uns.

Wir hatten uns von jeglichem Gedanken frei gemacht, irgendein »Ergebnis« zu erzielen; deshalb krankte unsere Seele auch nicht mehr an vermeintlichen persönlichen Niederlagen.

Von den Tälern bis zur Meeresküste, von den Städten bis in die Dörfer, von einem Menschen zum anderen gab es keinen Erfolg und keine Niederlagen mehr, nur mehr eine Kraft, die sich jenseits aller trügerischen Worte inkarnieren wollte.

Dieses Leben des Glücks und der reinen Herzen, denen wir in Sumpf und Heide begegneten, mußte eines Tages, an dem die Wolken tief hingen, zu Ende gehen, als ich die ersten Erschütterungen eines heftigen Fiebers verspürte.

Wir begaben uns in die trockenen Hügel in einiger Entfernung von dem langen blauen Band des Meeres. Simon fand zwischen den grauen Dornsträuchern und den Büscheln von Affodillen eine winzige windschiefe Hütte, die aus Ästen und Lehm gebaut war. Dorthin führte er mich, denn eine andere Hilfe gab es für uns nicht. Der letzte Bewohner hatte auf den Boden eine Schicht Laub und alter Tücher ausgestreut, über die der Wind hinwegfegte.

Hierhin bettete ich mich, von einer ganz unerwarteten Krankheit niedergeworfen. Mehr als die plötzliche Hitze, die mich überfiel, beunruhigte mich der fragende Blick Simons. Ich sah, wie seine Augen umherschweiften, überall suchten und sich schließlich in meinen Blick senkten. Ich muß einige Augenblicke geschlafen haben, denn ich erinnere mich an einen matten und klebrigen Schleier, den man über mich warf, und daß man mich in die Erde senkte. Als ich das Bewußtsein wiedererlangte, war die Hütte von einem scharfen Geruch erfüllt, und das Gesicht Simons tauchte aus dem Halbdunkel auf.

In der Mitte eines großen Steins glimmten die Reste einiger Kräuter auf einer schwachen Glut, und mein Gefährte murmelte eine alte Litanei aus unserer Heimat, einen schwermütigen Gesang, der mir bis ins innerste Mark drang.

Es schien mir, daß wir so eine ganze Weile blieben, ohne die Kraft zu haben, ein einziges Wort zu sprechen.

Indes glaubte ich, während mein Blick sich zu trüben begann, daß sich eine Hand auf meine linke Seite legte. Dann war nichts mehr. Es war, als ob ich in ein Loch fiele. Das Dach der Hütte entwich mit ungeheurer Geschwindigkeit, und meine Hände tasteten, ohne etwas greifen zu können. Glut oder Eiseskälte – ich wußte nicht, was von mir Besitz ergriff. In einer Art Schockzustand hörte ich mich nach Simon rufen ... Dann erschien plötzlich jener große Korridor, der sich vor mir auftat. Er schien in einen herrlichen, reinen Felsen eingehauen zu sein, weiß wie der Mond winterklarer Nächte! Kein Schmerz war nun mehr in meiner Seele, kein Aufruhr mehr am Grunde eines tiefen Sees.

Der Korridor zog an mir vorbei und ich glitt in ihn wie eine rollende, völlig glatte Kugel.

Die ganze Zeit schien mir, als ob ich seinen Ausgang kennen würde. Dort mußte ein grüner, so grüner Rasen sein, wie auf den Anhöhen über dem Meer von Galiläa ... Erinnerst du dich, Simon?

Simon!? Als ich seinen Namen rief, fluteten ein Gesicht, ein Körper, ein Licht vor meine Augen. Der Meister ...! Er war da, auf dem Tau eines herrlich zarten Rasens, dessen Halme sich sanft unter jedem Schritt seiner bloßen Füße neigten, den er auf mich zuging.

Ich hatte das Gefühl, mit dem Gesicht zur Erde flach auf dem Boden zu liegen, doch wußte ich nicht, welcher Boden oder welche Erde.

Dennoch war ich aufrecht, aufrecht ihm gegenüber, der mir seine beiden Hände entgegenstreckte, wie um zu sagen: »Komm näher!«.

Immer werde ich mich an die Empfindung des feuchten Bodens unter meinen Fußsohlen erinnern, an die heitere und doch so wilde Frische des Rasens. Erst in diesem Augenblick wurde mir bewußt, daß die schwankenden Wände der kleinen Hütte für immer von mir gewichen waren. Der Meister sagte nichts; nur sein Blick ruhte auf mir.

Ich nahm meine Wangen wie Sturzbäche wahr, meine Hände wie Lichtstrahlen, die noch nicht wußten, wohin sie sich wenden sollten.

Hinter ihm, hinter seiner hohen Gestalt erkannte ich schließlich die weißen und ockerfarbenen Dächer der Hügel Samarias und Galiläas, die Felsen und Blumen, die Wildkräuter und Dornsträucher.

»Ist es vorbei?« hörte ich mich murmeln.

»Was ist vorbei, Miriam? Ist man fertig, wenn man gerade erst die Aussaat beendet hat?«

»Bist du es, Schaddaj? Ist mein Körper so ermüdet?«

»Du sagst es, Miriam... Hier ist das Land des anderen Ufers, einer der Gärten meines Vaters. Du hast die Tür geöffnet!«

»Aber diese lieblichen Hügel, diese Häuser, diese blühenden Mandelbäume, das ist doch unser Land...«

»Erinnere dich, meine kleine Schwester, erinnere dich... Der Ort ist ein Raum der Seele, ein Bewußtseinszustand. Wenn dein Herz ihn liebt, erbaut es ihn und gibt dem geringsten seiner Steine Form.«

Ich fühlte mich nur noch Blick, nur noch Gehör, bereit, alle Düfte des Universums aufzunehmen, und ich hätte mich so gerne in Seine Arme geworfen, damit er mir sage, es würde weitergehen... Auch wenn ich noch einmal von vorn beginnen müsse, wieder in diesen erschöpften Leib absteigen...

»Doch du, Schaddaj, auch du bist...«

»Nein, Miriam, die Erde der Menschen trägt noch immer das Gewicht meines Leibes und wird es noch lange Zeit tragen; die Aufgabe deines Bruders Jeshua ist noch nicht erfüllt. Ich bin hier, weil ich mich in den Raum deines Herzens begebe. Hast du mich in den letzten Tagen nicht so oft gerufen?

Auf den geheimen Seiten in ihrem Inneren kennt eine Seele immer die Zeit, die sie sich gesetzt hat; dann läßt sie sich forttragen wie ein fallendes Blatt oder ein Weizenhalm, der unter dem Hieb des Schnitters fällt.

Hier kannst du dem Plan des Kristos dienen, hier, oder vielmehr in der Mitte deiner selbst, in der Weltenmitte!«

Eine ungeheure Woge der Liebe trug mich jetzt davon, zerstob mich in alle Richtungen der Welt, und ich hatte die Gewißheit, in allem, was ich empfand, ganz und gar anwesend zu sein. Mein Körper war derjenige der Welten, eine Wolke von Goldflitter, die sich in unvorstellbarer Weise ausdehnte.

Dann durchzuckte mich plötzlich ein stummer Schmerz. Tief unter mir nahm ich die Umrisse einer windschiefen Hütte wahr. Vor ihrer Tür stand Simon. Er war so fern und doch so nah, und ich sah seinen leeren Blick. Plötzlich drehte er sich um und stürzte in die Hütte. Er stand nun zu Füßen eines leblosen Körpers inmitten eines Gewirrs von trockenem Laub und Tüchern.

Ich wollte ihm zuflüstern, daß es nicht wahr sei, daß ich da sei, daß ich nur die Hand auf seine Schulter zu legen brauchte. Doch etwas hielt mich zurück, ein Licht, ein Licht, das wie der Friede sprach!

»Sei ohne Furcht«, sagte es, »er wird seinen Weg gehen, so habt ihr euch entschlossen, indem ihr einen Leib auf dieser Erde annahmt. Erinnere dich aber auch, daß kein Band zerschnitten wird, niemals!«

Das Licht zog mich weiter fort. Simon und unsere kleine Hütte verschwanden, in einer unbeschreiblichen Freude in den Grund meines Herzens eingesiegelt. Dann kehrte allmählich wieder Friede ein. Es gab eine Bewegung in der Mitte meines Selbst, das ich nicht mehr wahrnahm, wie wenn eine Last abgesetzt worden wäre, und die Seele war von Liebe und der unaussprechlichen Empfindung durchtränkt, endlich zu verstehen!

In mir, um mich war ein weißer, goldener Raum... Er umgab mich wie ein lauer Frühlingswind und war erfrischend wie die klare Luft hoher Gipfel. In dieser Stille vernahm ich stumme Worte, und es schien mir, als würde ich sie seit jeher kennen.

Nun schlug ich trunken und gleichzeitig in völliger Klarheit eine Seite im großen Buch eines Lebens um, das mit *dem* Leben vermischt war.

Die Stimme sprach zu mir: »Es gibt auf der Erde der Menschen seit der Morgendämmerung der Zeiten eine unglaubliche und wunderbare Geschichte, die in der Mitte der Menschen lebendig ist. Es ist eine Geschichte, deren Sinn und Namen viele, allzuviele vergessen haben, und viele haben sogar vergessen, daß es überhaupt eine Geschichte ist. Und, Miriam, eine Geschichte muß man sich immer wieder in Erinnerung rufen; man muß sie begreifen, denn sie hat ihr berechtigtes Dasein und bringt uns dem Ziel näher. Dieses ist nicht vor uns, sondern in uns!

Es gibt auf der Erde der Menschen einen Kampf seit der Morgendämmerung der Zeiten. Einen Kampf, ja, auch wenn dieses Wort Angst macht! Und der Fehler ist dieser Kampf, ihn muß man beseitigen.

Vielfältig sind die Rassen der Menschen, die auf dieser Erde leben. Sie kommen von den Kontinenten anderer Welten, wie Vertriebene, denen nur eine Kraft wichtig ist: ihr Stolz! Diese rebellischen Seelen sind eine Bürde im Lauf der Sonnen, ein Mißklang in der Harmonie der Sterne. Sie sind gekommen, um sich ihr eigenes Unglück zu bereiten und keine anderen Horizonte zu schaffen als diejenigen ihrer tristen Beschränkungen. Deshalb ist der Geist des Kristos in mein Fleisch eingezogen, weil keine Erde so düster ist, daß die Liebe ihren Blick von ihr abwenden würde.

Deshalb haben sich Tausende von Seelen um Seine Gegenwart versammelt und arbeiten unablässig daran, die harte Schale eines jeden Bewußtseins, eines jeden Herzens zu sprengen... damit sich endlich alle zu ihr versammeln können!

Aus der Masse der Unterschiede wird die Einheit geboren werden, wie man sie sich jetzt noch nicht vorstellen kann.

Hierdurch wird jeder Schmerz nicht mehr als Schmerz erlebt werden, werden sich die Begriffe des Guten und des Bösen verschmelzen, inkarniert sich die Erde der Mitte, die Himmel und Stein ist, letztlich aber Liebe jenseits des Dichten und des Feinen.

Die Menschen, Miriam, werden einen Kult mehr aus dem Wort machen, das Er in meinen Mund gelegt hat. Sie haben noch nicht aufgehört, in ihrem eigenen Namen zu reden. Man erfindet Regeln, weil man noch nicht fähig ist, das Gesetz zu leben. Was auch immer an Gerüchten über die Erde gehen wird, es gibt keine Religion des Kristos, und es wird sie nicht geben, weil es sie nicht geben kann. Es wird die Religion der Menschen bleiben, die glauben, es verstanden zu haben und die nicht sehen, daß ihr Blick nur auf Äußerlichkeiten gerichtet ist. Man hat immer Kulte errichtet, doch altern Kulte nur ein wenig langsamer wie die Völker, die dahinschwinden und aussterben. Man wird Kulte errichten, bis der Große Durst kommen wird! Die Offenbarung erfolgt schrittweise und kann nicht anders begriffen werden. Sie will nicht aufgezwungen werden; man braucht keinen Traum, kein Blutvergießen, keine Liebe, die man mit

Worten einbläuen will... Nur den Willen, zu verstehen, was niemals in einem Buch gesagt werden kann: Lieben über dasjenige hinaus, was ihr von der Liebe wißt.

Dein Leben ist ein Tropfen der Geduld, ein Tropfen unter vielen; du wirst davon eines Tages Zeugnis ablegen, damit es ein Weg zur Toleranz wird. Du wirst den Menschen sagen, daß es keine Schriften gibt, die die Gesamtheit Desjenigen umfassen, dem ich gedient habe, oder auch der Kraft, der auch Er diente. Du wirst ihnen sagen, daß mein Leben ein Rätsel bleiben wird, so lange sie im Rätsel ihres eigenen Lebens befangen bleiben, so lange sie der Leidenschaft der Geschichten und der Interessen frönen, statt sich der Geschichte des Herzens der Menschheit zuzuwenden.

Du wirst ihnen schließlich sagen, daß meine Brüder auch in der Mitte ihrer Mitte und jenseits der weißen Gipfel sind, weil sie sie aufnehmen werden müssen. Wisse, daß diese Brüder von der Rasse der Menschen sind, deren Wonne jenseits der Dogmen liegt.

Lebe so, wie viele andere, meine kleine Schwester, daß man in den Tagen des Neubeginns nicht mehr sagt: ›ich weiß‹, sondern ›ich lerne, ich begreife, ich bin und schließlich, ich liebe...‹

So wurde zwischen Erde und Sonne eine Seite des Weges von Miriam umgeschlagen.

## Buch II

# I. Irrfahrt

Es gibt Tage, die wie Nächte sind, und diese Nächte bringt die Menschenseele damit zu, sich selbst zu beweinen, im Spinngewebe ihrer Kurzsichtigkeit gefangen...

Ich hatte Miriam unter einem Steinhaufen im Brombeergestrüpp bestattet, hoch auf dem Hügel, wo ihr Herz zu schlagen aufgehört hatte. Ich lehnte mich nicht auf. Bei den Menschen von Essania war dasjenige, was man so bedrohlich den Tod nennt, nicht widersinniger als die Geburt. Er folgte einer Logik, die die Menschen nicht begriffen, doch müssen sie gewußt haben, daß er aus Goldfäden gesponnen ist. Ich lehnte mich nicht auf, doch fühlte ich mich an den Rand eines Abgrunds gestoßen, wie ich es mir niemals hätte vorstellen können.

In jenen Tagen hätten diejenigen, die sich abseits der Straßen in das unaufhörlich vom Wind gezauste Lavendelgestrüpp verirrt hätten, einen Menschen vorgefunden, der von seinem Lebensatem abgeschnitten war und der sich nicht von einem Fleckchen Erde loszureißen vermochte, auf dem er nichts mehr zu suchen hatte.

Dieser Zustand zog sich über lange Wochen hin, und ich war überzeugt, daß Miriam noch da war, irgendwo, und ihre Aufgabe unter einer anderen Sonne erfüllte, wobei auch sie wissen mußte, daß ich nicht mehr da war.

Ist dies nun Liebe, fragte ich mich? Kann es sein, daß unser Körper ausgezehrt und unser Herz zerfressen wird, sobald es keine Früchte mehr gemeinsam zu pflücken und keinen blauen Himmel mehr gibt, den man miteinander teilt? Immer fehlt der Liebe noch etwas zur wirklichen Liebe!

Wie alle Wesen auf dieser Erde dachte ich an die Gegenwart, die mir entglitten war, doch sprach ich zu mir selber nur von mir selber. Was ich für Liebe hielt, war nur Selbstmitleid. Wie alle Menschen, die sich in der Einsamkeit abschotten, wollte ich die Horizonte nicht sehen, die zu erwandern mir das Ewige Licht noch zugedacht hatte.

Weil es nichts Zufälliges oder Bedeutungsloses gibt, weil man keinen Graben überschreitet und keine Mauer überwindet, die nicht ihre Daseinsberechtigung hätten, hoffe ich, daß diese wenigen Zeilen ihren Stachel auf diejenigen unter den heutigen

Menschen richten, die das Antlitz des in Schlaf versinkenden Simon haben ...

Zufall und Ungerechtigkeit sind die Ursachen für diejenigen, die nicht begreifen können, weil sie im Tal bleiben, ihrem eigenen Tal.

In der kleinen Hütte, die ich fast zu einem Heiligtum gemacht hatte, wurde ich eines Nachts plötzlich wach.

»Wenn du dich aus dir selbst nähren willst«, sagte eine kraftvolle Stimme, »tauchst du in das Meer der Unbeweglichkeit ein. Schleife die Festung, stoße das Tor auf!«

Dies war wie ein Befehl.

Schlaftrunken und mit noch betäubten Sinnen stieß ich mit dem Fuß die Tür der Hütte auf. Die Weite des Himmelsgewölbes dehnte sich über mir, und ich ließ meine Augen über es schweifen, um mich besser von meinem Heulager lösen zu können. Mond-Sonne leuchtete wie immer über der dunklen Linie der Hügelkämme, sie, die ich fast vergessen hatte. Allmählich erholte ich mich von meiner Betäubung. War sie es, die mir ein Zeichen gegeben hatte, sie und ihre Brüder im Wolkengewand? Es war zweifellos nicht die richtige Tür, die ich aufgestoßen hatte, doch sah ich sie wenigstens wieder, und ich erinnerte mich ...

So saß ich mit verhaltenem Atem bis zur Morgendämmerung, und mein Geist erhob sich wieder aus einer Art Nebel, ganz der Aufgabe hingegeben, den Mechanismus des Egoismus zu sprengen.

»Deine Entmutigung, Simon«, fuhr eine andere Stimme fort, die sich hartnäckig an der Oberfläche meines Bewußtseins festsetzte, »deine Entmutigung ist diejenige eines Menschen, der bei seinem augenblicklichen Selbstbild verharrt. Die Seele und das Herz, die sehen gelernt haben, können es sich nicht mehr gestatten, die Augen geschlossen zu halten. Zu allen Zeiten gab es und wird es Stunden geben, in denen vom Menschen gefordert wird, nicht mehr schlicht und ganz alltäglich Mensch zu sein. In jedem Wesen deiner Rasse drückt sich bei jedem Schritt etwas vom Mineralischen, vom Pflanzlichen und vom Tierischen aus, und zwar fast ebensoviel wie vom Menschlichen. Hast du jemals darüber nachgedacht, ob der Engel, der kommen will, nicht auch das Recht zu sprechen hat? Hast du hierüber nicht nur als Verheißung, sondern auch als mögliche Gegenwart nachgedacht ... und wenn es nur für den einen Tag, für eine Stunde wäre? Siehst du nicht, daß man, wenn man über sich selbst hinausgeht, nur zu sich selbst geht, zu demjenigen, was man nur zu häufig auf eine nebulose Zukunft verschiebt?«

Als die ersten Sonnenstrahlen durch die Zweige in meine Hütte drangen, las ich die Reste der persönlichen Habe von Miriam auf, an die ich mich fast wie an Reliquien geklammert hatte. Ich schichtete sie draußen auf der Glut, die noch vom Vorabend geblieben war, zu einem kleinen Stapel auf. Sofort schlugen Flammen empor, und alles verschwand in einer langen weißen Rauchfahne am Himmel.

Ein intensives Glück durchströmte mich nun; in mir erklang eine strahlende Hymne der Liebe zu Miriam, zum Leben. Und ich rief ganz oben auf dem Hügel aus:

»Du bist nun frei, ich habe dich wiedergefunden!«

An diesem Tag wurden die Wälle eingeebnet und die Gitterstäbe meines geistigen Kerkers durchtrennt. Dies hatte unmittelbare Wirkungen. Zum ersten Mal seit mehr als einem Monat zeigten sich menschliche Gestalten am Hang des gegenüberliegenden Hügels. Sie kamen direkt auf mich zu. Die Besucher hatten von einem Mann und einer Frau gehört, die Wunden heilten und Kranke pflegten. Viele Menschen waren in den umliegenden Dörfern krank; vielleicht war es eine Epidemie...

Diese Bitte war der letzte Anstoß, der mich wieder zu mir selbst finden ließ. Der Name Iesus war ausgesprochen worden, ein Name, der mir seit so vielen Tagen nicht mehr erklungen war.

Meine Besucher, zwei Männer, hatten ihn ungeschickt ausgesprochen, und ich hatte das Gefühl, daß sie ihn mir fast wie eine Herausforderung ins Gesicht schleuderten. Dies war ein Peitschenschlag und eine Liebkosung zugleich. Ich zögerte nun nicht mehr und nahm meinen Leinenbeutel und meinen Wollmantel vom Boden der Hütte auf.

Ich folgte nun meinen Besuchern auf den steinigen Wegen, und so begann ein neues Leben der Wanderschaft zwischen Weiler und Dorf, zwischen Sumpfland und Heide.

Manchmal übertönte die Stimme meiner Meister vom Karmel den schrillen Gesang der Vögel und das Rauschen des Windes in den Kiefernwäldern. Sie halfen mir über jene Wunde hinweg, die ich trotz allem noch im Herzen trug. Ich dachte an Moshab, der von der menschlichen Liebe zu uns Kindern sprach, die wir damals noch hinter den Mauern waren, hinter die noch keine Frau eingedrungen war:

»Die Geschichte der Liebe zwischen Mann und Frau ist die Geschichte einer langen Sehnsucht. Wißt, daß der mit Fleisch umkleidete Mensch in seinen tiefsten Wurzeln männlich und weiblich ist; die Wurzel ist Geist, und der Geist, der uns beseelt, ist androgyn nach dem Bildnis des Namenlosen.

Die Entfernung ist es, die Trennung vom Namenlosen, die die ursprüngliche Einheit zerbricht und die ursprüngliche Vermählung auflöst. So gebiert jeder Geist zwei Seelen, die durch die Welten und die Länder wandern, wobei die eine in einem Mondenkleid, die andere in einem Sonnengewand einhergeht. Deshalb sucht jeder Mond seine Sonne, deshalb sehnt sich jede Sonne nach einem Mond, dessen ideales Bildnis sie in den Tiefen ihres Herzens trägt. Die Menschenliebe ist schön, so schön bei ihrem Versuch, das eine Gefäß des Geistes wiederherzustellen. Doch wißt, daß sie nur eine Erinnerung ist, die Sehnsucht nach einer anderen, soviel schöneren Liebe, die eine so unermeßliche Strahlkraft besitzt, daß sich niemand von uns hiervon eine angemessene Vorstellung machen kann.

Der Mann und die Frau, die sich suchen, ähneln dem linken und dem rechten Auge eines Gesichts. Sie müssen lernen, genau in dieselbe Richtung zu blicken, ohne daß das eine Vorrang vor dem anderen hat. Ihr müßt wissen, daß es ihre Aufgabe ist, zu einem einzigen Auge zu verschmelzen; dann werden sie die Eine Lampe sein, die an der Stirn des verwirklichten Wesens scheint, desjenigen, der sich erinnert und sich wiedererkannt hat...

In der unendlichen Vielfalt der Welten, meine Brüder, gibt es unzählige Seelen, die zusammen wandern, die sich von Zeitalter zu Zeitalter wiederfinden; wir nennen sie befreundete Seelen. Sie bilden große Familien, die durch die Zeiten reisen, um zu erfahren, wer sie sind, wobei sie sich manchmal lieben, manchmal befeinden.

Verwechselt sie nicht mit verschwisterten Seelen. Diese finden sich erst am Tage des großen Erwachens des Herzens und des Bewußtseins. Sie sind zweimal dasselbe Wesen, und ihre Vermählung besiegelt das Ende ihres notwendigen Bundes mit den fleischlichen Welten.

Diese Vermählung ist die letzte Transmutation, die den Keim des wahren Menschen bilden wird.«

So wanderte ich viele Monde zwischen Bergen und Meer und ging zu den Menschen von Kal, wo immer sie mich riefen. Von den Schäfereien bis zu den Pfahldörfern wütete eine Epidemie, und ich verbrachte einen großen Teil meiner Zeit mit dem Sammeln von Heilkräutern.

In dieser Zeit begann ich an meiner Seite oder vielmehr in mir eine sehr tiefe, aber auch sehr diskrete Gegenwart zu spüren. In Zeiten der Ermüdung und der Niedergeschlagenheit trat sie wie eine beschwingende Melodie zu Tage. Eine neue Gewißheit und eine ungekannte Kraft ließen mich meinen Fuß dorthin setzen, wo es nötig war. Ich erkannte die Spur Miriams, und die Behandlungen, die ich gab, waren mehr denn je von Frieden erfüllt. Miriam gab mir den richtigen Ton, den ich anschlagen mußte, um die Leier der Körper wieder richtig zu stimmen, ja sie führte beinahe meine Hand an die Stellen, an denen das Leiden seinen Sitz hatte.

Dies war auch die Zeit, in der eine ganze Gruppe kleinerer Heerführer Freundschaft mit mir schlossen. Seltsamerweise hatten sich einige, vielleicht der Blutbäder überdrüssig, von den nazaräischen Brüdern abgewandt, die sich mehr und mehr in die Berge zurückziehen mußten.

Ein heiterer Frühling brach an. Die blühenden Mandelbäume und die Olivenhaine an den Hängen riefen die Farben meiner Kindheit und das rötliche Haar eines kleinen Mädchens in mir wach, das einst unter ihnen lief.

Ich vermied es, nochmals in die Stadt zu gehen, aus der wir vor Jahren geflohen waren. Das dortige Rabbinerkollegium hatte mir noch immer einen bitteren Geschmack im Mund hinterlassen. Ohne Zweifel waren sie inzwischen nicht zugänglicher geworden, zumindest nicht mir gegenüber... Außer den römischen Trupps, die alles kontrollierten, was ein weißes Gewand trug, hemmte mich irgend etwas, die Tore von Nemesus[1] zu überschreiten. Es war, wie wenn auch jetzt wiederum das Wort des Kristos sich zunächst in die Herzen der kleinen Leute auf dem Land einprägen sollte, bevor es in das Bewußtsein der Mächtigen eindringen konnte.

»Ihr befragt mich oft über das Reich«, sagte eines Tages der Meister auf den Hängen zu uns, die sich über der blauen Fläche des Sees Tiberias erhoben, »doch wißt ihr, was ein Reich und was ein König ist?

Ein Königreich ist nach dem Willen meines Vaters die Inkarnation der Gruppenseele eines ganzen Volkes. Es ist das Widerlager, die Verlängerung seiner Hoffnungen und der Notwendigkeiten, die es durchleben muß. In Wirklichkeit ist es nicht der König[2], der über es herrscht, sondern die Masse der Menschen, die es bewohnen und ihm Leben geben. Diese Masse ist es, die den König so schafft, wie er ist, die von ihm fordert, ohne daß sie es wüßte, es dasjenige erleben zu lassen, was es erleben muß, die ihn so formt, daß er den Weg frei macht, den es beschreiten muß. Wahrlich, ich sage euch, jeder Mensch, der glaubt, ein Volk zu führen, ist immer Diener dieses Volkes. Er ist das Medium, durch das sich das Gesetz der Gewaltenteilung und der Gleich-

---

1 Das heutige Nîmes.

2 Unter »König« ist jeder oberste Repräsentant eines Volkes zu verstehen.

berechtigung ausdrücken müssen. Er ist das Band, durch das Männer und Frauen die tausend Möglichkeiten ihres Fortschreitens annehmen oder verwerfen. Der König nährt sich von den Gedanken seines Volkes. Er führt deren geheimnisvolle Pläne in das irdische Bewußtsein. Deshalb, meine Brüder, lädt jeder Mensch, der sich zur Regentschaft eines Königreichs aufschwingt, auf seine Schultern die Last der Vergangenheit der Bewohner und konfrontiert sie mit den Folgen ihrer Kleinheit oder ihrer Größe.

Das Reich meines Vaters ist nicht von dieser Welt. Doch seid gewiß, daß er sein Licht über alle Welten strahlen läßt. Deshalb ruft er alle Baumeister von Völkern auf, diese bis zu den ersten Strahlen der Sonne zu führen. Wißt schließlich, meine Freunde, daß das Schöne und das Gerechte inkarniert werden wollen. Laßt es nicht bloß Versprechungen sein, die unter anderen Himmeln Wirklichkeit werden sollen...«

Auf meinen langen einsamen Wanderungen kam ich allmählich zu der Überzeugung, daß die Schriften, die mir Joseph übergeben hatte, wohl ähnliche Gedanken enthielten, ja vielleicht ihre Ausbreitung im Lande Kal fördern sollten. Es waren sehr altertümliche Schriftzüge, und viele Zeichen unterschieden sich erheblich von denjenigen, die wir heute fließend zu lesen und zu gebrauchen pflegen.

Ich empfand solche Achtung vor ihnen, daß es mir nicht recht schien, den ganzen Inhalt kennenzulernen, ohne daß man mich dazu zuvor aufgefordert hätte. Allein dasjenige, was Joseph darüber in Kürze erzählt hatte, sowie auch die großen Linien, die er selbst für seinen Weg gewählt hatte, ließen mich zu dem Schluß kommen, daß dasjenige, was sie beinhalteten, mit einer Kraft ausgestattet war, die das Zusammenwachsen der Völker von Kal beschleunigen könnte, für sie ein gemeinsames, lichtdurchdrungenes Ideal schaffen könnte, in dem das kommende Bewußtsein schon vorgezeichnet war.

An einem kühlen Vormittag erblickte ich am Ausgang eines Dorfes mit strohbedeckten Steinhäusern drei Frauen, die kräftig ausschritten, wobei sie einen Esel mit sich führten, an dessen Flanken große Körbe befestigt waren. Sie waren nach der Sitte der Gegend in lange, erd- und honigfarbene Gewänder gekleidet, in Mäntel aus grober Wolle gehüllt, und ihr Haar war von einer Perlenschnur zusammengehalten.

Nachdem wir einander bis auf wenige Schritte nähergekommen waren, blieben wir stehen und musterten einander. Eine von ihnen hatte pechschwarzes Haar und eine so dunkle Hautfarbe, daß sie mich an die sonnenverbrannten Frauen aus dem

Lande Pha-ra-won erinnerte. Ich dachte nach: Es sprach zu mir, dieses ein wenig magere Gesicht mit den klaren Pupillen. Es war eines der Gesichter aus unserer Heimat, wie ich ihnen in den Gassen Jerusalems viele Male begegnet war, wie ich es tausendmal unter den Ölbäumen an der Seite des Meisters gesehen hatte.

Das Gesicht der beiden anderen Frauen war ein einziges Lächeln; hinter ihren Fältchen schien ein Azurblau auf und kleine Häuser mit flachen Dächern: der Name Bethaniens kam mir in den Sinn...

Nach einigen Augenblicken der Bewegung kreuzten sich die Arme über den Herzen, und eine Woge der Freude durchflutete uns. Es war ein Fest, eine neue Aufwallung von Hoffnung und Gewißheit.

Die dunklere von ihnen hieß Sarah. Sie berichtete mir, daß sie in Eile die heimatlichen Hügel von Judäa verlassen mußten. Ihr Tätigsein für den Meister hatte sie in größte Gefahr sowohl von Seiten der Römer wie auch von Seiten eines Teils des Volkes gebracht, das nicht begriff und sie der Gotteslästerung zieh. Nun setzten sie hier ihr Wirken fort, sie, die die Natur ihres Bodens zu einem Sauerteig machte... wenn die Menschen nur wollten!

Wir verbrachten den Tag gemeinsam unter einigen Bäumen abseits der Straße, und nur die Kinder und die Hunde aus den Dörfen, die in Scharen herbeigeeilt kamen, begleiteten unser trauliches Beisammensein. Wir hatten einander inmitten der Menge, die damals den Meister umgab, kaum wahrgenommen, doch lieferten uns heute die verstohlenen und verständnisinnigen Blicke, die wir damals austauschten, den Beweis, daß wir im Herzen eins und vom selben Willen beseelt waren.

Dann setzte jeder seinen Weg fort, den Blick wieder ein wenig mehr von Frieden erfüllt als am Tag zuvor, die Frauen zu den benachbarten Dörfern, ich in Richtung Westen, wo ich, wie sie mir gesagt hatten, Miriam von Magdala würde finden können. Die Auskünfte waren freilich vage. Die Frauen hatten von ihr von einer Händlerkarawane aus dem Nordwesten gehört. Man hatte ihnen von dem großen Ruf einer Frau berichtet, die ihnen ähneln sollte und die tief in den Hügeln und Wäldern lebte.

Indes befielen mich auf den Wegen, die in die ersten Berge hineinführten, Zweifel an der Richtigkeit meiner Entscheidung. Hatte es einen Sinn, dorthin zurückzukehren, von wo wir gekommen waren, den Weg noch über den Großen Riss hinaus fortzusetzen? Welchen Zweck konnte es haben, ein Land in allen Richtungen zu durchqueren, wenn nicht ein fester Plan jeden unserer Schritte lenkte? Nein, ich durfte nicht vor demjenigen fliehen, was wie Einsamkeit aussehen konnte. Es gab keine Einsamkeit, wenn man seinen Platz gefunden hatte. Es gibt keine Einsamkeit für denjenigen, der die Bescheidenheit hat, die Rolle anzunehmen, die ihm das Leben zugedacht hat, der alles Handeln vermeidet, was nur der Befriedigung des Stolzes dient.

Ich zog mich einige Zeit in eine Schäferhütte zurück. Ich brauchte ein wirkliches Licht, nicht jenes trügerische, das das Fleisch hervorbringt, wenn es sich anschickt, nachzudenken.

Als ich die niedrige Tür der Hütte öffnete, gab ich mir selbst das Versprechen, sie erst dann wieder zu verlassen, wenn mir eine Fackel unbeirrbar leuchten würde, die Fackel meines wirklichen Weges.

Den Adern der Erde zu folgen, war bisher die unumstößliche Leitlinie all unseres Wanderns und Verweilens gewesen. Die Schwierigkeit lag darin, zu erkunden, ob diese Kraftlinien meine Gegenwart in der Weise akzeptierten, wie es mein Wille verstand.

Als ich die Hütte aufsuchte, hegte ich die heimliche Hoffnung, dort ein Zeichen des Meisters zu empfangen oder die ausgestreckte Hand eines unsichtbaren Bruders vorzufinden. Ich hatte damit freilich meine Hoffnungen nach außen gerichtet, statt zu versuchen, auf dasjenige zu lauschen, was offenbar in den Grund meines Herzens eingeschrieben war. Wie bei allen, die in der Stunde der Entscheidung in sich gehen, drohte sich ein Gespinst geistigen Nebels auf mich zu legen.

»Die innere Schau«, wurde uns bei unseren Übungen hinter den hohen Mauern des Karmel immer wieder gesagt, »muß eine Tätigkeit des Herzens sein. Andernfalls ist es das urteilende Denken, das seinen Willen durchsetzt... Und dieser Wille hat keine Liebe; er zergliedert, er teilt nach den Normen einer Zeit und einer Moral ein und legt sich Gründe zurecht, die einer gelassenen Entscheidung nur im Wege sind.«

Es blieb mir eine Pforte, diejenige des Vertrauens. In diese Pforte trat ich schließlich ein, von der Überzeugung getragen, daß mein erster Antrieb richtig gewesen war.

»Es ist eigentümlich«, murmelte ich im Halbdunkel der Hütte, in der es köstlich nach Stroh duftete, »daß der menschliche Geist so gerne seine ganze Kraft darauf verwendet, mit sich selbst zu spielen. Es gibt in uns einen gescheiten Mechanismus, einen hartnäckigen Reflex, der uns an komplizierten Erörterungen, daran Gefallen finden läßt, Begriffe und Worte zu verdrehen, um daraus Vorwände, Entschuldigungen oder Rechtfertigungen zu destillieren.

Haben wir Angst vor dem Einfachen?«

Ich machte mich nun unter den Bäumen schneller, als ich es zuvor gedacht hätte, wieder auf den Weg. Unter den Kastanienbäumen mit dem noch zarten Laub und im Schatten mächtiger Kiefern schritt ich rasch voran. Ich hatte keine weiteren Hinweise als die Namen einiger Burgdörfer, die sich mir wie Marksteine einprägten, denen ich mich nicht entziehen konnte. Weiter nichts. Die meisten Orte, an denen ich vorbeikam, waren befestigt. Zwischen Steine waren vom Feuer geschwärzte Holzpfähle gesetzt, die sich zu unüberwindlichen Palisaden erhoben. Nach ihrem Vorbild umgaben sich auch die Menschen, die dort lebten, mit einem rauhen Panzer. Mehr als diejenigen, mit denen ich bisher ein wenig von meinem Dasein geteilt hatte, liebten sie den Kampf und den Wein, ohne viel darüber nachzudenken, was ihrem Leben Atem gab. Es genügte ihnen, regelmäßig an den Riten teilzunehmen, die die Priester der Gegend abhielten, und sich einigen abergläubischen Überzeugungen zu unterwerfen, um ein ruhiges Gewissen zu haben. Ihre natürliche Trägheit und die ruhige Souveränität ihrer Priester hatte offenbar ihre Seelen zu Ödland verkommen lassen. Hier herrschte das Gesetz des Stärkeren. Man pflegte hier eine Lebensauffassung, die eigentümlich an eine Gebrauchsanleitung für eine bestimmte Auffassung von Glück erinnerte, und die eine gewisse Gleichgültigkeit gegenüber den Gefilden des Ewigen mit sich brachte.

Für diese vergessenen Völker in den Tiefen ihrer Wälder war das Universum geschlossen, fertig und bis in die kleinsten Einzelheiten geregelt. Es genügte bei ihnen, die religiösen und sozialen Gepflogenheiten zu achten und zu wahren, um sich später des Reiches des Lichtes gewiß sein zu können, in dem unermeßliche Herden weideten. So erwarben sie ihren Anspruch auf die Ewigkeit. Die Dinge waren so, weil das Gesetz es vorschrieb. Als ich es unternahm, ihnen das Wort des Meisters zu überbringen, hatte ich keine Vorstellung davon, wie völlig fremd ihnen die Vorstellung einer Seele war, die ihrer Vervollkommnung entgegenwandert.

Zweifellos besaßen diese Männer und Frauen im Grunde ihres Herzens nicht weniger Güte und Licht als viele andere, doch stellte ihnen die Schönheit eines Herzens, das sich läutert, neue Fragen, auf die sie keine Antwort hatten.

Sie kamen mir wie Steinblöcke vor, die ein Steinmetz mit groben Schlägen behauen mußte. Ihre Priester, untersetzte Gestalten, deren Schultern mit Tierfellen bedeckt waren und die ihr langes Haar hinten zu einem Schweif gebunden hatten, begegneten mir sehr kühl. Die Lehre, die der Kristos uns weitergeben ließ, verlangte von demjenigen, der sie als Möglichkeit empfing, daß er zunächst die Kruste seiner Seele als eine Realität betrachtete. Dies war zuviel von ihnen verlangt. Wenn man die Ruhe eines Herzens und das Fundament eines Bewußtseins erschüttert, bevor es an der Zeit ist, schlägt einem nichts als Ablehnung und Gewalt entgegen.

»Nehmt einen Schleier weg, wenn sich ein Zipfel davon lüftet«, hatte man uns gelehrt, »doch zerreißt ihn niemals!«

Nach den Wäldern folgten die wüstenartigen Landstriche steiniger Hochebenen, und ich folgte endlos scheinenden Pfaden zwischen Ginsterbüschen, die von Ochsenkarren gebahnt waren. Immer wieder überholten mich römische Boten, manchmal auch Jäger mit langen Zöpfen, die sich nach dem Woher und Wohin erkundigten. Ich konnte mich von nichts anderem nähren als gelegentlichen Gaben, die man mir für die gelegentliche Versorgung von Kranken in den Dörfern zukommen ließ. In dieser Jahreszeit war in der Natur wenig zu finden. Sie schenkte mir nichts als die Schönheit ihrer Blüten, die manchmal die Landschaft meilenweit mit einem hübschen weißen und roten Teppich bedeckten.

Schließlich gelangte ich in eine Gegend, in der das Wasser und die Erde sich für alle Zeiten miteinander vermählt zu haben schienen.[1] Es war ein riesiger Wald, der ockerfarbene Felsen und ganze Hügelzüge mit markantem Relief bedeckte; eine Vielzahl teilweise sehr breiter Flüsse wanden sich durch diese Gegend und verloren sich irgendwo. Es war für mich ein Schauspiel von unerhörter Schönheit. Es war ein unendlich köstlicher Anblick, die berauschende Empfindung eines jungfräulichen Landes, das von intensivem Leben erfüllt war.

Nachdem ich einen Vormittag gewandert war, begriff ich, daß sich hier Sumpf an Sumpf reihte, und daß ich sehr lange brauchen würde, um zum nächsten Ort zu gelangen, dessen Namen man mir genannt hatte.

Ich entdeckte einige Hütten aus gelben Steinen, aus denen ein feiner weißer Rauch aufstieg. Sie waren bewohnt von einem Mann in einem langen Fellgewand und seiner Frau. Einige Schweine und Hühner wühlten in einem übelriechenden Schlammloch unweit ihrer Behausung. Weil die Leute wohl meine Erschöpfung bemerkt hatten, nahmen sie mich mit großer Freundlichkeit auf, während sie mich in einer schwer verständlichen Sprache davon abzubringen versuchten, in den Ort zu gehen, dessen Namen ich wohl recht ungeschickt ausgesprochen hatte.

[1] Das spätere Perigord, das damals wasserreicher war als heute.

Wider alles Erwarten und nach einem endlosen Palaver bei einer Art Brühe aus Kastanienmehl erfuhr ich, daß es ein Gerücht gab, nach dem eine fremde Frau sich hier in der Gegend niedergelassen hatte. Dies war jedoch schon zwei Jahre her, und sie wußten auch nicht, ob es überhaupt wahr war. Auf alle Fälle, bekräftigten sie mir mit umständlichen Gesten, war es noch sehr weit... es sei denn, wie der Mann meinte, ich hätte ein Boot. Wie er glaubte, wohnte die Frau an einem Fluß.

Im Vertrauen auf diese Auskünfte erholte ich mich einige Tage bei ihnen und half ihnen dafür bei der Arbeit auf ihrem Acker. Dann folgten wieder lange Märsche durch den Wald. Ich wählte einen Weg längs der Hügelkämme. Vielleicht könnte ich von dort aus schneller den großen Fluß erkennen, den ich zu finden hoffte, und ich würde zugleich den Morast der tief eingeschnittenen kleinen Täler vermeiden. Nachdem ich einige feuchte Nächte in behelfsmäßigen Unterkünften verbracht und in Eile einige Dörfer durchquert hatte, entdeckte ich die weiten Mäander desjenigen, was ein Fluß sein konnte.

Er ähnelte einem majestätischen silbernen Band, das sich am Fuß eines sonnendurchglühten Felsabbruchs dahinwand. An verschiedenen Stellen teilte er sich in mehrere Arme und bildete Inseln, auf denen hohe Bäume standen. Am Horizont, wo die Berge sanfter wurden, zeigten sich weiße, flatternde Wimpel. Hier mußte ein großes Dorf sein, das mein nächstes Ziel sein sollte.

Ich erreichte es nach einer weiteren Tageswanderung, und ich sah, daß sein Kernstück, ja zweifellos der Grund seiner Existenz eine gewaltige Brücke war. Niemand nahm Notiz von meiner Ankunft, denn in den Straßen war ein Fest in vollem Gange. Es gab einen Markt, der sich über den ganzen Ort zu erstrecken schien, und eine zahlreiche Menge schob sich an den Waren vorbei, die meist am Boden ausgelegt waren, und die Menschen sangen zum Rhythmus einer riesigen Trommel und kleiner, hell klingender Glöckchen.

In einiger Entfernung von mir erkannte ich schließlich über den Köpfen das schwarze Bildnis eines Stiers, der auf einer schwankenden Plattform getragen wurde. Die Hörner waren golden bemalt, und diejenigen, die den Mittelpunkt der Prozession bildeten, zweifellos ein Priesterkollegium, hatten das Gesicht mit einem großen roten Schleier bedeckt. Sie hatten ein martialisches Aussehen, und die fröhlich singende und gestikulierende Menge bildete einen scharfen Kontrast zu ihnen.

Es war das Fest des At, eines der Schöpfergötter, sagte man mir.

Man feierte bis spät in die Nacht, und ich wurde unter dem Dach einer Scheune köstlich bewirtet.

»Nein, nein«, hörte ich am nächsten Morgen auf meine Frage nach einer fremden Frau, die hierhergekommen sein sollte... »Nein, es gibt hier keine solche Frau, nicht an diesem Fluß.«

Die Menschen aus dem Dorf, an die ich mich gewandt hatte, waren sich einig. Man hatte hier eigentlich nie von einer solchen Frau reden hören. Am anderen Fluß aber, ja, das könnte sein... Es ging einmal das Gerücht von jemandem, der mit den Göttern der Natur sprach und seltsame Öle zubereitete!

Ich war mir sofort sicher, daß es sich dabei nur um unsere Schwester von Magdala handeln konnte.

»Der andere Fluß« kam wiederum nach einem weiteren Tagesmarsch in Begleitung eines gutmütigen Mannes in Sicht, der einen mit Getreide beladenen Esel mit sich führte. Als wir uns seinem Ufer näherten, wurde der Wald noch dichter; er roch köstlich nach Erde und wilden Essenzen, die mit dem Lebenssaft des Himmels und der Erde befrachtet waren. Die Bäume schienen unter den Moosen und Flechten tausend Jahre alt zu sein, und an manchen Stellen verschwand unser Pfad unter dem dichten Gewirr des Laubes und der Äste, die wie Schlingpflanzen miteinander verflochten waren. Mein Begleiter, der wußte, was mein Ziel war, führte mich nach einigen Tagen zu einem kleinen baufälligen Steg, der ziemlich weit aufs Wasser hinausführte. An seiner Seite hatten sich seit Monaten zersplitterte Baumstämme aufgetürmt.

»Sieh!« sagte der Mann, indem er mit dem Finger auf einen Gegenstand inmitten dieses Gewirrs wies.

Inmitten der Rinden und des modernden Laubs erkannte ich eine Art Kahn oder mehr ein Floß, das schon halb zerfallen war.

»Es diente früher zum Fischfang, doch kannst du es nehmen!«

So trug mich nun der Fluß in diesem Frühling dahin, in dem Fragen und Gewißheiten einander abwechselten. Wieder einmal erwies sich das Vertrauen als die große Meisterin des Tuns, indem es mir dieses Geschenk machte. Ich weiß nicht, wieviel Zeit ich auf meinem Fahrzeug zubrachte, das ich notdürftig mit starken Zweigen und Farnwedeln seetüchtig gemacht hatte. Mit Hilfe einer Stange konnte ich es mehr schlecht als recht um die Flußbiegungen lenken. Einige kleine Weiler zogen an diesen wilden Ufern an mir vorbei. Die meisten Hütten waren aus Lehm und flachen Steinen gebaut. Sie schienen ebenso für Rinder oder Schweine wie für die Menschen gebaut zu sein. Einige wenige waren richtige Festungen auf Felsen, die hoch über das Wasser aufragten. Dort gab es mehr Menschen, und an einem dieser

Orte erhielt ich schließlich die Auskunft, die meine aufs Geratewohl begonnene Reise zum Ziel führen sollte.

»Ja«, schrie mir von seinem befestigten Vorwerk aus ein in Leder gekleideter Mann zu, der einen Bogen in der Hand hielt, »es kann sein, daß diejenige, die du suchst, sich eine Meile von hier befindet. Halte nach dem Felsen Ausschau, der wie eine Insel in einem Flußarm steht!«

Als mein Gefährt an dem Ort anlangte, den er mir beschrieben hatte, war es beinahe Nacht. Ein großes knisterndes Feuer brannte vor der Felswand und ließ im Halbdunkel die schwarzen Öffnungen einiger Höhlen tanzen.

»Wenn es der Wille des Kristos ist«, murmelte ich, »werde ich ihm hier weiter dienen...«

# II. Die Ölgrotte

Miriam von Magdala trug noch immer das weiße Gewand. Mehr als je zuvor hingen ihr die langen roten Strähnen ihres zerzausten Haars über das Gesicht. Als ich nach einem gefahrvollen Aufstieg über Strickleitern an der Felsflanke neben ihr stand, erkannte sie mich sofort und kreuzte die Hände zum Zeichen des Grußes vor der Brust.

»Simon... hätte ich je daran zweifeln können, daß du kommen würdest!«

Ich fühlte mich ein wenig unsicher, schmutzig und zu sehr damit beschäftigt, meinen Atem zu beruhigen, als daß ich etwas hätte sagen können.

Als ich schließlich einige Schritte auf sie zuging, bemerkte ich, daß auch sie nicht wußte, was sie sagen oder tun sollte. Ich glaube, daß wir alle beide in diesem Augenblick den Versuch aufgaben, diesem Wiedersehen irgend etwas hinzuzufügen: Es genügte, daß es solche Begegnungen gab, ohne Warum, ohne Kommentar und Erklärungen... und man würde dann schon sehen. Es gab in dieser Felsnische hoch über dem Wasser keine Miriam von Magdala und keinen Simon, sondern einfach zwei Seelen, die sich wiedergefunden hatten, zwei Seelen, die in sich noch dieselben Bilder von denselben Gassen von Kapharnaum trugen.

»Miriam...« brachte ich schließlich hervor.

»Ich weiß«, unterbrach sie mich sogleich.

»Sie hat mich vor einigen Nächten besucht, als Neumond war. Es ist gut, daß du hierher gekommen bist... Sie hat dich geführt.«

Ihre Stimme drang tief in mein Herz. Es war eine wohlklingende, außerordentlich warme Stimme, in der doch auch jene Rauhheit mitschwang, die den Bergen unserer Heimat eigentümlich war.

Ich stellte keine Fragen mehr. Es genügte mir zu wissen, daß das Geflecht weitergesponnen wurde, daß der Faden nicht gerissen war.

»Ich bin nun gerade zwei Jahre hier«, sagte Miriam. »Ich bin weite Wege gegangen, und dieser Ort schien mich zu einer noch weiteren Reise zu rufen.«

Sie nahm mich am Arm und führte mich durch eine Reihe von Höhlen unterschiedlicher Größe. Manche waren natürlichen Ursprungs, andere von Menschenhand ausgehauen, doch fielen alle fast senkrecht zum Fluß ab, der sich in der Tiefe dahinwand. An einigen Stellen gelangte man von der einen Höhle zur anderen über massive Holzstege und Seilbrücken, die den Abgrund überspannten. Das Ganze bildete eine improvisierte Architektur, bei der sich der menschliche Erfindergeist in großartiger Weise mit den natürlichen Gegebenheiten verbunden hatte.

Nach einer Weile bemerkte ich schließlich, daß wir nicht alleine waren. Etwa ein Dutzend Männer und Frauen waren Zeugen meiner Ankunft, unseres Wiedersehens gewesen. Sie waren schweigend im Hintergrund geblieben, machten sich aber jetzt bemerkbar, indem sie Miriam um Auskunft baten, und ihre Augen hefteten sich auf mich. Ihre Kleidung verriet, daß sie aus dem Lande Kal stammten: Sie trugen weite Tuniken aus Leder und Wolle. Ihr Haar hing auf ihre Schultern herab und war flüchtig zu langen Zöpfen geflochten.

Wir blieben am Eingang einer der größeren Höhlen stehen. Auch von ihr führte eine Art Brüstung über den Fluß hinaus. Dort knisterte das große Feuer, das ich vorher wahrgenommen hatte. Es schien, daß man hier einen ganzen Baumstamm verbrannte, dessen Feuerschein bis auf das Wasser reichte.

Die Nacht war nun endgültig angebrochen, und die Zweige, die man kreuz und quer in die behelfsmäßigen Brüstungen gesteckt hatte, machten den Ort noch wilder, noch geheimnisvoller. Unzählige Fledermäuse segelten durch die Luft, und wenn nicht einige Frauen anwesend gewesen wären, die an großen Kesseln über der Glut hantierten, hätte ich glauben können, irgendwo an einem Ort zwischen Himmel und Erde zu schweben.

»Diese Menschen hier haben all dies gebaut«, sagte Miriam, indem sie auf ihre Gefährten wies. »Sie mußten lange genug zusehen, wie man ihre Eltern in den Tälern umgebracht hat. – Hast du nicht das einzigartige Licht bemerkt, das von diesen Felsen ausgeht?« fügte sie hinzu, »man kann es kaum übersehen. Wegen dieses Lichts wollte ich hierbleiben. Dies zeigt, daß es zu den Herzen sprechen will. Es ist das heilige Zeichen, das zu suchen der Meister uns immer aufgefordert hat. Es ist nicht auf den Willen der Menschen oder die Riten ihrer Priester angewiesen. Es ist ein Angebot der Natur, und ich begreife es jetzt wie eine von ihnen. Auch sie haben wie der Fels, oder vielleicht wegen des Felsens ein gewisses Licht an sich, das nicht trügt … und deshalb wollte ich sie lehren, damit auch sie zu uns gehörten …

›Zu uns...!‹ Wenn der Meister bei uns gewesen wäre, wie hätte er dieses Wort gerügt! Welch eine schlimme Angewohnheit, trennen zu wollen!

Immer noch dieser alte Reflex, der uns zwischen »uns« und »den anderen« unterscheiden läßt und der so deutlich macht, daß wir in unserem Innern die Dualität noch längst nicht überwunden haben.

»Unaufhörlich wiederhole ich für mich selbst, Simon, daß es nur *eine* Familie gibt. Verstehst du das?«

Ich konnte nicht antworten. Es schien mir, daß ich nur Banalitäten sagen konnte angesichts des gewaltigen Traums, aus dem die Menschheit erwachen mußte, des Traums der widerstreitenden Anschauungen und der trennenden Worte.

»Die Unseren, die Euren...!« brachte ich schließlich hervor. »Kristos selbst spricht nicht von ›den Meinigen‹, denn wenn seine Kraft in uns wohnt, dann lebt er in jedem von uns in seiner Totalität. Man erkennt ihn sogar noch im Gras, das am Wegrand wächst!«

Wir setzten uns einige Schritte vor dem Feuer zusammen auf einen Stein, und eine kleine rundliche Frau mit lebhaften Augen reichte uns eine volle Schale Suppe, die sie mit einem riesigen Holzlöffel schöpfte.

»Miriam«, sagte ich nun, »ich kenne den tieferen Grund meines Kommens nicht... Ich kann dir nur dasjenige, was ich bin, nach deinem Wunsch anbieten...«

Ein strahlendes Lächeln erfüllte das ganze Gesicht Miriams, und sie setzte ihre dampfende Schüssel auf den Boden.

»Ich kenne den Grund, Simon. Wenn deine Kraft zur Verfügung steht, sollst du mir helfen, die in diesen Menschen und in diesen Felsen schlummernden Fähigkeiten in eine ganz bestimmte Richtung zu lenken.

Schon in meiner frühesten Kindheit war ich erschüttert über die Zahl der Menschen, die an ihrem Fleisch leiden, und die nicht weniger große Zahl der Seelen, die sich selbst quälen.

Ich konnte erst dann in das Geheimnis dieser Dinge eindringen, als die Brüder von Essania mich über die Natur der verschiedenen Stoffe unterrichteten, aus denen der menschliche Körper besteht, und auch über die Art, wie die meisten dieser Stoffe, die unserem Auge entgehen, miteinander in Wechselwirkung stehen.

Als der Meister in mein Leben trat, entdeckte ich gewisse Elemente, durch die die Kunst, die die Alten unseres Volkes mich gelehrt hatten, vervollkommnet werden konnte: die Kunst der Herstellung von Ölen und Balsamen.

Durch diese Kunst, Simon, habe ich es erlebt, daß der Mensch, dessen Seele zu erstarrt ist, als daß sie beten könnte, schließlich beten lernt, und ich habe gesehen, daß die Gabe des Öls auch die härtesten Panzer sprengen kann.

Wie ich selbst dieses Wissen empfangen habe, so muß ich es jetzt auch weitergeben. Als ich vor zwei Jahren in einem kleinen Boot an diesem Felsen ankam, vernahm ich in meiner Brust eine Stimme, die etwa folgendes sagte: ›Miriam, hier wird es sein ...‹

Heute ist dasjenige, was du hier siehst, dabei, ein Bethsaid zu werden.

So lange hat es gedauert, bis ich diese Männer und Frauen unterwiesen hatte, und bis ich wieder all die Öle zubereitet hatte, mit denen ich bei uns arbeitete.

Nunmehr sind wir bereit, jetzt muß sich alles verwirklichen. Doch komm, ich will dir etwas zeigen ...«

Miriam erhob sich entschlossen und ging auf einen Felsabsatz zu, der sich wie ein an die Wand gehefteter Steig ausnahm. Es herrschte dichteste Finsternis, und ich konnte die Hängepflanzen nicht wahrnehmen, die vom Fels herabhingen und mir über das Gesicht streiften. Der Weg war nicht weit, und bald erblickten wir eine knisternde Fackel, die in eine Vertiefung in der Felswand gesteckt war.

Sie verbreitete einen beißenden Geruch und zeigte den Eingang zu einem Raum an, der direkt in den Fels eingehauen war. Miriam nahm die Fackel in die Hand, schlug einen schweren Vorhang zurück, und wir traten ein. Ein schwerer Duft hüllte uns ein. Ein intensives Leben war hier gegenwärtig, in dem die tausend Manifestationen der Natur pulsierten.

»Siehe«, sagte Miriam, indem sie mit der Fackel ringsum zeigte, »es sind schon mehr als fünfzig!«

Der Raum war nicht groß, doch standen überall kleine irdene Krüge und Steingefäße, die teilweise mit Wachs verschlossen waren.

Miriam übergab mir jetzt die Fackel und hob vorsichtig den Deckel eines der Gefäße, um mich den Inhalt riechen zu lassen. Im Schein der Flamme sah ich eine goldgelbe Flüssigkeit von fast honigartiger Konsistenz. Ihr entströmte ein intensiver Geruch, der etwas Unbestimmbares und Verzauberndes hatte, ein Aroma, das mich in meiner Erinnerung in die Gassen meiner Heimat versetzte. Flüchtig tauchten verlorene Geheimnisse wieder auf, und vergessene Düfte wurden wieder lebendig.

Miriam von Magdala tauchte die Spitze eines Fingers ein und verrieb ein wenig von dem Balsam mit einer langsamen kreisenden Bewegung auf meinem linken Handgelenk.

»Dieses Öl, Simon, ist für mich das Wasser des Äthers. Es ist das bergende Gefäß der Lebenswelt, die jede Manifestation unserer Welt nährt.

Die Pflanze, die die Grundlage dieses Öls ist, verleiht ihm ein wenig von seiner Seele und von der Seele der Erde, auf dem sie wuchs. Die Vermählung dieser beiden Seelen ist es, die ihm dieses Aussehen gibt. Was die Pflanze von ihrer eigenen Seele gibt, nimmt sie aus demjenigen, was die Sonne an Schwerem hat; was sie von der Seele der Erde anbietet, sammelt sie von demjenigen, was die Erde an Leichtem hat.

Jedes Öl ist das Ergebnis eines solchen Austausches. Deshalb ist es schwer und flüssig zugleich, weil es dasjenige vereint, was man sich zu einfach als gegensätzlich vorstellt. Es ist im Grunde nichts anderes als das Angebot der Vereinigung, ein Kelch, der es den Welten erlaubt, einander zu durchdringen …, damit daraus ein großer Strom wird, der sie alle durchfließt!

Man muß freilich wissen, Simon, was man in diesen Kelch gibt. Genau hier beginnt die große Kommunikation mit der Natur. Die Sprache der Liebe, die man mit dem dichten Leib des himmlischen Vaters pflegt, erlaubt allein das Verständnis der Besonderheit der Lebensseele, die jeder Pflanze eigentümlich ist, die man hineingibt. Hier ist die Wurzel des Verständnisses, das ich hier wieder zum Blühen bringen möchte.

Deshalb muß hier eine Gemeinschaft von Männern und Frauen entstehen, die bereit sind, alles hinzugeben, um die Schwere der Menschheit leichter zu machen. Dem Wort des Meisters ist auch dieser Weg angemessen … Willst du mir helfen, Simon?«

Ich fühle noch heute die Freude, die diese Frage in mir aufwallen ließ.

»Brauchst du wirklich eine Antwort, meine Schwester?« rief ich laut, »du weißt es schon …«

So faßte ich also den Entschluß, hier meinen Beutel niederzulegen. Ob für ein Jahr oder für zehn Jahre, spielte keine Rolle. Wichtig war nur, daß man immer zum Aufbruch bereit war. Die Revolution der Bewußtseine und der Körper – nichts anderes wollten wir. Das Öl, wie es Miriam von Magdala in ihrem Herzen wahrnahm, mußte durch die vielen Bearbeitungen, denen sie es unterzog, zu einer eigenen Entität werden, die mit der Kraft der Verwandlung begabt war.

Ich hörte ihr oft stundenlang in Gesellschaft derjenigen zu, die sie methodisch unterwies. Sie sprach vom Öl als einem Ei, das schlüpfen wollte, und dessen Entstehung, Sublimierung und verschiedene Daseinsebenen man sich klarmachen mußte. Wenn sich die Gelegenheit bot, verglich sie es immer wieder mit dem Kristos.

»Ich spreche von dem Großen Öl«, sagte sie, »von demjenigen, das zu erzeugen uns noch nicht gelungen ist. Meine Brüder, ihr seht, daß wir noch im Stadium *der* Öle sind; dasjenige, das ich den Menschen um der Liebe des Meisters willen anbieten will, wird alle anderen Öle vereinigt in sich tragen und zusätzlich etwas anderes, etwas unendlich Leuchtendes; es wird der Kristos der pflanzlichen Welt sein. Es ›wird‹ sein, aber ich weiß auch, daß es schon ›ist‹. Wir müssen ihm nur helfen sich zu offenbaren, indem wir uns an den Grund unseres Herzens wenden. Das Herz wird den Boden bereiten.

Glaubt mir, der Kristos der Pflanze ist der Verbündete des Kristos der Menschen. Jedes Bewußtsein ist die Fortsetzung eines vergangenen wie auch der Keim eines künftigen Bewußtseins. Es kommt nur auf die Ebene an, auf der sich die Essenz der Sonne selbst verdichtet.«

Eines Tages, als wir gerade dabei waren, Steinmauern zu errichten, um den Zugang einiger unserer Unterkünfte besser vor dem Wind zu schützen, trat Miriam zu mir, um mir beim Kneten des Lehms zu helfen, mit dem wir die Lücken in der Wand abdichten wollten.

»Ich möchte über so vieles mit dir reden, Simon, doch weiß ich nicht, ob Zeit dafür ist. Das Volk von Jerusalem hat so viel über mich geredet. An manchen Tagen gab es so viele Gerüchte in den Straßen ...«

»Keiner von uns hat daran geglaubt, Miriam. Es genügte uns, dich so oft an der Seite des Meisters und seiner Mutter zu sehen ...«

»Ich gebe gerne zu, daß meine große Unabhängigkeit die Situation nicht vereinfacht hat. Wenn es mir gelang, Aufnahme bei den Schwestern des Feuertempels zu finden, geschah dies entgegen dem Willen meines Vaters Joseph. Bei ihnen habe ich im Laufe der Jahre die Balsame und die Duftöle lieben und schließlich zubereiten gelernt. Du weißt, daß bei uns die Frauen nicht das Recht hatten, sich lange mit diesen Dingen zu befassen. Doch weiß ich nicht mehr, wo ›bei uns‹ ist, und ich glaube auch nicht, daß die Zeiten noch dieselben sind wie einst.

Ich frage mich manchmal sogar, ob es das Volk von Essania überhaupt noch gibt. Neben ihrer Sorge um ihre Reinheit errichteten sie noch eine weitere Mauer, ihren Namen, der so wenig von dieser Welt war, und dies war zuviel.

Erinnerst du dich, wie einige von uns dem Meister Vorwürfe machten, weil er ihr Gedankengebäude erschütterte? Er wollte nicht unserem Volk angehören, er wollte überhaupt keinem Volk angehören.

Warst du an dem Tag dabei, als er den Römern gegenüber ausrief: ›Ich gehöre allen Völkern an, und meine Bleibe ist in jedem eurer Herzen!‹ Auch einige von uns brachen dabei in offenes Gelächter aus!«

So redete Miriam, während sie den Lehm kraftvoll knetete. Hinter dem Strom ihrer Worte bemerkte ich eine Kraft, die ich nie in ihr vermutet hätte.

»Ich glaube, daß ich dir ein wenig vom Tempel des Feuers erzählen muß«, sagte sie schließlich halblaut, »versprich mir aber, erst dann über diese Dinge zu sprechen, wenn wieder eine Seite umgeblättert wird.«

Ich legte meine Rechte auf mein Herz.

»Wir waren nicht viele im Tempel. Der unsere war in den Bergen am Ausgang von Jerusalem verborgen, und man erlaubte uns nicht, vor unserem dreizehnten Lebensjahr einzutreten.

Es waren nur Frauen zugelassen, denn, wie diejenigen bekräftigten, die uns lehrten, nur Frauen bildeten eine dauerhafte Brücke zwischen der Welt der Lebenskräfte und der unseren. Nur Frauen, sagte man uns, waren mit der natürlichen Fähigkeit ausgestattet, in jedem Augenblick ihres Lebens aus der Luft eine bedeutende Menge subtiler Energie zu schöpfen, ihr eine Richtung zu geben und ihre Asche bei jedem Mondwechsel auszuscheiden.

Diese Fähigkeit allein genügte, aus der Frau ein sensitives Wesen zu machen, ein Land des Austausches zwischen dem Reich der Lichtfluten und der Welt der Formen zu schaffen.

Zu diesem Zweck lehrte man uns, unser Herz zu öffnen, um in ihm unaufhörlich die Anwesenheit des Ewigen zu empfangen. Die Lampe in unserer Brust weitete sich dabei, und wir konnten nur mehr Freude ausstrahlen ... Die Alten, die dies wußten, nannten uns ›die Töchter der Freude‹.«

»Ich kenne diesen Namen, Miriam. Der alte Zerah, der mein Führer in meiner Kindheit war, sprach ihn häufig aus. Für ihn bezeichnete er einige unserer Schwestern von den Sternen[1], deren Schemen uns manchmal besuchen. Zerah sagte immer, daß diejenigen, die verstanden hätten, nur mehr Worte der Freude sprechen konnten, und sie fortan keines Schutzwalls mehr bedürften.«

Miriam ließ sich auf die Knie nieder und begann, ihre Hände mit Wasser aus einem Krug zu reinigen:

---

[1] Ischtar oder Mond-Sonne.

»Ich habe darüber nichts gelernt«, sagte sie, indem sie ihren Blick in meinen senkte, »doch habe ich gelernt, daß der Körper einer Frau in ganz besonderer Weise befähigt sei, Kräfte zu verdichten, die den Stoff öffnen und metamorphosieren könnten ... Zum Beispiel den Stoff von Ölen ...«

Eine gewisse Überraschung schien sich auf meinem Gesicht zu spiegeln, denn sie fuhr mit einem amüsierten Lächeln fort: »Nein, Simon, ich wurde nicht in irgendwelchen magischen Praktiken unterwiesen. Man hat mir einfach geholfen, die Liebe zu erkennen, die in einem Herzen ist, und sie mit den subtilen Gesetzen des menschlichen Körpers zu verknüpfen. Dies macht vielen Angst, denn der Körper ist ein Tempel, den man verachtet und ein Werkzeug, das allzuviele Baumeister des Ewigen verwerfen! Es ist eine Kraft, die man sich auch allzu menschlich vorstellt, während sie in Wirklichkeit die Fortsetzung der göttlichen Macht bis zu einem bestimmten Punkt ihrer Realisierung ist. Doch verzeih, Worte machen die Dinge oft nur komplizierter. Ich will dir sagen, daß wir zur Fertigstellung der Öle und Balsame, deren Herstellung uns die Alten lehrten, nicht nur die Beherrschung unserer Gedanken, sondern auch die Kontrolle unserer Gesten lernen mußten.

Der menschliche Körper hat ungeheure Kräfte in sich, die man erkennen und mit Liebe und Maß einsetzen muß. Damit diese Lebenskräfte mit ganzer Kraft wirken können, mußten wir bestimmte, streng abgemessene Tänze üben, die keine nach Befriedigung strebende Phantasie der Seele störte. Dies war auf diesem Gebiet die erste physische Verrichtung unserer Lehrzeit. Nachdem sich dann unserem Körper der heilige Gehalt dieses Tanzes eingeprägt hatte, lehrte man uns, dieselben Bewegungen in unseren Händen und Fingern zu wiederholen. Auch hier, Simon, war keine Abweichung von der Logik der vorgeschriebenen Gesten erlaubt. Dies fiel uns nicht schwer, denn wir wußten und fühlten, daß nichts Willkürliches an ihnen war.[1] Jeder unserer Finger ist die Manifestation der Eigenschaften des Ewigen. Dies gilt ebenso für bestimmte Zonen der Hand und des Handgelenks. Sobald man diese Zonen oder diese Finger in Beziehung zueinander setzt und sie die richtigen Zeichen aufführen läßt, beginnen sie die großen Lichtströme aufzufangen, die uns umgeben und die wir so selten sehen. Diese sind es nun und all die Liebe, die sie bewegt, die dem Öl letztlich seine regenerierende Kraft verleihen.

---

[1] Diese Praxis ist mit den östlichen Mudras vergleichbar. Ansatzweise ist sie auch in der christlichen Liturgie vorhanden.

Man lehrte uns auch, manchmal zusätzlich zu unseren Gesten einen Ring zu tragen, dessen Farbe und Lichtdurchlässigkeit entsprechend dem genauen Zweck des Öls ausgewählt wurden; dieses wurde schließlich den Bethsaids unseres Volkes angeboten. So arbeitete ich, Simon, bis zu dem Tage, an dem mir bewußt wurde, was das Herz des Meisters beseelte.

Heute, seit der Kristos in mir gesprochen hat, suche ich nun nicht nur ein einziges Öl, sondern auch die einmalige Geste, die alle anderen Gesten in sich schließt und transzendiert. Es gibt dieses Öl und diese Geste, denn irgend etwas in mir hat sie gesehen. Dieses Etwas hat sich aufgemacht, ihnen zu begegnen.«

»Miriam«, sagte ich, »glaubst du aber nicht, daß das Feuer, das aus dem Herzen allein kommt, viel heller scheinen kann als der reinste deiner Balsame?

Ich weiß, daß unser Volk immer Salben und Öle benutzt hat, um den Körper zu heilen und die Seele zu trösten; ist es aber, seit der Meister gesprochen hat, noch nötig, daß wir eine Kraft empfangen, die außerhalb des Menschenwesens und seiner Liebe ist? Weichen wir damit nicht noch der Vervollkommnung aus, die von unserem Herzen gefordert wird?«

Miriam von Magdala schloß die Augen und begann dann zu lachen, indem sie ihre langen Zöpfe in einer Hand faßte.

»Ich lache, Simon, weil ich glücklich bin zu sehen, daß er nicht umsonst gesprochen hat, weil ich so sehr an seiner Seite gehe, daß ich immer Schritt für Schritt sehe, wie tief die Fußstapfen sind, die er hinterläßt!

Auch ich habe mir diese Frage gestellt, mein Bruder, doch schien mir, daß wir, um nicht in die Netze der Trägheit der Menschen zu geraten, nicht aufhören dürfen, dem subtilen Wirken des Stolzes nachzuspüren. Man kann die Menschen nicht lehren, schneller zu gehen als ihnen eigentümlich ist. Wie groß ist heute die Zahl derer, die ihr Herz, von Liebe erfüllt, nackt, auf ihren Fingerspitzen vorzeigen können? Ich will denjenigen, die meinen Weg kreuzen, nicht ein Wesen oder ein Licht anbieten, das an ihrer Stelle spricht, sondern einen Dolmetscher für bestimmte Worte, die sie noch stammeln, einen Stab, auf den sie sich stützen können, der ihnen aber nicht die Aufgabe abnimmt, weiterzugehen. Meine Öle sind für viele die einzige Sprache, die sie lernen und verstehen können. Sie werden immer wieder verschwinden und unablässig wiederkehren, wie auch die Gegenwart des Awen, wie es sie Brüder hier nennen, die Mehrzahl der Seelen noch nicht erreichen konnte.«

In unseren Behausungen, die wie Adlernester auf dem Fels thronten, vergingen die Tage und Monate sehr schnell. Einige

Monde lang stellte Miriam noch bestimmte Öle fertig, unterstützt von einigen ihrer neuen Gefährten. Dann kam die Zeit, daß wir begannen, in einer großen Holzhütte, die wir etwas abseits der Felswand und vom Wasser errichtet hatten, eine stetig größer werdende Zahl von Kranken zu behandeln. Ich selbst wanderte unablässig auf den tausend bemoosten Pfaden, die in die benachbarten Dörfer führten. Ich mußte zu denjenigen gehen, die nicht zu uns kommen konnten. Miriam vertraute mir ihren Esel an, ein Geschenk eines Stammesführers, und so gelangten die Öle in kleinen irdenen Gefäßen in die ganze Gegend.

Der Ruf ihrer heilkräftigen Wirkung war bald so groß, daß man uns gerne zuhörte, wenn wir vom Meister sprachen, der uns gesandt hatte.

»Es wird Augenblicke in deinem Leben geben«, hatte man mir hinter den Mauern des Karmel gesagt, »in denen die Männer und Frauen dir den Schlüssel zu ihrem Herzen übergeben werden. Achte auf diese Augenblicke. Du hast kein Recht, sie zu mißbrauchen, denn sie sind heilig. Du hast auch nicht das Recht, sie vorübergehen zu lassen, denn eine Tür, die sich einen Spalt öffnet, ist auch eine Tür, die ein wenig weiter geöffnet werden will. Manchmal wirst du sehen, daß man nicht zögern darf, die Angeln knarren zu lassen, weil manche eine deutliche Sprache lieben, meist aber wirst du sehen, daß Toleranz und Sanftmut diese Türen wie von selbst aufgehen lassen.«

Die Schwierigkeit mit dem einfachen Volk, das in unser Bethsaid kam, lag darin, daß wir keine anderen Gesetze oder Dogmen aussprechen wollten als diejenigen der Liebe. Wenn wir vom Wirken des Meisters und seinen Worten berichteten, erwarteten viele, daß wir ihnen eine Lebensregel mit Tabus, Verboten und Geboten geben würden. Die wenigen Priester, die regelmäßig zu uns kamen, sagten oft, daß sie uns nicht verstehen würden. Sie waren bereit, den göttlichen Glanz des Kristos anzuerkennen, aber sie forderten Riten, die die ihrigen bereichern würden. Die Einfachheit der Liebe ohne »aber«, die Nacktheit der Seele, die lernt, ohne obligatorische Vermittlung mit ihrem Ursprung in Kontakt zu treten, war eine Vorstellung, mit der wenige etwas anfangen konnten.

Es ist immer schwierig, den Menschen einen Spiegel vorzuhalten, der sie ohne Kleider zeigt. Das Wort des Kristos ist ein solcher Spiegel. Er zeigt ihnen das Bildnis desjenigen, was sie ohne allen Schmuck sind. Er ignoriert den Panzer und fordert Authentizität. »Hier ist es«, sagte er, indem er auf das Herz des Menschen zeigte, »wo alles geschieht. Die Essenz ist hier; ringsum ist der Ort der Denkgebäude und der Mauern der Individualität.«

Die kleine Gruppe, die wir um Miriam bildeten, lehrte unaufhörlich diejenigen, die uns lauschten, wie sie ihre Ketten sprengen konnten. Man mußte sie von jenem alten Angstreflex gegenüber einem Göttlichen befreien, das sie ganz außerhalb ihrer selbst erlebten und das ihre geringsten Gesten überwachte.

»Liebt die Liebe, weil sie die Liebe ist«, sagte Miriam eines Tages zu ihnen, während sie irgendwo am Rande des Wassers saß. »Man übt keine Liebe aus Angst vor dem Bösen; wenn man dies tut, karikiert man sie. Man übt auch die Liebe nicht, sondern man identifiziert sich mit ihr. So lehrt es der Weg, den wir beschritten haben.«

Eine meiner Aufgaben bestand bald darin, regelmäßig Kontakte zu den Priestern der Religion von Kal zu unterhalten, die in der Gegend lebten. Zum Glück waren es weise Menschen. Ich befürchtete allerdings, daß das Volk, dessen Glaubensgrundlagen erschüttert wurden, sie eines Tages ablehnen würde. Unser Ziel war es nicht, zu spalten, indem wir Fronten schufen, sondern Horizonte zu öffnen.

Ich teilte meine Sorge zwei in weißes Leinen gekleideten Alten mit, die ihre Riten in den Tiefen des Waldes zelebrierten, manchmal allein, manchmal vor einer Versammlung von Dorfbewohnern.

»Wir wissen«, antwortete mir einer von ihnen, indem er sich mit den Fingern durch seinen langen Bart strich, »daß der Atem des Mondes und der Sonne sich beschleunigt hat. Wir wissen, daß das Wort deines Meisters das unsere beinhaltet, und wir erkennen auch, daß es manches in sich birgt, was wir nicht kennen. Deshalb achten wir deinen Weg und ehren ihn ... Doch höre, die Alten unserer Rasse verstanden es, den Menschen die Göttlichkeit der Natur zu zeigen. Achte darauf, daß ihr die Menschen, indem ihr ihnen ihre eigene Göttlichkeit enthüllt, nicht die Herzschläge ihrer Ernährerin vergessen laßt, derjenigen, auf der sie jeden Morgen ihre ersten Schritte machen.

Doch höre noch ein Weiteres. Der Ort, an dem du mit den Deinigen lebst, hieß früher ›der Ort des tiefen Lebens‹. Ein seltsames Geschick hat es gewollt, daß wir nicht mehr dort wohnen. Wisse aber, daß wir dort jeden einzelnen Felsen kennen. Ich will dir etwas sagen, was die Arbeit deiner Schwester erleichtern wird: Hoch oben in der Felswand, heute vielleicht unter Kiefern und Moos versteckt, kennen wir einen Felsen, aus dem Wasser quillt. Sucht ihn zu finden; es ist Wasser, das Gesundheit schenkt. Es kommt aus einer Quelle, die in Wirklichkeit keine Quelle ist. Vielleicht müßt ihr den Stein aushöhlen, um das Wasser besser auffangen zu können ...«

Diese beiden Alten in den Tiefen ihres Waldes sprachen wie knorrige Bäume, die noch voller Saft sind, zu meinem Innersten. In ihrer grünen Behausung reichten sie uns inmitten von Kräuterzubereitungen und rituellen Gegenständen eine Fackel weiter, und es berührte sie schon nicht mehr, daß sie ihre Autorität verlieren könnten.

Nach zweitausend Jahren durchtränkt ihre Gegenwart, die vielleicht eine gewisse Strenge, aber auch etwas Friedliches und Leuchtendes hatte, meine Erinnerungen noch immer mit dem Duft der Weisheit.

Wir fanden nach ihren Hinweisen den »weinenden Felsen«, wie wir ihn nannten, und befreiten ihn vom Gras. Ein feines Rinnsal entströmte ihm, das sich in den Kieseln des Bodens verlor. Einer von uns erweiterte ganz vorsichtig die kleine Höhlung, die einst in seiner Mitte ausgehauen worden war, und wir konnten so einen großen Teil des Wassers kanalisieren. Es floß immer, unerschöpflich, wie ein Geschenk des Unsichtbaren, das das Herz des Felsens ausatmete, selbst an den heißesten Tagen.

Wir gaben es auf die Wunden der Kranken, die bei uns blieben oder uns nur besuchten, und wir stellten mit Erstaunen fest, daß es ein Licht in sich trug, das demjenigen der Öle ähnelte.

Eines Abends, als wir am Eingang unserer größten Höhle beteten, wandte sich Miriam von Magdala plötzlich zu mir um.

»Mein Bruder Simon«, flüsterte sie, »ich habe es jetzt vielleicht verstanden... Ich glaube, daß die Erde dieses Wasser, das der Fels uns spendet, von der Sonne nimmt. Meine Öle sind noch Töchter des Mondes; die Pflanzen, die ich in ihm ausziehe, sind ganz von ihrem silbernen Licht erfüllt. Muß ich zwischen Sonne und Mond wählen? Ich kann es nicht... Ich muß sie miteinander vermählen... So wird die Große Sonne zusammengefügt, die beide in sich enthält, die keinen Schatten wirft!«

Einige Zeit sahen wir Miriam kaum mehr. Sie suchte kaum mehr die großen Felstrümmer auf, bei denen sie unter dem großen Obdach schlief. Die Ölgrotte war ihre einzige Bleibe.

Es war in den heißesten Tagen des Sommers, als sie mit einem ungewöhnlichen Leuchten in ihren Augen zu mir kam. Ihr Gesicht war nicht mehr dasselbe. Es drückte jenes Erstaunen aus, das man am Gipfel eines Berges zeigt, auf dem man unentdeckte Horizonte erblickt. Auch ihre ganze Gestalt schien sich geändert zu haben. Es war nicht mehr einfach diejenige einer Frau, die *gesehen* hat, sondern diejenige eines Wesens, das den Finger auf eine absolute Wirklichkeit gelegt hat.

In diesem Augenblick empfand ich sie wie eine Quelle, fast wie ein wandelndes Gegenbild des Meisters.

»Warum sollen wir die Zeit immer nur in Monden zählen, Simon?« sagte sie mit einer sanften und leisen Stimme. »Wir müssen den Weg zu unserer Verwandlung zu Ende gehen.

Willst du mir folgen? Ich glaube, daß ich dir heute eine kleine Bürde aufladen muß . . .«

# III. Die Geschichte Miriams

Unweit der Grotte, in der die Ölkrüge und die Schalen mit den Salben lagerten, gab es einen verschwiegenen Raum, den wir nur selten betraten.

In diesen zog sich Miriam mehr und mehr zurück, um ihre Aufgabe zu Ende zu führen. Der Raum war gegenüber dem Abgrund und dem Wasser von einem mächtigen Felsen abgeschirmt. Am höchsten Punkt dieses Felsens war eine schwere große Metallschale befestigt, in der ständig Duftkräuter brannten. Wir sahen oft den weißen Rauchschleiern zu, die von dort aufstiegen. Sie waren ein Opfer, das wir dem in der Natur allgegenwärtigen Lebensgeist darbrachten, und sie waren auch die Fortsetzung des Gebetes unserer Herzen.

Im Schatten des großen Felsens gelangte man über eine schwere, sehr niedrige Holztür, die genau an die Wandöffnung angepaßt war, in den Raum, in dem Miriam arbeitete. Als ich zum ersten mal seit Monaten über die Schwelle trat, dauerte es sehr lange, bis meine Augen irgendwelche Umrisse in der Dunkelheit des Raums erkennen konnten. Das schwankende Licht einer winzigen Öllampe reichte kaum aus, daß man tastend seinen Weg finden konnte. Es war, als ob es von der Schwärze der Wände aufgesogen würde.

Nur ein winziges zartes Bündel von Lichtstrahlen drang von draußen herein und malte einen Lichtfleck auf den Boden. Einzig die Helligkeit, die er verbreitete, erlaubte es schließlich nach einer Weile umherzugehen, und es bot sich mir ein seltsamer Anblick.

In den Boden der Höhle waren ohne erkennbaren Plan eine ziemlich große Zahl kleiner Löcher mit oben geweiteten Rändern eingehauen. Manche waren durch ebenfalls in den Stein eingehauene Kanäle miteinander verbunden, andere waren isoliert.

Bevor ich dazu kam, Fragen zu stellen, zog mich Miriam zu einer der Wände und wies mit dem Finger auf einen weiteren Kanal im Boden, der jedoch größer und tiefer war als die anderen. Er entsprang an einer der Wände des Raums und endete in einer der Bodenvertiefungen, die, wie es schien, oben etwas stärker geweitet war. Ich neigte mich darüber, von einem Glitzern angezogen.

»Es ist das Wasser des weinenden Felsens«, sagte Miriam. »Menschen vor mir hatten den Gedanken, es hier aufzufangen. Ich mußte nur die Erde und das Moos entfernen, das sich in den Löchern und Spalten des Bodens angesammelt hatte.

Seine Eigenschaften haben sich jetzt mit demjenigen des Öls verbunden. Es ist mir endlich gelungen, ihre Prinzipien zu vereinigen und eine Lebenssubstanz zu erhalten. Siehe ...[1]«

Ich neigte mich hinab, um besser sehen und riechen zu können. Ich erkannte eine dickliche, bernsteinfarbene Flüssigkeit, der ein feiner, mir völlig unbekannter Duft entströmte.

»Ist dies das Öl«, sagte ich, »das endgültige Öl, das du suchtest?«

»Ich glaube es, Simon; ich habe es wiedergefunden, indem ich die Trennung des Lebens in meinem Kopf und desjenigen in meinem Herzen aufgab ...

Du siehst diesen Sonnenstrahl, der auf den Felsen fällt ... Er speist je nach der Jahreszeit und den Stunden unserer Tage jedes der Löcher im Boden, in dem sich Öle und Pflanzen befinden. Dasselbe tut der Mond. Ich habe die Einflüsse ausgewählt. Das Wasser kommt zu einem ganz bestimmten Zeitpunkt hinzu, wenn die Lebensseele des Öls danach verlangt, vom Anderen Licht überschattet zu werden. In diesem letzten Augenblick stirbt das Öl und macht seinem Kristos Platz. Es zeigt uns die Pforte, die wir in uns öffnen müssen, es gibt seinen Namen und seine Widerstände auf, dasjenige, wofür auch die Pflanzen, aus denen es besteht, geschaffen zu sein glaubten.

O Simon, was glauben die Menschen, wofür sie selbst geboren sind? Manche meinen, um die Erde umzugestalten, andere, um zu verkaufen, um Wunden zu heilen, um Macht zu erlangen und was sonst noch ...! Es gibt so wenige, die glauben, für das Leben geschaffen zu sein. Alle gehen durch das Leben, indem sie sich mit einer einzigen seiner Farben identifizieren. Allzu wenige lassen das Leben durch sie hindurchgehen. Dies ist es, was ich dir sagen will, dies ist es, was der Meister mir während der Arbeit an diesem Öl enthüllt hat.

Niemand frage mich, ob dies alles ist, denn ich werde antworten: es ist alles.«

In den Worten Miriams war Feuer und Wasser. Ich fühlte diese Worte fast physisch diesen kleinen Raum erfüllen, und als sie verklungen waren, senkte sich ein langes Schweigen über uns. Einmal mehr begriff ich, daß das ganze Leben eines Menschen

---

[1] Miriam von Magdala hielt ein kleines Behältnis aus grauem, grob geglättetem Stein in der Hand, dessen Deckel sie abnahm.

darauf ausgerichtet sein muß, dasjenige zu inkarnieren, was mehr als sein Leben ist, mehr als dasjenige, was er für sein Leben hält.

Etwas in mir rief, daß die wirkliche Krankheit des Menschen in der Tatsache zu suchen ist, daß er nur eine Imitation seiner selbst ist, eine farblose Kopie seiner Wesensnatur, die sich durch Trägheit, durch Egoismus von Epoche zu Epoche wiederholt.

Eine seltsame Krankheit zu glauben, daß man sich inkarniert, während man bloß einen Schatten verwirklicht! Sich wiederfinden heißt, in sich den Geist zu erblicken, der sich in einem Körper fortsetzt, und sich nicht mehr als Körper zu fühlen, der seinen Geist sucht.

Meine Augen ruhten auf den Löchern im Boden und dem seltsamen Netzwerk, das sie bildeten. Als ich aufblickte, hatte sich Miriam in eine Ecke des Raums auf eine etwas erhöhte Steinbank gesetzt, die in den Felsen eingehauen war. Dort lagen einige grobe Wolltücher. Hier war zweifellos der Ort, an dem sie wachte, während sich das Werk vollzog.

Sie goß etwas Öl in die Lampe nach, die am Verlöschen war. Sie wollte offenbar noch etwas sagen.

Miriam blickte in meine Richtung, doch war nicht ich es, den sie sah. Sie sah das Gedächtnis der Zeiten und eine Gegenwart, die sich noch nicht manifestiert hatte.

»Simon, was ich dir jetzt noch erzählen muß, ist nicht für die Ohren dieser Zeit bestimmt ...«

Sie hielt einen Augenblick inne und fuhr dann mit fester und entschlossener Stimme fort:

»Was ich dir anvertrauen muß, zwingt mich, noch von mir zu sprechen, doch wisse, daß meine Person hierbei letztlich nebensächlich ist.

Mein Herz und mein Gedächtnis sind heute wie Truhen, zweifellos etwas zu sehr gefüllt, doch kann ihr Inhalt die Geschichte der Menschen erheblich verändern.

Du weißt, daß ich aus der Familie Arimathia stamme, und daß Eliasar mein Bruder ist. Du weißt, was ich getan habe, um von denjenigen von Essania unterwiesen zu werden, und du verstehst heute zweifellos besser, warum der Ewige die Seele meines Vaters in den Körper eines reichen und angesehenen Mannes versetzt hat. Wir alle sind Brücken zwischen zwei Flüssen, zwischen zwei Seinsweisen. Du sollst jetzt wissen, daß ich mich, nachdem ich den Tempel der Öle verlassen hatte, in einen Mann verliebte ... Saulus.«

»Saulus?«

»Ja, Simon, es handelt sich um denjenigen, den du meinst.[1] Du erinnerst dich, wie mächtig und geachtet er in ganz Judäa war, auch seitens der Römer. Wie auch immer, mein Vater befürwortete unsere Verbindung. Es war die Zeit, in der er begann, an seinem Tisch seltsame Brüder in Weiß mit einem so klaren Blick zu empfangen. Sie kamen aus der Wüste von Heliopolis. Es war auch die Zeit, in der mich die stolze und tatkräftige Art des Saulus faszinierte. Außerdem war mir klar, daß er heimlich die Hoffnung hegte, zum Repräsentanten unseres Volkes gegenüber den Römern zu werden. War er nicht der Erbe des Benjamin? Und die Anführer der anderen Stämme schienen resigniert zu haben ...

Sofort nach unserer Heirat änderte sich aber seine Haltung. Wo ich hohe Gesinnung und Adel gesehen hatte, fand ich nur mehr Arroganz und Hochmut. Ich begriff, daß unsere Heirat für ihn nur ein Mittel zum Zweck war, Joseph, meinem Vater, näher zu kommen und sich dessen Ansehen bei den Römern zunutze zu machen. Du weißt, daß wir vom Stamme Davids sind. Es fiel mir plötzlich wie Schuppen von den Augen.

Bald empfing ich von ihm einen Sohn, den er Markus nannte, um seinen Freunden einen Gefallen zu tun. Unser weiteres Leben war Zank ohne Ende. Saul wurde gewalttätig, und er schien nur mehr damit beschäftigt zu sein, diejenigen, die unser Land regierten, Priester, Militär und Kaufleute auf seine Seite zu ziehen. Dann tat ich etwas, was eine Frau in unserer Männerwelt niemals tun darf. Ich verließ ihn, ich floh, fern von Jerusalem, wo mein Vater ein anderes Haus hatte, in Migdel[2], wo Mandelbäume am See standen, wo ein wenig Frieden und einfaches Leben war, ohne Diener und unerfreuliche Begegnungen. Ich mußte ihm Markus überlassen. Für mich war es der Beginn eines neuen Lebens ...

Du weißt, welchen Ruf bei uns eine Frau hat, die ihren Mann verläßt!

Monatelang wagte ich beinahe nicht, unser Haus in Migdel zu verlassen, aus Furcht, gesteinigt zu werden. Nur wenige, die wußten, wo ich mich aufhielt, mein Vater, Martha von Betanien und einige andere, kamen mich besuchen. Joseph, mein Vater, verstand mich und versicherte mir, daß er sich darum kümmern würde, daß Markus eine gute Erziehung bekäme, und daß er ihn auf seine Handelsreisen in das Land Pha-ra-won und anderswohin mitnehmen würde.

---

[1] Saulus von Tarsos, der spätere heilige Paulus, der auf der Straße nach Damaskus erleuchtet wurde.

[2] Magdala.

Allmählich begann wieder Frieden in mein Dasein einzukehren, und ich wandte mich im Laufe der Jahre wieder den Brüdern in Weiß und den Salben zu. Bis zu dem Tag, als sich in den Gassen des kleinen Hafens von Migdel eine sonderbare Kunde verbreitete.

Du kannst dir denken, wie es weitergeht, Simon... Der Meister hatte unseren Boden betreten. Ich wollte unbedingt Genaueres wissen, und bald erfuhr ich, wer der Große weiße Rabbi war, dessen Worte und Taten die Gemüter erregten. Auch Saulus, von dem ich regelmäßig über meinen Vater hörte, wußte, wer er war... zumindest glaubte er es zu wissen! Der Rabbi gehörte zur Familie Davids, und er war deren Speerspitze! Sobald Saulus erkannte, daß die Zeloten und ein Teil des Volkes ihn zum Befreier unseres Landes machen wollten, wurde mir berichtet, daß er zu seinem erklärten persönlichen Feind wurde. Wenn unser Volk nur einen König haben sollte, der den Römern gegenübertreten sollte, dann konnte dies nur er sein, mein Gatte!«

Ich glaubte, daß Miriam zu Ende gekommen wäre, denn ihre Stimme verklang abrupt wie ein schmerzhafter Strom, der plötzlich versiegte.

Auf dem schimmernden Boden nahm nun das gelbliche Funkeln der Ölschalen meine ganze Aufmerksamkeit in Anspruch. Ich glaube, daß das Schweigen, das sich einen Augenblick über uns senkte, kein wirkliches Schweigen war. Stumme Worte erfüllten die Leere unseres Geistes. Es waren weder Fragen noch Antworten, sondern schlichte Perlen des Vertrauens, die wir einander reichten.

»Ich weiß nicht genau, warum dies alles geschehen ist«, hob Miriam unvermittelt wieder an, und ihre Stimme klang jetzt leichter und fröhlicher, »dieses Dasein dient einem Zweck, den wir alle nicht zu erkennen vermögen!«

»Und der Meister?« sagte ich.

»Der Meister, Simon... Du weißt so gut wie ich, daß er in seinem Herzen keine Feinde hatte! Der Name des Saulus ging ihm ebenso leicht von den Lippen wie derjenige seiner engsten Brüder. Ich glaube, daß er ihn in einer Weise liebte, wie wir es uns nicht vorstellen können, und daß er ihn immer noch liebt. Es gibt keine Worte hierfür, Simon, keine Begriffe, mit denen man über das Wesen sprechen kann, das das Leben im reinen und unverfälschten Zustand ist. Wie kann sich derjenige verletzt fühlen, der jenseits auch des bloßen Gedankens des Kampfes steht? Weißt du, daß ich ihn habe scherzen hören, als er von Pilatus herauskam und man ihm das Kreuzesholz auf die Schultern legte? In dem Augenblick, als meine Augen zum erstenmal die seinigen fanden, war es für mich, als ob schon alles gesagt wäre, und seit diesem Tag versuche ich für die Menschen und den Boden, der uns trägt, nichts anderes zu tun, als diese Begeisterung zu erwecken!«

»Aber, Miriam«, kam es mir in den Sinn, »hat dein Vater niemals zuvor vom Meister gesprochen? Er kannte ihn doch schon als Kind!«

»Er hatte nur von einem Knaben berichtet, der ihn auf einer Reise begleitet hatte, und der zu unserer Familie gehörte, doch wenn man von ihm hierüber Näheres wissen wollte, wechselte er jedesmal das Thema.

Es war, Simon, wie wenn er in den Tiefen seines Herzens ein Gefäß mit einem kostbaren Balsam verborgen hielte. Er wollte den Deckel nicht vor der Zeit lüften, damit der Duft nicht seine Kraft verlöre. Ich erinnere mich an den kleinen Landungssteg von Karpharnaum; dort gab es am Wasser eine lange Zeile von Dattelbäumen, unter denen wir zahlreich zusammenkamen, um den Meister zu hören. Und welche Wogen erregte der Meister in unserer Versammlung! Wir wußten nicht, ob es die Sonne oder irgendein unbegreiflicher Sturmwind war, der uns ergriff, doch waren wir beim Weggehen niemals mehr dieselben, als die wir gekommen waren ...

An dem Tag, als er mitten unter der Menge meine Hand ergriff, um mich zu Eliasar und den Seinigen zu führen, schlug mein Herz anders, ich gestehe es ... Aber ich wollte niemals wie alle diese Frauen sein, die sich manchmal wie die Fliegen um ihn drängten. Ich wollte durch ihn und nicht für ihn leben, nicht meinen Blick unverwandt in den seinigen senken, sondern seinen Blick in dem meinigen haben ... und in demjenigen von uns allen.

Als ich dies begriffen hatte, stellte sich zwischen uns eine seltsame Vertrautheit ein, ja eine Zärtlichkeit, die nicht allen gefiel ... Diese Zärtlichkeit, diese absolute Brüderlichkeit ließ mich begreifen, von welcher Makellosigkeit seine Seele war, und wie vollständig sie im geringsten seiner Worte vorhanden war. Er war kein Mensch mehr, Simon ... oder dasjenige, was man unter Menschsein versteht, ist bloß ein grober Abklatsch desjenigen, was es letztlich ist ... Man weiß hiervon noch viel zu wenig.

Ich möchte dir aber vor allen Dingen von meinem Sohn Markus[1] erzählen. Ich habe ihn lange nicht mehr gesehen, und wenn

---

[1] Es ist der »Markus der Jüngere« der kanonischen Texte.

er mir immer wieder in Erinnerung kommt, dann vor allem deshalb, weil der Meister mir häufig von ihm berichtete.«

»Er kannte ihn also?«

»Auch du kennst ihn, Simon. Er war noch jung, und er folgte dem Meister aus Gründen der Vorsicht nur von ferne, um nicht den Zorn Saulus' heraufzubeschwören. Er war aber da, in der Nacht, in der sie ihn in Gethsemane verhafteten. Er floh sofort und berichtete mir alles.«[1]

Ich ging im Halbdunkel mit raschen Schritten zu Miriam und setzte mich zu ihr auf die steinerne Bank. Ich wollte dem Lärm entgehen, der nun von draußen von uns hereindrang. Unten auf dem Wasser mußten wohl wieder die Händler unterwegs sein, die mit viel Geschrei wie üblich auf ihren großen Booten irgendwelches Gemüse feilboten.

Ihr Rufen und das Schlagen der Ruder auf dem Fluß war jetzt Bestandteil unserer Welt.

»Ja, Simon, dies betrifft dich«, fuhr Miriam fort, »oder vielmehr diejenigen, die die Texte empfangen werden, die dir anvertraut wurden.

Du mußt wissen, daß der Meister dem Umstand große Bedeutung beimaß, daß Markus aus der Verbindung der Familie Davids mit derjenigen Benjamins hervorgegangen war. Im Schoße dieser beiden Familien hatten, wie man mir vor langer Zeit gesagt hatte, die Alten des Roten Landes und auch unsere Brüder von den Sternen einen Schatz hinterlassen, einen Schatz, der wie alles je nach dem Blickwinkel, unter dem man es betrachtet, wie Silber glänzt oder wie Gold leuchtet.

Alles geschah in den unterirdischen Sälen von Heliopolis. Einige vom Stamme Benjamin fingen das silberne Strahlen von Mond-Sonne auf, während andere vom Stamme David für den sonnenhaften Klang ihrer Worte empfänglich waren. Die ganze Geschichte der Tradition von Essania und der nazaräischen Brüder nahm hier ihren Ausgang.

Der Meister belehrte mich dann darüber, daß beim Verlassen des Landes Pha-ra-won die beiden Tendenzen noch vereinigt waren. Als später ein Teil derjenigen vom Stamme Benjamin aus der Rasse Abrahams ausgestoßen wurde[2], blieben doch einige im Lande Kanaan, damit die mündliche Tradition von Heliopolis fortleben könnte.

---

[1] Siehe das Evangelium.

[2] Siehe Bibel. Der Stamm Benjamins sollte aus moralischen Gründen ausgestoßen werden, das heißt einer menschlichen und im Grunde sinnlichen Transposition der Venus (Ischtar – Mond-Sonne).

Es wurden nun große Tempel dieser Tradition an den Ufern des Weißen Meeres[1] errichtet, und es kam zur Koexistenz zwischen den verschiedenen Trägern des Geheimen Wortes des Mondes und der Sonne...

Aber die Erde, wie die Menschen sie sich vorstellen, ist schwer, mein Bruder, und dasjenige, was man vom Mond zu verstehen glaubt, ist schwerer als dasjenige, was man von der Sonne erfühlt! Die Brüder von Essania und die nazaräischen Brüder fanden sich an denselben Orten unter denselben Ordensregeln zusammen, und alle Menschen vermischten sich. Aber nur die von Benjamin ausgehende kriegerische Tendenz zeigte sich den Augen des Volkes... Es gab Kämpfe und unversöhnlichen Streit!

Der Meister bekräftigte mir, daß diese Situation noch fünfzig Jahre vor seiner eigenen Geburt unter uns bestand. Die Sonnenempfindlichkeit von Essania wollte nun nicht länger ihre Liebe zu Frieden und Toleranz schweigen lassen. Sie verließ rasch die Behausungen am Rande des Weißen Meeres, um den alten Mauern des Karmel neuen Atem einzuhauchen und alle diese Dörfer zu bauen, die wir kannten.

Meine Geschichte wäre hier vielleicht zu Ende, Simon, wenn nicht der Mond etwas von der Sonne enthielte und die Sonne nicht noch einiges vom Glanz des Mondes in sich hätte...«

»Und man muß sie auf dieser Erde wieder vereinigen... Ist es dies, was du sagen willst, Miriam?«

Miriam hob die Augen zu mir und lächelte sanft. Mit der Hand strich sie sich einen Teil ihres üppigen Haares aus dem Gesicht.

»Dies ist doch unsere Aufgabe, spürst du es nicht? Unsere Stimme und unser Körper können dies weitertragen. Das Land Kal braucht aber etwas Zusätzliches, etwas, das in die Lebenskraft des Körpers eingeschrieben ist und das wir nicht besitzen.

Die Lebenskraft, du weißt es, Simon, ist der Sitz eines Gedächtnisses[2], und die Welt der Menschen gehorcht immer noch diesem Gedächtnis, sie kann sich noch nicht von ihm lösen.

Wenn es nun das Namenlose will, wird Markus den Weg zu Ende gehen, den wir gebahnt haben. Er ist ja aus dem Stamme Benjamins und demjenigen Davids. In seinen Adern rinnen zwei Welten, die an derselben Quelle getrunken haben, auch wenn sie sich bis heute in unterschiedlicher Weise manifestiert haben. Es gibt eine Sonne über derjenigen, die das Firmament erhellt, und das Tagesgestirn ist nichts im Vergleich zu ihr! Der Meister ist

---

[1] Das Tote Meer.

[2] Es handelt sich um ein ätherisches Gedächtnis, das mit den Genen übertragen wird.

gekommen, um von diesem zu reden, damit die beiden Körper derselben Tradition, die beiden Auffassungen sich vereinigen und transzendieren!

Bald wird es keine Brüder von Essania und keine nazaräischen Brüder mehr geben. Wir müssen nicht eine Tradition auf dieser Erde fortsetzen; wir müssen das Wissen von der Morgendämmerung der Zeiten erneuern, das den Menschen mit seinem Urbild versöhnt. Man darf nicht das Schwert wegwerfen, wie die Alten unserer Dörfer glaubten, und man darf es auch nicht gegen den Himmel schwingen! Man muß es an der Klinge fassen und aufrecht in die Erde senken!«

»Wie der Sohn der Adern der Erde …«

Blitzartig kam mir wieder die Erzählung Josephs in Erinnerung. Alles erschien nun in ganz klaren Umrissen. Essania würde von nun an im Grunde ein überflüssiger Name sein! Es war jetzt die letzte Erinnerung, von der man sich trennen mußte. Essania wäre nur mehr eine Insel im Ozean unseres Bewußtseins, ein Hafen des Friedens, den man endgültig verlassen mußte, um in tiefere und blauere Gewässer auszufahren.

In mir wurde an diesem Tag eine neue, mächtigere Gewißheit von Sturmeskraft geboren. Sie brachte eine Mauer zum Einstürzen, die sich bisher tückisch verborgen und doch schmerzhaft erhoben hatte.

»Markus muß zum Herzen unserer Brüder an der Küste sprechen, Simon«, fügte Miriam hinzu. »Sie und ihre Rabbis müssen bereit sein, die Verbindung auszudehnen, die meine Seele schon mit derjenigen des Saulus erzeugt hat. Deine Aufgabe ist es jetzt, die Gitterstäbe ihres Bewußtseins zu durchsägen. Sie leben in dem Dünkel, das auserwählte Volk des Ewigen zu sein, aber es gibt kein auserwähltes Volk. Es gibt nur Seelen, die sich auf günstigem Gelände selbst auswählen. Diese leugnen nicht die Gesetze des Fleisches, denn sie sind die Finger, durch die sich das Unsichtbare ausdrückt und wächst.

Die Blätter, die du immer an deiner Seite trägst, und die du nicht zu entziffern wagst, lies sie nun, mein Bruder; sie werden den Weg klären, den mit uns allen zu beschreiten du dich entschlossen hast.«

Als ich aus der Ölgrotte heraustrat, war der Himmel in Flammen, und der schrille Gesang der Zikaden in den Dornsträuchern überfiel mich beinahe wie eine Aggression. Er erfüllte alles bis hin zu dem Spiegel, in dem sich die Seele zu betrachten pflegt. Erst spät in der Nacht kehrte Frieden ein, und ich entschloß mich, die vergilbten Blätter aus meinem Leinenbeutel zu holen und zu entrollen.

Tief in einer aus Stein und Fels gefertigten Hütte, die halb über dem Felsen hing, flackerte das Licht meiner irdenen Lampe bis zum frühen Morgen. Es erhellte zunächst die Geschichte, die mir zum Teil schon bekannt war, die Wanderschaften des Stammes Benjamin nach seiner Vertreibung aus dem Lande Kanaan; dann wurde prophetisch die Ankunft eines Königs im Lande Kal angekündigt, der zur Hälfte ein Fisch war.

Ein unglaubliches Szenario lief vor meinen Augen ab, eine Geschichte ohne Anfang und Ende, die die Vergangenheit mit der Zukunft verband und alles zu einer allgegenwärtigen Wirklichkeit verwob.

Für denjenigen, der die kaum leserlichen Zeichen gemalt hatte, erschien alles in völliger Klarheit. Das Schicksal und die Freiheit der Völker mischten sich zu einem gewaltigen Theaterstück, in dem jeder Mensch seine Rolle und seine Entscheidungen neu entdecken, sie erweitern und adeln mußte.

Wer würde dieser halb fischgestaltige König sein, von dem hier die Rede war?

Mit den Hörnern an seinem Helm machte ihn der Prophet eher zu einer Stiergestalt[1]!

Als der Himmel bleicher wurde und die vom Fluß aufsteigenden Nebel mich frösteln machten, konnte ich schließlich meine Augen nicht mehr offenhalten, und ich ließ es geschehen, daß innere Bilder vor meinem Bewußtsein auftauchten.

Es war viele Jahre früher, und ich befand mich auf einem Boot. Der Meister und Eliasar waren anwesend, Simon Petrus, der sein Netz auswarf, und drei Männer, deren Namen ich nicht mehr wußte, die die Segel einholten. In der Ferne tanzten die grünen und rosafarbenen Hügel von Galiläa unter der Sonne, und die Große weiße Gestalt sprach. Sie sprach von der Liebe und dem Vertrauen als einem Honig, der das Herz speist.

»In Wirklichkeit, meine Brüder, kommt es so wenig darauf an, wozu wir bestimmt sind. Mögen diejenigen, die in den Sternen lesen, ihre Berechnungen machen. Was nützt es euch zu wissen, wie das Morgen aussehen wird? Das Morgen ist schon da. Ihr alle fragt mich nach dem Weg, der zu meinem Vater führt! Ich aber sage euch, es liegt kein Weg vor euch. Jeder von euch ist der Weg, auf dem sich das Leben meines Vaters abspielt. Haltet den Weg frei, und euer Platz wird immer der richtige Platz sein, wenn ihr ihn zu einer Gesandtschaft meines Friedens macht. Nichts soll

---

[1] Man kann hierin heute zweifellos die Gestalt des Begründers der Dynastie der Merowinger erblicken, der nach den Sagen zur Hälfte aus dem Wasser geboren sein soll.

euch einkerkern, alles soll euch stabilisieren. Meine Freunde, seid der Fisch, der in den Maschen des Fischers dahinflitzt, und der Stier, dessen Vertrauen die Anfänge der Welt schafft. So wird sich alles erfüllen…«

# IV. Ein erzwungener Rückzug

Hü! Hott! Die Rufe des Ochsentreibers schallten durch den Wald, und seine lange Gerte sauste in einer rhythmischen Bewegung durch die Luft. Der knarrende Wagen, auf dem wir Platz genommen hatten, holperte durch die tiefen Fahrrinnen auf einem gewundenen Pfad dem nächsten Dorf entgegen. Die Köpfe der Ochsen, die in eine Wolke von Fliegen eingehüllt waren, wiegten sich mit unerschütterlichem Gleichmut hin und her. Wir vier, ein junger Bursche, ein Gefährte aus der Gemeinschaft namens Elric, Miriam und ich versuchten, so gut es ging, uns auf dem hölzernen Karren festzuhalten. Wir hatten erfahren, daß eine halbe Tagesreise von uns entfernt eine große Versammlung von Barden stattfinden sollte, und unser Entschluß war rasch gefällt: wir wollten uns dort zu Wort melden, um unsere Position ganz offiziell darzustellen.

Als sich im Grün der Landschaft die ersten Häuser abzuzeichnen begannen, mußten wir unser Gefährt und seinen Lenker verlassen. Die Straße war plötzlich völlig verstopft, und man hätte glauben können, daß sich die ganze Gegend hier versammeln wollte. Von überall her strömten aus den Tiefen tausender Wege Männer und Frauen aus dem Wald herbei. Kein einziger konnte uns indes über Anlaß und Zweck dieser Versammlung aufklären. Wir erfuhren nur, daß die Barden sie in Eile angesetzt hatten, und daß es eine wichtige Versammlung war.

Sobald wir den kleinen Palisadenzaun überschritten hatten, der den Ort mehr symbolisch umfriedete, erschienen schimmernde Helme und Lanzen über den Köpfen der Menge. Auch die Römer waren also da. Auf der geraden Straße, in der sich die Menge drängte, hatten sie alle zwanzig Schritte als Garanten der Ordnung und reglose Beobachter einen Posten aufgestellt. Der Strom der Menschen führte uns bald auf einen annähernd runden, von Häusern umgebenen Platz. Dort wimmelte es von Hunden und Kindern, während eine große Zahl von Männern und Frauen schon auf dem trockenen Gras Platz genommen hatten. Am einen Ende des Platzes schimmerten vor einem großen Holzgebäude noch mehr Helme und Lanzen in der Sonne, die mit scheinbarem Gleichmut der Dinge harrten, die da kommen sollten.

Unser Erscheinen löste unverkennbare Unruhe in der Menge aus. Miriam von Magdala und ich wechselten einen raschen Blick. Was hatte dies zu bedeuten? Doch es war keine Zeit mehr, darüber nachzudenken. Schon wiesen Finger in unsere Richtung, und neugierige Blicke hefteten sich auf uns. Es waren keine feindseligen, aber fragende und beunruhigte Blicke.

Die einfachen Seelen fürchten immer, was sie noch nicht kennen.

»Ich habe nur Angst vor der Angst«, flüsterte mir Miriam in einem halb scherzenden Ton ins Ohr. »Weiß man, wieviel Ungerechtigkeit und Schrecken sie auslösen kann?«

Ein Mann mit struwweligem Haar, der in geflochtenes Leder gekleidet war, kam auf uns zu.

»Seid ihr die Leute vom Felsen?« sagte er, indem er mich am Arm faßte. »Es ist gut, daß ihr auch da seid. Unsere Priester und Anführer wollen euch sehen. Wir alle sind auch ein wenig wegen euch hergekommen... Ihr habt euch also auch auf den Weg gemacht!«

Dies war für uns wie ein Faustschlag. Der Gedanke, daß wir zum Teil der Anlaß für einen solchen Volksauflauf waren, nahm uns fast den Atem. Alles war bisher auf unserem Felsen so friedlich gewesen. Unsere Beziehungen zu den Menschen der Gegend waren so unverfänglich, so frei von allen Hintergedanken gewesen.

Bevor wir noch die kleinste Geste andeuten konnten, sprach uns ein kräftiger Mann mit einem gewaltigen Schnurrbart mit gefurchter Stirn an. Er trug eine schwere, etwas verwaschene rote Tunika und eine aus Medaillen und kleinen Knöchelchen gefertigte Halskette.

»Wir haben euch nicht erwartet, Fremdlinge«, murmelte er düster, »hoffen wir, daß eure Gegenwart hier nicht zuviel Unruhe stiften wird!

Ihr habt eigenartige Ideen unter vielen von denjenigen verbreitet, die ihr hier seht. Dies könnte gefährlich sein... für euch wie für uns!«

Ich hätte am liebsten die Augen geschlossen. Sollte sich die Geschichte wieder einmal wiederholen? Hatte uns der Meister für immer zu subversiven Elementen gemacht? Welche Torheit zu glauben, daß man mit den Worten, die er unserer Brust eingibt und in unseren Mund legt, sich nur an die Seelen wendet!

»Kommt«, fuhr der Mann fort, dessen Haare in der Mitte des Schädels zu einem mächtigen Schwanz zusammengebunden waren. »Haltet euch wenigstens etwas abseits... Wir hatten keine Probleme mit den Römern, bis ihr anfingt, diese Gedanken von unbändiger Freiheit und absoluter Brüderlichkeit überall auszustreuen. Viele wollen denjenigen sehen, der euch all dies gelehrt hat. Sie möchten in seinem Reich leben, sie möchten ihn hier zum Herrscher machen... Und dies gefällt nicht jedem! Aber nun, es muß sich irgend etwas entscheiden!«

Unweit von uns zeichnete sich in der wogenden Menge eine in Purpur gekleidete weiße Gestalt ab. Die große Spange, die an seiner linken Schulter in der Sonne glänzte, sagte uns genug. Der Mann schien alles zu beobachten, und er musterte abwechselnd Miriam und mich.

Während wir versuchten, uns einen Weg aus der Mitte der Versammlung zu bahnen, erhob sich plötzlich Geschrei in der Menge wie das dumpfe Tosen einer Brandungswelle, die man nicht erwartet hatte.

»Macht schnell«, schrie der Mann, der mich noch am Ellbogen gefaßt hielt.

Die Ereignisse überstürzten sich nun; ein großes Getümmel entstand, und ich konnte gerade noch wahrnehmen, wie eine Abteilung von Legionären, Schilde und Lanzen in der Faust, zur anderen Seite des Platzes stürzte, wo man begonnen hatte, unverständliche Worte in unserer Richtung zu skandieren.

Der Mann mit der roten Tunika riß mich mit sich fort, und Miriam und ich wurden in eine Gasse gespült, die sich vor uns öffnete. Ich erinnere mich nur mehr an vorüberziehende Holzwände, Lehmvorbauten, in die man uns zerrte, Schuppen, durch die wir unter dem Gegacker auseinanderstiebender Hühner stürzten. Und all der aufwirbelnde Staub... die Hunde, die uns zwischen die Beine liefen, die Schreie, die uns auf den Fersen zu sein schienen.

Dann tat sich plötzlich im Unterholz hinter einer halb verfallenen Schäferei ein Loch auf. Wir sprangen hinein und versanken mit beiden Beinen im Schlamm.

Das Gesicht Miriams, die der Mann mit der roten Tunika gegen die Wand gepreßt hielt, war von Dornen zerkratzt. Mit gehetztem Blick versuchten wir, unseren Atem zu beruhigen. Über unseren Köpfen hörten wir, nur wenige Schritte von uns, noch Menschen laufen, und aus der Ferne drang vom Platz her das Schreien von Männern und Frauen zu uns. Wir glaubten auch das unerträgliche Klirren von Waffen zu vernehmen...

So blieben wir bis zum Anbruch der Dunkelheit tief in unserem Loch, stumm und in schweren Gedanken.

Auch der Mann, der bei uns war, sprach nicht; er schien auf etwas Bestimmtes zu warten und im übrigen das Leiden auf dem Platz, alle die Fragen, die auf uns einstürmten, nicht sonderlich wichtig zu nehmen. Als schließlich die Dunkelheit anbrach, deutete er ein kurzes Lächeln an, und seine breite Brust entspannte sich.

Das Käuzchen schrie schon eine ganze Weile, als wir uns wieder ins Freie emporarbeiteten. Der Wald war nicht weit von uns, und es herrschte tiefe Dunkelheit; über den Hügeln am Horizont schimmerte ein blasser Mond durch die Bäume.

Hinter unserem Führer huschten wir in halb gebückter Haltung von Unterholz zu Unterholz. Ich konnte nicht umhin, einen Blick zurückzuwerfen. Zwischen zwei Gebäuden konnte man noch einen Teil des Platzes einsehen; er war von flackerndem Licht erfüllt, das auf ein Feuer hindeutete, und man sah bewaffnete Römer hin und her eilen.

Wir waren noch zu dritt, und ich ging als letzter. Elric war längst im allgemeinen Durcheinander verschwunden. Auch durften wir kaum hoffen, unser Ochsengespann je wiederzubekommen. So stand uns also ein langer Marsch durch den Wald bevor, ein eiliger und schmerzhafter Marsch, auf dem wir uns die Füße wundrissen, auf dem das Knacken eines jeden Zweiges weithin zu hallen schien.

Von Zeit zu Zeit kreuzten wir einen Weg und tauchten dann wieder in die Farnwälder ein, wo wir Hirsche und Rehe und ganze Scharen kleiner Nager aufstörten.

Der Boden unter dem fetten Humus und dem Feuerstein begann bald anzusteigen. Wir befanden uns am Hang eines Hügels, auf dem Eichen und Ginsterbüsche wuchsen. Unter dem dichten Gewirr von Efeu und Flechten gab es kaum ein Vorankommen.

Als wir den Gipfel des Hügels erreicht hatten, machte unser Führer, der mit der Behendigkeit und dem schweren Tritt eines Bären voranschritt, schließlich halt, und wir konnten wieder Atem schöpfen.

»Dort unten ist es«, brummte er, indem er mit der Hand auf einen bestimmten Punkt in der Dunkelheit wies. »Bei diesen Hütten könnt ihr einige Tage bleiben; dies ist zweifellos besser.

Ich kenne dort einen Priester, der etwas zurückgezogen lebt. Er wollte euch schon seit langem kennenlernen.«

Der restliche Weg war bald zurückgelegt, und schließlich zeichneten sich im tiefen Wald unter den Ästen einiger knorriger Bäume die Umrisse dreier aneinandergelehnter Hütten ab, wie man sie hier in der Gegend häufig fand.

Die größte der Hütten hatte eine ziemlich niedrige Tür, die grob aus einigen Holzbrettern zusammengefügt war und auf die ein Strahl des Mondlichtes fiel.

»Mansel, Mansel!« Unser Führer rüttelte mit seiner schweren Pranke heftig an der Tür.

Zunächst kam keine Antwort, doch als der Mann erneut an die Tür pochte, drehte sie sich schließlich mit einem rasselnden Geräusch in den Angeln.

»Ich bin es, Mansel. Ich bringe dir diejenigen, die du sehen wolltest. Es gab einen Aufruhr im Ort. Du mußt sie einige Tage beherbergen, bis sich alles wieder beruhigt hat. Sie werden dir alles berichten!«

Ein kleines, kahles, schrumpeliges Gesicht mit langem grauen Bart erschien in der Türöffnung.

»Kommt herein!«

»Ich kehre gleich wieder um«, sagte der Mann in der roten Tunika, »damit man mich unten nicht sucht!«

Während er sich schon wieder halb umgewandt hatte, faßte ihn Miriam am Arm.

»Warum hast du uns geholfen?«

»Viele wollten euch heute helfen«, sagte er nach einigem Zögern. »Ihr habt hier so viele Dinge in Bewegung gebracht, vielleicht ohne es zu wissen. Seit die Römer das Land in Besitz genommen haben, waren wir wie im Schlaf; sie sind nicht böse, aber...«

»Aber ihr habt nichts verstanden... Wir wollen keinen Aufruhr.«

»Frau, ich weiß nicht, wer du bist, aber wenn man bestimmte Sätze ausspricht, die mitten ins Herz gehen, muß man damit rechnen, daß der ganze Körper in Aufruhr gerät. Ich liebe deine Gedanken, und viele von uns wollen sie hören und lieben, aber vergiß nicht, daß sie für eine bestimmte Ordnung der Dinge gefährlich sind. Knechtschaft wird unerträglich, und die Liebe, deren Namen du aussprichst, begnügt sich nicht mit halben Maßnahmen. Es muß also alles neu aufgebaut werden, und wundere dich nicht, wenn es nun unter den Menschen gärt!«

Mit diesen Worten verschwand der Mann in der Nacht, und die Tür der steinernen Hütte schloß sich hinter uns.

»Macht es euch bequem«, murmelte der Alte, wobei er uns in der Dunkelheit des Raums einige Felle gab, »morgen ist wieder ein neuer Tag...«

Die Feuchtigkeit des Orts riß uns früher aus dem Schlaf, als uns zweifellos lieb war. Wir fröstelten beinahe, als unser Gastgeber die Tür öffnete, um die frische Morgenluft hereinzulassen. Kältesteif und wortlos nahmen wir unsere Waschungen vor, und sammelten uns dann, um unseren Dank demjenigen abzustatten, was wir den »Morgenengel« nannten, jenes Gesicht des Namenlosen, das die Lebensströme bei jedem Tagesanbruch erneuert. Nun erst begannen wir mit dem Alten zu sprechen, der uns unter sein Dach aufgenommen hatte. Er sagte, daß er sich einst vom Kollegium der übrigen Druiden losgesagt hatte. Er fühlte sich mehr zu einer einheitlicheren Schau des Lebens hingezogen. Er erblickte die Menschen nicht so in der Mitte der großen Architektur der Natur, wie es seine Brüder auffaßten. Er sah vielmehr einen großen, unaufhörlich sich ausdehnenden, ewigen Leib, wie ein sich entfaltendes Bewußtsein, einen Leib, in dem jedes Organ zu denken, aber auch zu wachsen begann und sich durch die Liebe nicht völlig von diesem Körper trennte. Diese und er waren also nicht zwei und nicht drei. Sie wurden wieder eins, denn in Wirklichkeit war dies seit jeher so, bevor sich Anmaßung und Egoismus hineinmischten.

»An den Anfängen meines Volkes«, vertraute er uns an, »gab es keine endgültig erworbenen Ideen. Niemand hätte zu behaupten gewagt, daß unser Universum ein für allemal fertig sei oder daß der Geist die Türen verschlossen hätte. Das Leben eines jeden einzelnen war eine Erfahrung des Großen Lebens im Stoff. Niemand glaubte, sondern versuchte zu erkennen. Heute nimmt die Zahl meiner Brüder immer mehr zu, die zu glauben beginnen und die »wissen«. Etwas verhärtet sich, was ich nicht will. Deshalb hat dasjenige, was man mir von euren Worten berichtet hat, in meinem Herzen Widerhall gefunden. Es ist, als ob euer Kristos eine alte Erinnerung wiederbeleben könnte, die uns zu entgleiten droht.«

Das Gespräch wandte sich bald dem Ort zu, an dem Mansel wohnte, und dessen tiefer Friede uns auffiel. Und doch gab es im Grunde nichts Erstaunliches in diesem stillen Wald: Felsen, Moos und drei mit kunstfertiger Hand erbaute Steinhütten, wie es noch Hunderte anderer gab.

Bei unseren ersten Fragen lächelte der Alte nur, indem er seine dichten Brauen amüsiert zusammenzog. Dann erhob er sich behende von dem Baumstamm, auf dem er Platz genommen hatte.

»Wißt ihr, welchem Zweck diese Hütten dienten?« sagte er, offenbar glücklich über die Wirkung, die er erzielt hatte. »Nun, für diejenigen, die zuerst diese Hütten errichteten, waren es Tempel. Freilich keine Tempel, zu denen das Volk strömte, denn unsere Alten liebten dies nicht, sondern Tempel für einen einzigen Menschen, eine Art Gräber, um sich selbst von Angesicht zu Angesicht gegenüberzutreten.«

Wir folgten Mansel ins Innere des Gebäudes, in dem wir die Nacht zugebracht hatten. Das Licht des Tages drang kaum herein. Hier herrschten der Fels und der Erdboden, nichts anderes.

Die Hütte war nach einem genau kreisförmigen Grundriß ganz aus Trockenmauerwerk errichtet und lief oben etwa in Mannshöhe in eine perfekte Kuppel aus, ein wahres Kunstwerk, bei dem jeder Stein fest in den anderen gefügt war.[1]

Das ganze hatte die Ausstrahlung und die Intimität einer Höhle, und ich teilte diese Empfindung Mansel mit.

»Aber es ist eine Höhle! Es ist ein im Freien errichteter Mutterschoß. An diesem Ort versuchten früher manche, sich selbst zu gebären. Sie reiften dort wie der Saft, der aus den Tiefen der Erde aufsteigen möchte.

Der Eingang war früher nicht mit Holz verschlossen, sondern mit einem großen Stein, den man davorrollte, sobald der künftige Priester die Schwelle überschritten hatte.

Einer der Schlüssel unseres Wissens hing immer mit der Kunst zusammen, das Band zu lockern, das die Seele mit dem Körper verbindet[2], und soweit die Erinnerungen unserer Rasse zurückreichen, wurde diese Praxis durch die Form eines solchen Raumes erleichtert.

Doch heute ist dies alles verschwunden«, fügte der Alte nicht ohne Bitterkeit hinzu. »Ich wüßte keinen mehr unter uns, der noch das genaue Wissen hätte, wie ein solcher Bau errichtet wird. Es geht ja nicht nur darum, die Steine in einer bestimmten Weise aufeinanderzuschichten. Nein, die Steine müssen auch nach ganz bestimmten Vorschriften Stück für Stück ausgewählt werden, und sie müssen auch an einem ganz bestimmten Ort aufgeschichtet werden, denn wenn dies nicht der Fall ist...

Aber vielleicht ist es besser, daß nur noch wenige heute dieses Wissen haben. In diesen wirren Zeiten wäre es unnütz, wenn die Seelen sich so leicht von dem Körper lösen könnten, der sie herbergt. Sie müssen erst an sich selber bauen und aufhören, sich in dieser Welt wie in einem Gefängnis zu fühlen, damit sie das Recht erlangen, sich in den anderen Welten zu bewegen.

Heute sind diese Orte des Austritts, die das Bewußtsein in Spiralen des Friedens anzogen, bloß noch einfache Schäferhütten oder Unterkünfte für Alte wie mich! Heute baut man sie in allen Größen und Formen, manchmal auch an Stellen, wo die Erde sie gar nicht haben will!«

Miriam schritt zwischen den Fellen, die am Boden verstreut waren, den kleinen kreisförmigen Raum ab. Sie strich mit der Hand über die kühlen und rauhen Wände.

---

[1] Es handelte sich um dasjenige, was man in Frankreich heute ein »Borie« nennt.
[2] Die Praxis der Astralprojektion.

»Alles was du sagst, mein Bruder, spricht zu meinem Herzen. Das Geheimnis desjenigen, was wir den ›freudevollen Austritt‹ nennen, ist denjenigen teuer, von denen wir herkommen. Ich sage bewußt Geheimnis, denn es ist ein großes Geheimnis zu lernen, in seinen eigenen Ozean einzutauchen, um dort das Universum zu betrachten. Derjenige, der sein Fleisch verläßt, verbindet sich in Wirklichkeit nur fester mit ihm, denn nur derjenige, der willens ist, die Oberfläche seines Wesens zu verlassen, kann sich selbst begegnen.«

So vergingen zwei volle Tage an der Seite des Alten. Wir schwankten zwischen dem Wunsch, zu unserer Behausung zu gehen, um die Dinge zu steuern, die in unserer Abwesenheit geschehen mochten, und dem Wunsch, noch eine Weile die Freude zu erleben, mit der unser Gastgeber uns an seinem Leben und seinen Hoffnungen teilhaben ließ. Er lebte in äußerster Bescheidenheit, und angesichts seiner schäbigen Kleidung hätte ihn jeder, der ihm auf der Straße begegnet wäre, für einen Bettler gehalten. Mansel besaß freilich eine aufrichtige natürliche Fröhlichkeit, und sein Hunger, die Gedanken des Meisters zu diesem oder jenem Thema kennenzulernen, äußerte sich manchmal in ganz naiven Fragen, die uns sehr erheiterten.

Als wir indes am dritten Tag uns für seine Gastfreundschaft bedanken wollten, änderte sich seine Haltung. Sein Blick wurde sorgenvoll, und seine Worte dunkel. Es war nicht mehr derselbe Mensch, der uns gegenüberstand, sondern eine Gestalt, die plötzlich von einer unerklärlichen Last niedergedrückt wurde.

»Meine Schwester, mein Bruder«, sagte er stockend, und es war das erste Mal, daß er diese Worte benutzte, »ihr wandert auf unserem Land und auf der ganzen Welt um das Wort der Liebe eines Meisters willen, den ich niemals sehen werde. Ich habe euch meine Tür geöffnet, und ihr habt mir euer Herz aufgetan. Doch wißt, daß etwas hier noch nicht gesagt wurde ...«

Der Alte hielt inne, wie wenn er nicht wagte, zu weit zu gehen, oder wie wenn er fürchtete, schon zuviel von dem Geheimsten seiner Seele und seines Bewußtseins preisgegeben zu haben.

»Folgt mir«, fügte er schließlich lapidar hinzu.

Eine Flamme des Leidens war in seinem klaren Blick, als er uns zur Tür der Hütte neben der seinigen führte, die seit unserer Ankunft verschlossen geblieben war. Ein schwerer Balken, dem der Zahn der Zeit noch kaum etwas hatte anhaben können, versperrte den Zugang, und wir mußten unserem Gastgeber helfen, ihn beiseite zu schieben. Der Raum, der sich nun unseren Blikken öffnete, war noch kleiner und nüchterner als derjenige, den wir schon kannten. Eine dichte Schicht halb vermoderten Laubs bedeckte den Boden und verströmte einen scharfen Geruch.

Mansel schob mit dem Fuß einen Teil des Laubs nach draußen, so daß darunter eine große Steinplatte zum Vorschein kam. Auf sein Bitten hob ich sie zur Seite.

Nun öffnete sich in der Dunkelheit des kleinen Raums ein noch schwärzeres Loch im Boden des Hügels.

Wir hatten nichts, um uns eine Fackel herzustellen, so daß Miriam beschloß, in der benachbarten Hütte zwei irdene Lampen zu suchen, die noch einen Rest Öl enthielten.

In den Tiefen dieses Waldes war indes auch das Feuer so rar wie die einfachste Nahrung, und ich weiß nicht mehr, wie lange es dauerte, bis wir endlich aus zwei Feuersteinen und ein wenig trockenem Laub eine kleine Glut erzeugt hatten.

Das Loch im Boden war relativ eng, und Mansel hatte immer noch nichts gesagt. Wir beschlossen, daß ich als erster hineingehen sollte, dann Miriam und schließlich Mansel.

Als ich mich etwa zur Hälfte meines Körpers in dem Loch befand, fühlte ich, wie die Steine und die Erde der Wände unter meinen Füßen nachgaben.

Ich konnte keine der beiden Lampen halten, und ich hoffte, möglichst bald festen Grund unter den Füßen zu finden, um weiter vordringen zu können.

Ich rutschte ein Stück auf dem Rücken nach unten, bis ich mit den Ellbogen Halt fand und meinen Sturz bremsen konnte. Über meinem Kopf konnte ich im zuckenden Licht der Flamme kaum das faltige Gesicht Mansels erkennen.

Langsam und mit größter Vorsicht, um nicht noch tiefer zu stürzen, streckte ich den Arm in seine Richtung und ergriff die Lampe, die er mir reichte.

»Fürchte nichts, du kannst nicht mehr tief fallen ...«

Im Vertrauen auf diese Auskunft schloß ich die Augen, um mich vor den Wurzeln und dem Staub zu schützen, und ließ mich nochmals die erdige und plötzlich noch steilere Wand hinabgleiten.

Im nächsten Augenblick standen meine Füße auf festem Grund, und ich fühlte ungleichmäßige und kalte Steine. Zum Glück brannte die Flamme meiner Lampe noch, und ich bemerkte, daß ich aufrecht stehen konnte. Rings um mich schien es nichts als glatten, von feinen weißen Kalkablagerungen überzogenen Fels zu geben.

Ich hörte Steine rollen und spürte, wie ein wenig Erde auf mein Haar fiel... Miriam von Magdala und Mansel gesellten sich zu mir.

»Wem sonst könnte ich dies zeigen?« sagte jetzt unser Führer. »Ich mußte doch jemanden finden, wie auch mein Vorgänger mich gefunden hat...«

Er flüsterte beinahe, wie jemand, der fürchtet, in der Stille eines Tempels irgendeine lebendige Kraft zu stören.

Der Alte ging uns ganz vorsichtig einige Schritte voran und begann, die Wand der Höhle mit der knisternden Flamme seiner Lampe abzusuchen. Der Geruch dieses magischen Augenblicks haftet mir bis heute in meiner Seele[1], ein erregender Geruch von Öl, vermischt mit der Frische einer jungfräulichen Atmosphäre, der Geruch der lebendigen Erde, die man auf der Haut spürt...

Plötzlich tauchten ein roter und ein brauner und ein gelber Fleck in der zuckenden Klarheit der Flamme auf...

»Dies sind die Spuren unserer Väter aus der Zeit von Atl«, sagte Mansel, und seine Stimme war noch immer von Ehrfurcht erfüllt. »Seht, hier sind überall Gebete gemalt!«

Wir begannen nun im Schein unserer beiden Lampen etwas zu entdecken, was uns ganz unbegreiflich erschien: die lebendigen Konturen von Tieren, die direkt auf die Felswand gemalt waren, von Stieren, Ziegen, von manchmal undefinierbaren Formen, die zu einem gewaltigen Reigen versammelt schienen. Es war ein Fresko, das sich in der Nacht auf einem wunderbar glatten Felsen verlor, ein wahrhaftiges Geschenk der Natur. Die Tiere tauchten überall auf, an der Decke, an den unerwartetsten Reliefs der Wände, und je tiefer wir in der Dunkelheit vordrangen, desto größer wurde ihre Zahl.

Nach einer Weile zeichnete sich unter dem Schein der Lampe Mansels eine geheimnisvolle Gestalt auf dem Felsen ab. Sie hatte ganz eigenartige Tatzen und wies an der Stirn zwei kleine, wie Dornen aussehende Hörner auf.

»Dies ist der Priester der Menschen jener Zeit«, sagte Mansel mit einer plötzlichen Festigkeit, »oder vielmehr die Darstellung der Kraft, die er repräsentiert, das Wissen von den beiden Gesichtern der Natur. Er weihte die großen Stammesführer ein, die hierher kamen, um Licht und Unverletzlichkeit zu suchen, denn hier strömt das Leben der Erde, unserer Mutter; man kann ihren Puls hören... mit anderen Ohren!

Die Menschen jener Zeit pflegten ihre Seele mit derjenigen eines Tiers zu identifizieren, dessen Eigenschaften sie bewunderten. Derjenige, der mich dies alles gelehrt hat, sagte mir auch, daß während eines Rituals ein wenig von der Lebens- und Gedankenkraft dieser Stammesführer mit der Zeichnung verbun-

[1] Nach 2000 Jahren.

den wurde. So wurde eine Kraft gebildet, die von Generation zu Generation die ganze Rasse schützte, indem sie die geistige und spirituelle Kraft ihrer Stammesführer nährte. Ihr werdet verstehen, daß der Schoß dieses Felsens in Wirklichkeit keinen Kultort in sich birgt, wie ihr es euch vielleicht vorgestellt habt, sondern einen Initiationsraum. Generationen von Priesterkönigen sind hierher gekommen, meine Brüder, um sich in bestimmten Zeremonien selbst kennenzulernen, wie sie hier angedeutet sind. Sich kennenzulernen hieß, seine Fähigkeiten in seinem Herzen zu zentrieren und im gegenwärtigen Augenblick zu leben wie der Stier, der weiß, daß er aus der Erde und vom Himmel geboren ist, wie das Pferd, das weiß, daß es aus dem Wind und dem Feuer hervorgegangen ist.[1]

Meine Augen haben sie eine Nacht lang gesehen; sie ähnelten uns und hielten Steine in ihren Händen, die in alle Richtungen eine große Helligkeit ausstrahlten. Manche trugen leuchtende Gewänder, und ihre Augen strahlten in einem wunderbaren Blau. Ich begreife nicht viel davon, nur dies: Daß ihre Weisheit gewiß der unsrigen wert ist und man ihre Sprache bewahren sollte.«

»Höre, Mansel«, sagte Miriam, »der Kristos hat eines Tages zu mir von diesen alten Zeiten gesprochen. Er sagte, daß die Völker von Atl sich über die ganze Welt ausbreiten wollten, daß es jedoch kleine Reiche gab, die ihnen widerstanden, weil diese mit ihrer Anschauung der Welt nicht einverstanden waren. Er sagte, daß die Menschen von Atl sich der Lüfte bemächtigten, ohne sich ganz die Erde verdient zu haben, und daß es auf den Bergen von Kal schreckliche Kämpfe gab. Er sagte schließlich, daß dort zwei Welten aufeinandergeprallt waren, und daß er gekommen sei, um sie zu vereinigen.

›Ich bin die Luft, die der Erde begegnet‹, rief er eines Tages im großen Tempel aus, ›und ich bin die Erde, die die Luft in sich aufnimmt. Alles was unter der Sonne war, war dies durch meinen Vater, und der Vater hat seine Kraft in mich gesenkt, damit ich dasjenige vereinige, was entzweit ist.‹«

Ich kann kaum sagen, welche Empfindungen diese Worte des Meisters an einem Ort unserer Erde in mir auslösten, der demjenigen so fern war, auf dem er wandelte, aber Miriam wußte, daß die Seele zwar viele Wege kennt, der Friede aber nur einen.

Wo der Friede zu seinem Licht ruft, muß man diesem Ruf folgen.

---

[1] Man kann hier zweifellos an schamanistische Rituale denken, in deren Verlauf sich manche in ihr »Totemtier« versetzten, wie der gängige Ausdruck heute lautet.

»Versetzen wir uns in das Herz eines Baums«, fügte sie hinzu, »oder beten wir meinetwegen zu einem Baum; worauf es letztlich ankommt, ist, daß wir Herz sind, daß wir Gebet sind.«

Im Leib der Felsen, in denen die Farben der Sonne leuchteten, erklang das Lachen dreier Menschen, die Glück und Hoffnung miteinander geteilt hatten.

# V. Flavius

Als wir am Abend dieses Tages am Ende des Weges ankamen, der zu unserer Behausung führte, umgab uns tiefe Stille. Der Himmel hatte schon seine goldenen Schleier entfaltet, und wir drangen über schmale Lichtungen in das dunkle Gewölbe des Waldes ein. Bald erschien »unser Bethsaid«, wie wir es nannten, hoch auf dem Felsen, der über dem Fluß aufragte.

Rings um seine steinernen Mauern herrschte sonst das geschäftige Treiben unserer Brüder, die sich um die Bedürfnisse der Gemeinschaft und um die Kranken kümmerten.

Nun aber schien alles wie ausgestorben. Ein großer Steinkrug lag umgestürzt am Boden, und überall lagen Gerätschaften auf dem Boden verstreut. Nur das Schreien von Miriams Esel, der uns hinten in seinem Stall wahrgenommen hatte, machte deutlich, daß nicht alles Leben aus diesem Ort gewichen war.

Nach dem Aufruhr im Ort hatten wir uns auf alles gefaßt gemacht, denn es war klar, daß unsere Anwesenheit überall, wo wir auch waren, letztlich Unruhe stiftete. Wir waren bereit, vieles zu akzeptieren, und doch strömte eine Eiseskälte in unser Herz, als wir die schwere Tür des Bethsaid öffneten und nichts als eine Reihe leerer Betten erblickten.

Unser erster Reflex war es, einige Schritte in den Raum mit dem steinernen Dach zu gehen. Er war noch von dem intensiven Duft des Öls und der Kräuter erfüllt. Miriam sagte nichts. Nicht die geringste Falte erschien auf ihrer Stirn, kein Schimmer des Schmerzes am Grunde ihrer Augen in diesen vier Wänden, die ihre Daseinsberechtigung verloren hatten. Nichts an ihr drückte Auflehnung aus angesichts dieser Öde, in der Jahre der Arbeit und der Hoffnung zunichte gemacht schienen.

Sie setzte sich ruhig auf eine Holzbank und sandte mir ein Lächeln aus Augen zu, die in die Ferne blickten.

»Nicht wir sind es, die hier auf die Wunden ein wenig Balsam gelegt haben, Simon. Wir haben nur für dasjenige, was bleibt, ein Dach errichtet, und das Bleibende ist das Wesentliche, und wir müssen es achten und schweigen.

Ich möchte nicht resignieren, aber ich möchte begreifen, denn es ist ein Wille in mir, der noch immer stärker tönt als jener Wind, der die Türen zuschlagen möchte.

Was wir hier sehen, ist nichts, mein Bruder, keine Sackgasse und nicht einmal ein Umweg... Wie, wenn es eine Abkürzung wäre, damit unsere Schritte mit größerer Genauigkeit auf den Spuren bleiben, denen sie folgen sollen? Hast du die Kraft, diesen leeren Raum in dieser Weise zu sehen?

Wenn der Wille des Menschen an die Stelle des Willens des Namenlosen tritt, bildet sich in seiner Seele etwas wie ein Abszeß. Können wir behaupten, daß dies bei uns niemals der Fall sein wird?«

Ich kam nicht mehr dazu, Miriam zu antworten; die Tür knarrte in den Angeln, und wir erblickten durch den Spalt einige Gestalten. Es waren vier oder fünf römische Soldaten, die ihre Helme im Arm hielten und offenbar ebenso überrascht waren wie wir.

Ich nutzte diesen kurzen Augenblick der Verblüffung und ergriff das Wort.

»Wo sind unsere Gefährten?« sagte ich. »Könnt ihr uns zu eurem Kommandanten führen?«

Meine Selbstsicherheit war nur gespielt, aber ich glaubte, daß es für uns von Vorteil wäre, weder ängstlich noch unterwürfig aufzutreten. Nach all den Jahren, die ich hier verbracht hatte, war ich es leid, für alle Ewigkeit die Miene des Schuldbewußten zur Schau zu tragen. Und welche Schuld hatten wir denn auf uns geladen? Daß wir von Liebe und Freiheit sprachen? Nein... ich wollte den Römern ins Gesicht blicken und ihnen dies begreiflich machen, nicht mehr meine Schritte woandershin lenken, wenn der Lärm der ihrigen ertönte!

»Wer seid ihr?« fragte unvermittelt einer der Soldaten.

Wer seid ihr? Was soll man auf eine solche Frage antworten?

Als wir schwiegen, forderten uns die Männer mit einer Handbewegung auf, herauszukommen.

Ohne ein weiteres Wort schob uns die kleine Gruppe den geraden Pfad vor sich her, der am Fels entlang zu unserer Unterkunft hinunterführte. Dort erschienen an der Biegung des Weges bei den Holztreppen die ersten Bewaffneten. Dann erblickten wir eine ganze Gruppe von Schilden in Reih und Glied vor einem Dickicht. Wir gingen unter den ersten am Fels errichteten Holzkonstruktionen hindurch, die über den Weg und den Fluß hinausragten. Nun änderte sich plötzlich alles, aus Unbekümmertheit wurde Beklemmung. Zwei Männer in langen braunen Mänteln sprachen vor etwa dreißig römischen Soldaten, die sich in einer Dreierreihe aufgestellt hatten. Wir befanden uns am Eingang eines großen Raums, in dem noch ein Feuer knackte, während ganz im Hintergrund einige Farbflecke im Halbdunkel erkennbar waren. Es waren unsere Gefährten. Man hatte sie hierher verbracht, und sie schienen untätig auf etwas zu warten. Als sie uns ankommen sahen, wandten sie sich wie ein Mann um und gingen zum Feuer. Unter einem der langen braunen Mäntel erkannte ich einen der römischen Notabeln, den ich schon vor einigen Tagen in jenem Ort gesehen hatte. Unsere Blicke kreuzten sich, und ich glaube, daß ich durchaus die Kraft hatte zu lächeln.

Elric stand in einer Ecke. Mit einem langen, halb verkohlten Stock unterhielt er das Feuer, über dem man an der Decke der Höhle einen riesigen Kessel aufgehängt hatte.

Die Gegenwart der Soldaten nicht achtend, stürzte er auf uns zu, während einige Frauen sich in die Arme Miriams warfen.

»Seit zwei Tagen sind sie hier«, sagte Elric hastig zu mir. »Sie haben die Kranken nach Hause geschickt und verhören uns pausenlos über euch ...«

Mit der flachen Klinge hinderte ein Legionär ihn am Weitersprechen und schickte ihn zum Feuer zurück. Aber schon waren die Männer in den braunen Mänteln mit ihren schimmernden Brustpanzern und dem steinernen Gesicht bei uns.

»Stellt euch nicht unwissend«, herrschte uns der jüngere von ihnen an, »ihr seid es, die wir suchen. Wo wart ihr die ganze Zeit?«

»Wir sind gerne im Wald«, gab Miriam zurück, »es ist dort weniger dornig als in den Dörfern ...«

Der Mann zuckte mit den Schultern, wandte uns abrupt den Rücken zu und gab einige unhörbare Befehle.

In der Menge unserer Gefährten erhob sich nun ein Rufen, das rasch erstickt wurde. Der Grund der Aufregung wurde mir rasch klar, als ich die Spitze einer Lanze in meinem Rücken spürte.

Ich wandte mich zu Miriam um, die man in derselben Weise an jeder Bewegung gehindert hatte.

Dann ging alles sehr schnell; wir konnten nicht einmal mehr unseren Gefährten das kleinste Zeichen geben, die sich in großer Unruhe unter dem Felsen zusammendrängten. Man hieß uns kehrtmachen und schob uns in Richtung des großen, halb verfallenen Raums, wo Miriam gewöhnlich auf ein wenig Stroh zu schlafen pflegte.

Zwei Soldaten gingen uns auf dem kleinen Weg neben den Hütten voran. Jeder von ihnen schwang eine große Fackel in der Luft, um die Scharen von Fledermäusen zu vertreiben, die an den Felsen und unseren Köpfen vorbeihuschten.

Nun wurde uns schließlich klar, wohin man uns führte. Am Eingang der Höhle gab es einige Ringe, die an der Wand befestigt waren und an denen wir die Tiere festzubinden pflegten. Wir brauchten uns keinen Illusionen hinzugeben: diesmal waren sie für uns bestimmt.

»Es ist seltsam«, sagte meine Schwester von Magdala zu mir, als man unsere Handgelenke an den Felsen fesselte, »hundertmal habe ich diesen Augenblick in der Stille meiner Nächte erlebt, und hundertmal habe ich mich gefragt, ob es mir gelingen würde, den Blick des Menschen zu lieben, der mich in Ketten legen würde. Dieser Abend macht mich glücklich, Simon, denn ich weiß jetzt, was immer geschehen wird, daß ich es kann.«

Als die Soldaten ihren Auftrag ausgeführt hatten, ließen sie uns in Gegenwart zweier Offiziere zurück. Diese suchten sich zu sammeln, indem sie den Pfad auf und ab gingen, der am Felsen vorbeiführte.

Schließlich blieb einer der beiden vor mir stehen.

»Es vergeht keine Woche, in der nicht Nachricht aus Rom kommt, die uns auf die Anwesenheit von Leuten eurer Sorte hinweist! Was wollt ihr eigentlich? Hier herrscht Friede! Schon längst haben wir diejenigen befriedet, die sich gegenseitig umbrachten. Ist es dies, was ihr uns vorwerft? Wohin wir uns auch wenden, hören wir nur noch von diesem Jeshua reden, mit dem ihr allen in den Ohren liegt. Welchen Auftrag hat dieser Mensch euch gegeben? Seinetwegen seid ihr doch wohl hier?«

Ich schöpfte tief Atem, bevor ich ihm antwortete. Ich mußte es finden, dieses richtige Lächeln auf meinen Lippen, ein Lächeln ohne Ironie, ohne versteckte Aggression und ohne heimlichen Spott. Es stellte sich langsam ein, ich fühlte, wie es aus meiner Brust aufstieg, als mein Blick sich auf die steilen Falten im Gesicht des Römers heftete, und wie es schließlich meine Mundwinkel löste.

»Wenn ich in aller Offenheit mit dir reden darf: Wir sind nicht seinetwegen da, sondern um dessentwillen, was er repräsentiert... aber auch um deinetwegen wie um all derjenigen willen, die unseren Weg kreuzen. Du sprichst vom Frieden, und auch wir wollen nur vom Frieden sprechen. Kannst du mir dann sagen, warum wir an diesen Felsen gefesselt sind?«

»Spare dir deine Wortspiele. Ich weiß schon länger von deinem Meister, als du dir denken kannst, und ich sehe nichts anderes, als daß sein bloßer Name heute genügt, die Ordnung zu stören, die ich repräsentiere, und dies kann ich nicht hinnehmen. Heilt und sammelt Pflanzen, soviel ihr wollt, aber belaßt es dabei. Es geht nicht mehr an, daß sein Name und alle die Geschichten, die ihr mit ihm verknüpft, in der ganzen Gegend verbreitet werden!«

»Deine Ordnung ist nur ein Waffenstillstand, mein Bruder«, fiel Miriam ein, »und wir wollen mit dir über den Frieden reden...«

Der Mann räusperte sich, wie wenn er plötzlich in Verlegenheit wäre, und fuhr dann mit tonloser Stimme fort: »Schweig, warum nennst du mich deinen Bruder? Ich weiß, daß du diejenige bist, die hier alles lenkt!«

»Laß es, du vergeudest deine Zeit; morgen schicken wir sie nach Rom, und die Sache ist erledigt...«

Der zweite Offizier war näher getreten und legte seinem Begleiter die Hand auf die Schulter.

Während des ganzen Gesprächs hatte er uns nicht ein einziges Mal angeblickt. Er zuckte jetzt die Schultern, zog seinen Mantel zurecht und wandte sich zum gehen.

»Warum nennst du mich deinen Bruder?« wiederholte der andere, der stehenblieb. In seinen Augen, die vom Frieden Miriams zum Lächeln Simons wanderten, zeigte sich ein eigentümlicher Glanz, eine seltsame Mischung von Fragen, Schmerz und Hoffnung.

Was erwartete dieser noch junge Mensch von uns, dessen Haar doch schon zu ergrauen begann, dieser Repräsentant einer Macht, die offenbar immer alles wußte und der es immer gelang, sich dort festzusetzen, wohin die Erde uns zu rufen schien?

»Warum nennst du auch denjenigen deinen Bruder, von dem du unaufhörlich sprichst, diesen Kristos, diesen Jeshua? Ich habe dich so oft im Ort am Landungssteg sprechen hören.«

»Mein Bruder«, sagte Miriam mit einer schier unfaßlichen Liebe in ihrer Stimme, »mein Bruder, verstehst du nicht, daß so viele Dinge zwischen ihm und dir, zwischen dir und mir so ähnlich sind?

Siehst du nicht dasjenige, was uns vereint? Ist deine Sonne eine andere als die meine? Ja, bist du dir sogar sicher, daß unsere Augen, die die Sonne betrachten, so sehr unterschiedlich sind?«

»Ich verstehe nicht, worauf du mit deiner Philosophie hinauswillst...«

»Ich möchte dich auf die Tatsache aufmerksam machen, daß derjenige, den du für unseren Meister hältst, auch ein Stück deiner Sonne, ein Stück deines Blicks und ein Stück desjenigen ist, was in dir Fragen stellt.

Gib ihm nicht den Namen Jeshua, den er in unserer Sprache angenommen hat, wenn dir dies wehtut. Er braucht nicht mit Worten genannt und nicht verehrt zu werden. Nur der Gott der Kinder möchte Gehorsam und Unterwerfung! Sage nicht, daß dies dein Gott ist!«

»Ah, dies wollte ich hören!« rief der Römer aus. »Du behauptest also, daß dein Meister ein Gott ist?«

»Er ist dasjenige, was es in dir wie in uns an Göttlichem gibt«, sagte ich. »Er ist jenes Lebensprinzip, das dich diese Fragen stellen läßt. Er ist weder ein Gott noch der alleinige Gott. Er ist der Menschensohn, der von all demjenigen durchdrungen ist, was das Leben an Göttlichstem äußern kann. Er ist letztlich dasjenige, was wir alle werden sollen. Wir geben zu, daß dies Unruhe stiftet, denn die Verkündigung einer solchen Verheißung läßt alle Mauern einstürzen.«

Der Römer schlug die Augen nieder, raffte seinen Mantel um die Schultern und stützte sich mit den Ellbogen auf die schwere Holzbrüstung, die über das Wasser hinausragte.

»Wenn es dies ist, was uns Rom vorwirft«, fuhr Miriam fort, »nun, dann sind wir schuldig, und nach uns wird es immer Schuldige in diesem Sinne geben. Und wenn es dies ist, was du selbst fürchtest, fragte dich, warum dies so ist. Warum weigert man sich, sich in klarem Wasser zu betrachten?

Wenn dein Kaiser Macht auf der Erde haben will, werden wir ihm niemals im Wege sein. Die Geschichte der Völker weiß, was sie zu tun hat. Uns interessiert nichts anderes als der Lehm, aus dem die Menschen gemacht sind, mein Bruder ...«

Als Miriam diese Worte mit unendlicher Güte aussprach, wandte sich der Zenturio, eine Faust in das Haar gekrallt, mit kreidebleichem Gesicht um und ging mit schnellen Schritten in die Höhle an einen Platz, den wir nicht sehen konnten.

Im nächsten Augenblick stand er mit einem Messer in der Hand vor uns.

»Dreh' dich um«, sagte er zu Miriam, und er löste mit einem raschen Schnitt ihre Handgelenke vom Felsen.

Etwas begann in der Luft dieses Spätsommers zu schwingen. Als auch ich fühlte, wie das kalte Metall meine Fesseln mit einem kurzen Ruck durchtrennte, erfüllte ein Strom von Frieden meine Seele, und wieder einmal zerbröckelte eine alte Festungsmauer und versank zu Staub.

»Lehrt mich«, stammelte der Soldat. Seine Bitte war fast wie ein Befehl; er sprach sie mit der Unabweisbarkeit desjenigen aus, der an unerträglichem Durst leidet und die Erde aufscharrt, um ein wenig Wasser zu finden.

Unter einem der großen Felstrümmer der Höhle gab es noch genügend Platz, um sich zu setzen. Dort ließen wir uns hinter einer Lehmwand nieder, die uns den Blicken entzog.

Der Römer hieß Flavius, und als er uns seinen Namen nannte, tat er dies mit solcher Bescheidenheit, daß wir dies nicht anders denn als Geschenk auffassen konnten. Zunächst wagte er nicht, uns anzusehen. Er stellte seine Fragen, indem er genau auf einen Punkt vor sich blickte und sich unaufhörlich nervös in seinen Mantel einhüllte.

»Erzählt mir von demjenigen, den ihr den Kristos nennt. Ist es wahr, was über sein Leben berichtet wird? Aber vielleicht habt ihr ihn nicht gekannt ...?«

Flavius war die wandelnde Unruhe. Hinter seiner Maske des Offiziers der römischen Streitkräfte war er von Fragen zerfressen, denn er wußte nicht mehr, wohin ihn sein Leben führen würde. Er war auf so vielen Straßen in so vielen Ländern gegangen, hatte so viele Gesichter und fremde Kulturen gesehen, und nun hörte er überall, wohin er ging, denselben Namen nennen. Deshalb konnte er andere und das Bild, das er sich von sich selbst machte, nicht mehr mit der alten ruhigen Unbefangenheit betrachten. Dies war seine Beichte.

»Wie kommt es, daß in diesem vergessenen Lande Kal plötzlich irgendeine Kraft mich zwingt, mich selbst in meinem Innern zu beobachten?«

Wir sprachen bis tief in die Nacht mit ihm, nachdem er den Wachen und seinem erstaunten Begleiter kurz Bescheid gegeben hatte, daß er nicht gestört werden wollte.

Zunächst wollte er alles wissen, alles in sich aufsaugen, was unser Herz für gut für ihn hielt. Was ihn freilich am meisten quälte, war der Tod, jene eisige Leere, an deren Rand er so oft gewandelt war.

Der Tod war, wie es uns der Meister gelehrt hatte, gewissermaßen der Schlußstein oder vielmehr der Eckstein der ganzen Seele, ihre Krönung und ihr Abschluß. Das Verständnis dieses Mysteriums war der Schlüssel, der die Schublade zu den Erinnerungen und das Tor zu neuen Horizonten öffnete.

»Vom Tod zu sprechen«, hatte er uns gelehrt, »heißt vor allen Dingen vom Leben zu sprechen. Wenn ihr diesen Knoten löst, beginnt ihr, die Verkrampfungen der Maske zu lösen, mit der sich der ganze Mensch identifiziert; ihr werdet lernen, auf den Grund eines Sees zu tauchen und von dort mit der außergewöhnlichen Empfindung zurückzukehren, dort eure eigenen Fußspuren gefunden zu haben.«

Wie so viele Seelen, die auf dieser Erde wandeln, brauchte der Zenturio Flavius diese Gewißheit der Unendlichkeit des Lebens, um allmählich seinen Platz unter denjenigen einnehmen zu können, die ihr Dasein nicht bloß fristen, sondern sich dafür entscheiden, an ihm zu bauen, um ein wenig mehr Frieden, ein wenig mehr Liebe in die Welt zu bringen.

»Und der Kristos«, fragte er auf tausend Arten, indem er den Kopf zwischen die Hände nahm, »wie ging er mit dem Tod um?«

»Der Kristos«, antwortete Miriam auf tausend andere Arten, »hat es unzählige Male auf sich genommen zu sterben, wiederzukommen und nochmals zu sterben, bevor er der Kristos war.

Die Sonne hat sich selbst geschaffen, mein Bruder, sie ist nicht Sonne durch die alleinige Entscheidung des Ewigen, und aus diesem Grund ist sie erst wirklich die Sonne. Sie hat sich ihres Namens erinnert, indem sie zu lieben lernte. Wenn der Kristos, der im Herzen des Meisters wohnt, zu uns sprechen und seine Strahlen bis hierher senden konnte, wenn deine Seele dadurch in dieser Nacht in Aufruhr versetzt wird, dann deshalb, weil seine Worte aus dem Urgrund der Zeiten kommen. Es geschieht deshalb, weil sie aus einer Zeit und von einem Weg kommen, auf dem er vor uns gewandelt ist.

Es spielt keine Rolle, auf welcher Seite des Sees wir uns befinden, im Wind, der über seine Oberfläche geht, oder in seinen stillen Tiefen. All dies ist dasselbe. Wir müssen es nur akzeptieren, Vogel oder Fisch zu sein, wie es das in unserer Seele tätige Leben fordert.

Luft oder Wasser: beides ist gleichrangig. Derjenige, der den Tod nicht aus seinem Inneren akzeptiert, kann unzählige Tode und Geburten erleben, ohne etwas wahrgenommen zu haben.

Heute, mein Bruder Flavius, ist ein Tag, an dem du dich bereiterklärt hast, deinen Panzer auszuziehen, um dein Herz auf deinen Händen zu betrachten. Möge es für dich noch viele solcher Tage geben, damit du auf es hören lernst ...«

Der Soldat erhob sich langsam, ging um die Lehmmauer herum, die uns Schutz bot, und lehnte sich erneut auf die Brüstung, die auf den Fluß hinausragte. So blieb er alleine eine lange Weile in der Dunkelheit stehen und kam dann mit der Fackel zurück, die eine Wache in ein Loch im Felsen gesteckt hatte.

»Seht mich an«, flüsterte er, »ich weiß nicht, wohin der Wille des Kaisers mich führen wird, doch wird es nicht mehr der alte Flavius sein, an den er sich wenden wird. Ich bitte euch um Verzeihung ...«

Er blieb stehen; unfähig, noch ein Wort zu sagen, drehte er sich auf den Absätzen um, und es sah aus wie eine Flucht.

»Warte«, sagte ich, indem ich auf ihn zueilte, »warte, sei gewiß, daß wir weder dir noch deinen Armeen zu vergeben haben.

Ich will dir sagen, mein Bruder, daß jeder von uns mit sich selbst ins Reine kommen muß. Die Legionen Roms, deren Last du in dieser Nacht zu tragen scheinst, sind in Wirklichkeit im Herzen eines jeden Menschen.

Glaube nicht, daß dieser Vergleich nur ein schönes Bild in der blumigen Sprache unseres Volkes ist. Die Legionen Roms sind nichts als meine eigene niedrige Gesinnung, die ich ebenso wie du bekämpfen werde ... ohne mein Ziel zu verfehlen.«

Flavius deutete eine verlegene Kopfbewegung an und verschwand schließlich in der Dunkelheit des Pfades. Was wäre von dieser Nacht noch zu berichten, außer daß sie unseren Körpern keine Ruhe spendete. Der aufgewühlte Blick des Flavius und der bittend-befehlende Ton seiner Stimme ließen uns nicht mehr los ...

Der frühe Morgen fand uns fröstelnd, in die Watteschleier des vom Fluß aufsteigenden Nebels gehüllt. In dem weißen Himmel über uns stießen große unsichtbare Vögel ihre Schreie aus. Miriam, die sich in ihre Unterkunft zurückgezogen hatte, kam für einige Augenblicke heraus, um die Frische der Luft einzusaugen, und kehrte dann wieder zurück, um zum Namenlosen zu beten.

Ich ging noch halb im Schlaf einige Schritte auf dem Weg auf und ab, der an den Hütten vorbeiführte. Irgendwo oben auf dem Felsen begannen Männer Befehle zu rufen, und der Lärm aufeinander schlagenden Metalls antwortete ihnen.

Ich wagte es kaum zu glauben, doch die Römer zogen ab.

In der großen Unterkunft fand ich unsere Gefährten jubelnd ineinander verknäuelt, glücklich, keinen Helm und keine Lanze mehr zu sehen. Die Freude kannte keine Grenzen. Elric und all diejenigen, die seit Monaten, teilweise seit Jahren im Stillen arbeiteten, fanden keine Worte, um dem Glück Ausdruck zu verleihen, in das sich ihre Furcht verwandelt hatte.

So durften die Kranken wiederkommen, durfte jeder in der Gegend, der eine auf seinem Boot, der andere in den Tiefen seines Waldes ohne Angst den Erzählungen und Worten der »Leute vom Felsen« lauschen.

Woche um Woche verging so im Schwung einer neuen Begeisterung, bis die Zeit der letzten Feigen angebrochen war. Am Hang des benachbarten Hügels gab es einen ganzen wilden Obstgarten, dessen Früchte wir sammelten und für den Winter trockneten. Die Luft befrachtete sich schon mit den schweren Düften des Herbstes, dem Geruch von Unterholz, das man verbrannte, und demjenigen der Erde, die ihre Feuchtigkeit ausdünstete.

Miriam zeigte sich immer seltener. Sie kam nur noch auf die Felder und in die Obstgärten, um mit den Menschen zu sprechen, die in immer größerer Zahl aus der ganzen Gegend herbeiströmten. Wenn jeder zwischen den Weizengarben und auf den vermodernden Baumstämmen saß, sah man immer ihre Gestalt aufragen, die in einen großen, nachtblauen Schleier gehüllt war.

Wie einst der Meister hörte sie allem zu, was die Menschen an einfachen Geschichten zu erzählen hatten, über den Diebstahl eines Schafs und den Tod der Eltern und auch die gute Ernte, an die man sich noch erinnerte und die Hoffnungen nährte. Sie verband diese mit Seiner Gegenwart und Seinen Schlüsselworten, die wie Litaneien wiederkehrten, aus denen sich jeder etwas zu seiner Tröstung zimmern konnte.

Wenn ihre zarte Gestalt in meiner Erinnerung auftaucht, sagt mir alles, daß der Kristos sie bei jeder ihrer Gesten mit seinem Licht umhüllte. Wenn sie nur den Arm hob, war dies die genaue Entsprechung einer Regung in ihrer Seele. Miriam hatte so jene Transparenz erworben, die an die Mutter des Meisters in der letzten Zeit erinnerte, in der wir einen gemeinsamen Weg gingen. Als aber der Herbst mehr und mehr die Gipfel der Hügel rötete, tauchten schmerzliche Gerüchte in den Tälern auf, vom ungreifbaren Wind des menschlichen Denkens verbreitet.

Sie holten uns eines Tages ein, als ich mit Miriam und zwei Frauen aus der Gemeinschaft in einen Weiler ging, um einem Kranken beizustehen. Zunächst war es das Verhalten einiger Kinder, das uns überraschte. Als sie uns am Ausgang des Waldes unweit der ersten Häuser erscheinen sahen, rafften sie Äste vom Boden auf, schlugen sie gegeneinander und rannten davon. Für die einfachen Seelen dieser kleinen Täler war dies die Geste gegenüber einem Menschen, dessen Geist sich umnachtet hatte. Sie sollte den Fluch bannen, den der Geistesgestörte angeblich um sich verbreitete.

Nun gut, es waren Kinder, und ihre Spiele konnten uns nur erheitern...

Wir mußten uns freilich bald eines Besseren belehren lassen, nachdem wir unseren Esel an der Wand des ersten Hauses festgemacht hatten und wir erkannten, daß alle Häuser verrammelt waren. Die Unordnung, die vor den Häusern herrschte, die umherlaufenden Hühner und die rauchenden Kamine sprachen eine deutliche Sprache. Wir mußten das Offenkundige akzeptieren: die Türen verschlossen sich vor uns. Um sich letzte Gewißheit zu verschaffen, klopfte Miriam an die erste Tür, ohne daß sie eine andere Antwort bekommen hätte als das wütende Gekläff eines Hundes. Es war klar, daß es hier für uns nichts mehr zu tun gab. Wir wollten niemals Menschen etwas aufzwingen, und wir hatten auch keinen Grund, uns zu rechtfertigen. Wir kehrten also um.

Alles hätte damit vorbei sein können, doch gibt es Dinge, an denen die menschliche Seele leicht Gefallen findet. Dies schnitt uns ins Herz.

»Die weiße Frau von Migdel ist verrückt, hütet euch vor ihr!« Dieses Gerücht drang bis zu unserem Felsen herauf und wurde von Hütte zu Hütte weitergeflüstert. Viele Leute zuckten nur die Schultern und öffneten uns weiterhin ihr Herz, doch nahm das Gerücht ein solches Ausmaß an, wie wir es lange nicht wahrhaben wollten. Miriam sagte nichts dazu. Miriam hatte seit dem Tag, an dem sie die Füße des Meisters in ihre Hände nahm, so viele Giftpfeile in die Seelen der Menschen eindringen sehen, daß auch dieser nur einer von vielen war, daß auch dieser ebenso wie die anderen sie nicht treffen konnte.

Am schmerzlichsten war freilich die Tatsache, daß sich einige von uns darüber beklagten, welcher Schaden dadurch dem Beth-said zugefügt wurde. Es seufzten all diejenigen, die immer in die Fallgrube desjenigen stürzen, was sie geben, weil sie es zu ihrem Besitz machen. Es waren die Seufzer derjenigen, die Raubbau an dem ererbten Großen Licht betreiben, indem sie die Welt auf ihr eigenes näheres Umfeld verengen.

Der Winter brachte uns nun seinen Rauhreif und seine purpurnen Sonnen, die Rotkehlchen, die sich schon am frühen Morgen vor unserem Eingang versammelten.

Miriam äußerte sich noch immer nicht zu den Gerüchten, die nach wie vor mit schmerzlicher Unerbittlichkeit in den Tälern umgingen. Mit demselben Lächeln auf den Lippen verbrachte sie in ihren nachtblauen Mantel gehüllt ganze Tage an den Strohlagern der Kranken.

Eines Tages wandte sie sich jedoch zu Elric und mir, als wir in ihrer Unterkunft einige Fladenbrote und ein wenig dicke Suppe miteinander teilten.

»Ich werde bald weggehen. Wenn die Knospen aufspringen werden, weiß ich, daß dieser Fels und seine Bewohner auch ohne meine Gegenwart leben werden. Dieser Boden trägt mich nicht... Vielleicht pochen meine Worte zu heftig an die Tür mancher Seelen.«

Miriam von Magdala sprach nicht weiter, und ich nahm jetzt in ihren Augen einen Schimmer des Leidens wahr, das sie seit Monaten still ertragen hatte.

Das Herz, das begriffen hat, der Mensch, dessen Seele stumm geworden ist, um den Geist von allem sprechen zu lassen, ist immer ein Dorn in der Ferse der Masse der Menschen. Er verstört durch das Feuer seiner Gewißheit, und diejenigen, die »richtig« denken, sind sich seiner Torheit gewiß.

Miriam gehörte zu denjenigen Menschen, für die die Welt, in der wir leben, sich in jeder Sekunde aufbaut als Frucht der Liebe oder aber der Beschränktheiten derjenigen, die auf ihr leben. Die

Welt war ein Angebot des Ewigen, das unserem Willen und unserer Liebesfähigkeit anheimgestellt ist.

Nun war es Zeit zu säen, Strahlen der Sonne zu säen, damit diese Wurzeln schlagen könne und der Saft der Erde aufstiege und aufstiege...

Im Laufe der darauffolgenden Wochen kamen wir zu der Überzeugung, daß die Gemeinschaft des »weinenden Felsens« nunmehr stark genug war, um ohne Bedenken in die Hände einiger Menschen gelegt zu werden, die Verantwortung für das Bethsaid zu tragen bereit waren. Kommt nicht immer irgendwann die richtige Stunde, um flügge zu werden? Wir beschlossen schließlich gemeinsam, daß drei Frauen, Elric und ich Miriam dorthin begleiten sollten, wohin sie sich gerufen fühlte. Dies würde ebenso friedlich vonstatten gehen wie unsere Ankunft. Man mußte einfach lernen, sich auszulöschen, damit die Kraft des Göttlichen Lebens ihr Werk fortsetzen kann. Miriam vergaß auch nicht, an jenes Reisegelöbnis zu erinnern, das wir abgelegt hatten, als wir unseren Fuß auf das Land Kal setzten. Seine sonnenhellen Ufer und die Sümpfe, in denen sich das Schilf im Winde wiegte, waren nun weit hinter uns, doch dasjenige, was uns bis hierher geführt hatte, gehörte keineswegs der Welt der Erinnerungen an. Für die Zweiundzwanzig, die sich eines Tages Unermüdlichkeit gelobt hatten, war die Unversehrtheit des Leibes gewiß weniger wichtig als ein Gelöbnis.

»Die Wanderung, Simon, ist die Gußform, in der uns der Meister geformt hat. Unsere Seele ist mehr auf den Steinen der Wege und der Wüste gewandert als die Sohlen unserer Füße.

Jedes Fleckchen Land, das wir durchstreift haben, ist von unseren Gedanken, von unserer keimenden Liebe durchtränkt worden. Jeder Mensch, dem wir begegnet sind, war eine Schuppe unseres Egoismus, die von uns abfiel.

Heute ist unsere Reise eine... du weißt, was sie ist. Ich möchte sie nicht in dürren Worten darstellen, denn in unserer Brust ist Er vielleicht jetzt mehr gegenwärtig als je zuvor. Wenn wir heute schweigen und uns an die Umrisse eines Feldes oder die Heimeligkeit eines Dachs klammern wollten, könnten wir es wohl nicht mehr... Glaubst du nicht auch?«

Gewiß glaubte ich dies, meine Schwester Miriam, und ich glaubte es nicht nur, sondern ich sah, daß in jenem Teil von uns selbst, auf den wir so wenig achten, eine Fackel immer heller loderte...

# VI. Lichter unter dem Schnee

Das niedrige Buschwerk war ein einziger Teppich violetter Blüten, als wir das Bethsaid am weinenden Felsen verließen, um zu anderen Horizonten aufzubrechen.

Miriam von Magdala fühlte sich in die Länder des Südens gerufen. Es gab dort, wie es hieß, ein höheres und weißeres Gebirge, als wir es bisher je gesehen hatten; es waren wilde Berge, in denen auch die Menschen des alten Landes Atl Zuflucht gesucht hatten.

Wir zählten die Tage nicht. Unter den großen Nadelbäumen und im Gewirr der mit Moos bedeckten gefällten Bäume zeigte sich ohnehin die Sonne manchmal recht wenig. Wir sechs schritten tüchtig aus, und unsere Gespräche, die von stillen Gebeten unterbrochen wurden, gaben den Rhythmus unserer Zeit an. Es schien, als ob die Wälder niemals enden wollten, und das Land Kal war noch viel weiter, als wir es uns vorgestellt hatten. Dort, wo der Wald abrupt endete, dehnten sich lange Streifen wilder Kräuter, die selbst wieder unter weiteren Bäumen, unter anderen geheimnisvollen Gewölben verschwanden. Es gab zwar eine große, steinige und tief zerfurchte Straße, die uns recht und schlecht führte, doch verschwand sie immer wieder zwischen den schuppigen Säulen der Baumstämme. Hin und wieder führten uns ein Reiter in gemächlichem Trott oder auch kleine Menschengruppen mit düsteren Mienen wieder auf den Weg zurück, die wie wir auf der Wanderschaft waren, aber über den Schultern große Beutel trugen. Wir verstanden ihre Sprache nicht, und wir mieden, so gut es ging, ihre Gesellschaft, auch weil die Anwesenheit der Frauen in unserer Gruppe sie zu anzüglichen Bemerkungen veranlaßte.

Wir verzichteten gerne auf ihre Gesellschaft und sahen lieber den Herden von Wildpferden mit ihrem dichten Haarkleid und der struppigen Mähne zu, die in rasendem Galopp durch die Täler stürmten. Eines Tages wurde das Land lichter und die Bäume niedriger. Die goldene Farbe der Felsen wich zarteren Pastelltönen, und der Duft von tausend Blüten lagerte über den Hängen. Wir begegneten nun auch häufiger menschlichen Siedlungen. Es waren nicht mehr jene Hütten aus Stein und Lehm, sondern aus luftgetrockneten Ziegeln errichtete Häuser. Je weiter wir in diese neue Gegend vordrangen, desto zahlreicher wurden die aus gleichmäßigen Ziegeln säuberlich gemauerten Häuser. In den großen Ortschaften, die unser Weg berührte, schien sich das Volk von Kal demjenigen von Rom gemein gemacht zu haben. In den Gassen, in denen sich ein bunt durcheinander gewürfeltes Volk tummelte, herrschten eine offensichtliche Fröhlichkeit und ein unverkennbarer Reichtum. Menschen mit kupferner Haut und fremder Sprache hatten sich überall niedergelassen. Man sah sie hinter winzigen Verkaufsständen gestikulieren, auf denen sie Tücher und Metallwaren aufgehäuft hatten, ständig nach Kunden spähend. In den Winkeln der kleinen Plätze floß auf einfachen Tischen, die hier und da aufgestellt waren, reichlich Rotwein eines herben Typs und von leuchtender Farbe. Männer redeten sich zwischen Amphoren in Eifer, während Frauen in langen gerafften Baumwollkleidern mit Gemüsekörben auf dem Kopf in alle Richtungen eilten.

Das ganze Volk eines großen, in einen feuchten Nebel gehüllten Tals schien von dieser Art zu sein. Unweit eines mächtigen Wasserlaufs, über dem Scharen von Vögeln flogen, erschienen schließlich die massigen Umrisse einer römischen Festung. Halb aus Stein und halb aus Holz, schien sie am Ausgang eines marktähnlichen Fleckens zu schlafen. Einige Soldaten standen mit gelangweilter Miene herum und sprachen in einem Gedränge schwerer Ochsenkarren mit einigen Leuten, die in Togen gewandet waren.

In einiger Entfernung überspannte eine beeindruckende Holzbrücke den Fluß. Trotz der gelassenen Stimmung, die die Gegend und die Bewohner verbreiteten, war der Zugang von Bewaffneten in statuenhafter Haltung bewacht.

Angesichts eines dieser Wachsoldaten wurde uns bewußt, daß die Freundlichkeit und der Reichtum der Gegend möglicherweise etwas Unterschwelliges verdeckten, das hier wie anderswo in den Tiefen lauerte.

»Wo wollt ihr hin?« fragte knapp der Soldat, dessen Blick durch einen etwas zu großen Helm halb verdeckt war.

Er versperrte uns mit seiner Lanze den Weg, während hinter ihm, an das Geländer gelehnt, einige langhaarige Männer in kurzen Ledertuniken uns mit neugierigen und spöttischen Blicken musterten.

Diese barsche Frage brachte uns etwas aus der Fassung. Wir waren dies nach den langen Tagen, die wir im Frieden der Täler und Wälder zugebracht hatten, nicht mehr gewöhnt. Freilich, wohin wollten wir eigentlich? Wir konnten es wirklich nicht genau sagen. Wir wußten nur, daß es weiter im Süden ein Gebirge gab, und wenn der Himmel klar war, konnte man seine blaue Silhouette sich am Horizont erheben sehen.

»Wir wollen einfach geradeaus, dorthin«, sagte ich, indem ich den Arm hob, in einer ähnlich klingenden Sprache, von der ich nicht genau wußte, zu welcher Gegend sie gehörte. Der Soldat deutete ein Lächeln an und schien sich besonders für unsere bloßen Füße zu interessieren, die alle Spuren einer langen Wanderung trugen. Ein anderer, älterer Soldat erschien nun mit dem Helm auf dem Arm und gerunzelten Brauen hinter uns. Die beiden Männer wechselten einige Worte in ihrem Dialekt; dann wandte sich derjenige, der zuletzt hinzugekommen war, an uns: »Leute wie du sind schon vor einigen Monden von diesen Hügeln gekommen«, herrschte er mich an. »Ich sage es dir, damit ihr eurer Wege geht. Sie haben nichts Gutes hierhergebracht, nur feindliche Parolen gegen Rom. Ich rate euch nicht, euch ihnen mit ihren verrückten Ideen anzuschließen. Früher oder später werdet ihr es mit uns zu tun bekommen!«

Nach diesen Worten trat der Mann zur Seite und wies uns mit dem Kinn den Weg. Wir gingen wortlos über die Brücke, irritiert, aber mit heißem Herzen, wie wenn auf der anderen Seite uns die Verheißung eines neuen Lebens erwartete.

Indes begegnete uns am anderen Ufer keineswegs das Leben, sondern der Tod.

Hinter dem Schilf erhob sich ein Hügel, um den die Straße herumführte. Einige große Aasvögel ließen uns den Kopf nach links zu einigen Pinien wenden.

Dort waren einige Fuß über dem Boden die nackten, von Blutergüssen übersäten Leichen zweier Männer an schwere Holzbalken gekreuzigt. Wir wandten entsetzt die Augen ab. Seit den Straßen Galiläas hatten wir diesen furchtbaren Anblick beinahe vergessen, der dem Wanderer am Ausgang der Städte manchmal begegnete.

Von einer aufsteigenden Übelkeit erfaßt, entfernten sich zwei von uns einige Schritte von unserer Gruppe, während Elric seinen Zorn gegen die Römer nicht zügeln konnte und in eine heftige Verwünschung ausbrach.

»Glaubst du denn, daß es Rom ist, das diese Grausamkeiten begeht?« wies ihn Miriam zurecht. »Was du an der römischen Macht nicht ertragen kannst, ist nur ganz allgemein die dunkle Seite des menschlichen Bewußtseins. Wisse, Elric, daß du diese dunkle Seite, der Fäulnisgeruch entströmt, vielleicht selbst noch in deinem Bewußtsein hast. Rom ist ein Name, nichts als ein Name. Diese niedrige Manifestation des Menschen, die so sehr unser Herz und unseren Geist verletzt, wird zweifellos noch viele Namen tragen. Die Lust an der Grausamkeit und alle widerlichen Züge der Persönlichkeit sind ein Geschwür, das an der Seele der Menschheit frißt. Es sind Formen, die die Gedanken der Menschen in einer immateriellen Welt schaffen[1], es sind unsichtbare Kräfte, die diese Gedanken durch ihre fortwährenden niederen Regungen speisen und mit denen sie sich jedesmal tränken, wenn die Machtgier sich regt.

Glaube nicht, daß dies nur eine Krankheit der Könige ist; die Machtgier ist fest im Herzen der Menschen verankert, und sie tritt in den unverfänglichsten und tückischsten Formen in Erscheinung.

Der Meister hat uns oft gesagt, daß wir mitschuldig am Tod eines jeden Menschen sind, der auf dieser Erde hingerichtet wird, daß wir alle Mittäter sind. Ihr wollt dies nicht wahrhaben? Und doch ist es die Summe unserer geistigen Armseligkeit oder Verhärtung, die dem Arm des Henkers Kraft verleiht.

Wenn du mit dir allein sein wirst, Elric, wird es freilich nichts nützen, daß du dir an die Brust schlägst. Diese Stadt des Lichts, die du mit allen deinen Brüdern erbauen willst, entsteht nicht durch Klagen. Bringe dasjenige zur Blüte, was das Schönste in dir ist, dann wird dein Auge der Liebe dein Auge des Todes in sich aufsaugen.«

Zwei Tagesmärsche trennten uns nun noch vom Fuße der hohen Gipfel. Es waren zwei Tage voller Sonne, in denen unser Blick immer wieder voller Freude die schneebedeckten Gipfel über den Pinienwäldern suchten, die hier das ganze Land in Besitz genommen hatten. Ein tiefes Glück begleitete unsere Schritte. Es war ein Gefühl der Wonne, das uns sagen ließ: »Was brauchen wir mehr?«

Niemals war mir auch die Gegenwart derjenigen, die meine Gemahlin gewesen war, deutlicher als in diesen Stunden. Die wiederentdeckte, wiedergefundene Freude führt immer die Welten zusammen. Miriam war wieder die Begeisterung, die meine Worte beflügelte, und es schien mir, daß es nicht anders gewesen wäre, wenn ich mich allein an einem isolierten Ort des Universums befunden hätte.

Die Empfindung der Einsamkeit ist eine Gestimmtheit des Herzens, und derjenige, der seine Mitte gefunden hat, ist immer auch von einer Liebe erfüllt, die alle Leerräume zwischen den Menschen verschwinden läßt.

---

[1] Man würde heute von »Gedankenformen« sprechen, die ein Egregorium speisen, eine Art Speicher feinstofflicher Energien desselben Typs, wie sie in der ätherischen Welt geschaffen werden, und die ständig auf die physische Welt einwirken.

Der einzige Schatten, der unser frohes Fortschreiten trübte, waren die Begegnungen in den Weilern, wo wir unseren Beutel auf den Boden setzten, um eine uns angebotene Suppe oder ein wenig frisch aus dem Brunnen geschöpftes Wasser zu uns zu nehmen. Es waren immer dieselben Gerüchte von Aufruhr, und die Beschreibung derjenigen, die ihn schürten, führte uns stets die Energie der nazaräischen Brüder deutlich vor Augen.

Wie uns manche erzählten, die von der von diesen Leuten ausgehenden Leidenschaft sehr beeindruckt waren, wurde in manchen Küstenorten schon der Kult desjenigen gefeiert, den sie den Herren Jeshua nannten.

Nach demjenigen zu urteilen, was die Herzen dieser einfachen Menschen behalten hatten, war es ein Kult, der Ausschließlichkeit beanspruchte. Jeshua war die unter den Menschen inkarnierte Gottheit, Gottheit seit Anbeginn der Zeiten, der die Menschen erlösen würde, wenn sie ihn ehrten und seine Gebote achteten. Diese Berichte riefen mir den kleinen Joseph aus dem Dorf meiner Kindheit in Erinerung, dann den Bruder des Lichts, die Sonne, die ich gesehen hatte, am höchsten Punkt eines steinigen Hügels ans Kreuzesholz geheftet. Weder der eine noch der andere hätten sich in diesem Lande Kal wiedererkennen können, wo eine Handvoll Leute die Kraft der Liebe in einer verstümmelten Form verkündeten.

»Sie sprechen von seiner Liebe als einer Liebe, die man fürchten muß!« rief ich aus, als wir unseren Weg fortsetzten. »Sie sprechen von der Liebe des Kristos wie von einer menschlichen Liebe, die ihr Maß an Ehrungen und Gehorsam fordert! Der Gott, den sie sich verfertigen, wird der König einer weiteren Religion sein, ein Lehrer, der sie erretten soll, wie kleine Kinder, die sie bleiben werden. Ich weiß nicht, was die Zeiten zugestehen werden, denn in dieser Welt herrscht Freiheit, doch werde ich niemals ruhen, solange sich nicht die ganze Fülle seines wirklichen Lichts entfaltet hat.

Ich glaube nicht, daß wir im Alleinbesitz der Wahrheit sind, Miriam«, fügte ich hinzu, »wie es niemand von sich behaupten kann, aber ich möchte nicht, daß die Bruchstücke der Wahrheit, die unserem Herzen, unserem Gedächtnis anvertraut wurden, ausgelöscht werden, wie vielleicht schon viele vor ihnen ausgelöscht wurden!«

Am Vormittag des fünften Tages, nachdem wir die Brücke überschritten hatten, waren wir ringsum von Bergen umgeben, deren Hänge Tannen mit jadefarbenen Reflexen bedeckten, unter denen sich Teppiche von weißen Glockenblumen ausbreiteten. Für unsere Begleiter, die aus den Wäldern kamen, wie auch für uns, die wir in Wüsten und Olivenhainen zu wandern gewohnt waren, war dies ein wunderbarer Anblick.

Im Gegensatz zu unseren Befürchtungen und Erwartungen war die Gegend dicht bevölkert. Die Menschen waren klein und von dunkler Hautfarbe. Dennoch gab es unter ihnen auch Menschen mit rötlichem Haar, massige Gestalten mit vorspringenden Backenknochen, die sich aus fernen Zeiten erhoben zu haben schienen. Dort, in den Tiefen ihrer schwer zugänglichen Täler fühlte Miriam von Magdala den Ruf einer großen Aufgabe.

Es war hier wie anderswo nicht unsere Art, an die Türen zu klopfen und allen zuzurufen: »Hört, hört, wir haben euch eine außerordentliche Neuigkeit zu verkünden!«. Wir beobachteten vielmehr die Menschen, waren einfach wir selbst und lebten nach ihrer Sitte mit ihnen. Durch die tausend Umstände des Lebens gaben wir dem Licht, das unser Herz erfüllte, die Möglichkeit, die Schranken unserer Haut zu durchdringen, damit es sein heiteres Werk tun könne.

Niemand kann in ein Bewußtsein eindringen, das nicht in sich eine Leere oder den mächtigen Gongschlag eines Anrufs vernimmt.

Am Grunde eines von gewaltigen und majestätischen Tannen bedeckten Tals fanden wir einen großen Ort, um den sich alle Geschäftigkeit dieser Berge zu konzentrieren schien[1].

Schon von Ferne erkannte man beeindruckende Bauten aus Stein, Ziegeln und Holz. Die Römer lagen hier offenbar in Garnison. Sie unterhielten mit der Bevölkerung einen lebhaften Handel, nach den Beschäftigungen und dem Verhalten der Menge zu urteilen, die sich in den Straßen drängte. Alles war außerordentlich sauber, und die Häuser, die teilweise mehrere Stockwerke hatten, waren nach einem regelmäßigen Muster um die Plätze aufgereiht. Ein stürmischer Bach toste durch die Mitte des Orts, und inmitten des Gewirrs von Felsblöcken, die seine Ufer säumten, wuschen Gruppen von Frauen und Kindern in bunten Kleidern Wäsche. Unweit davon zog ein elegantes Gebäude, das in einer geglückten Vermählung von Ziegel und Stein errichtet war, den Blick auf sich. Es schien mit einem Teil des Wassers eins geworden zu sein, das hier reichlich strömte und in dessen Strudeln sich kleine Mauern und Arkaden, dann ganze Säle spiegelten, die mit gedeckten Säulengängen umgeben waren.

Es handelte sich um Thermen. Wir sahen, daß man sie über breite Treppen erreichte, die ständig von einer großen Zahl von

---

[1] Es handelt sich wahrscheinlich um das heutige Rennes-les-Bains, das bei den Römern Rhedae hieß.

Männern und Frauen bevölkert waren. Die meisten von ihnen, ob Römer oder Einheimische, trugen eine Toga oder elegant geraffte Gewänder.

Wir hatten das Glück, rasch eine Tätigkeit zu finden, durch die wir unseren Lebensunterhalt bestreiten konnten, indem wir in einem benachbarten Tal bei der Aussaat halfen. In einer großen Hütte neben einer Schäferei fanden wir für lange Wochen Obdach, und mehr brauchten wir nicht, um uns vor den kühlen Nächten zu schützen.

Die Arbeit auf dem Stück Land, das man uns anvertraut hatte, war schwer, und die Müdigkeit, die sich mit der anbrechenden Nacht über uns senkte, ließ uns über den Sinn unseres Tuns auf diesen Feldern nachdenken. Die Bevölkerung war unserem Anliegen gegenüber freundlich aufgeschlossen, doch hellte sich ihr Blick nicht auf, wie wenn das physische Gedächtnis, das ihnen von ihren Vorfahren überkommen war, ein Geheimnis in sich bürge.

»Die Natur des Bodens, auf dem sie wandeln, lastet auf den Schultern dieser Menschen«, vertraute uns Miriam eines Tages an. »Ich habe diese Mitteilung von meinem Vater Joseph erhalten, der sie selbst aus dem Mund unserer Brüder von Heliopolis empfing. Die Adern der Erde sind hier wie nirgendwo sonst. Wir wandeln beinahe in der Luft...«

Wir waren gerade damit beschäftigt, Steine in einem kleinen Feld am Berghang aufzulesen, als Miriam diesen lapidaren Satz aussprach. Lerina, die jüngste der Frauen aus unserer kleinen Gruppe, war die erste, die sich unter dem Eindruck einer so aufregenden Aussage aufrichtete.

»Das Gewölbe unseres Landes ist fast ebenso mächtig wie das Gewölbe unseres Himmels«, fuhr Miriam fort. »Es gibt unter diesen Bergen einen Hohlraum von so gewaltigen Abmessungen, daß Tausende und Abertausende von uns dort genügend Luft und Wasser vorfinden würden, um jahrelang leben zu können. Und dies geschah tatsächlich einmal... als sich vor sehr langer Zeit mit dem Zusammenbruch des Reichs Atl Nacht über unsere ganze Welt senkte. Ein ganzes Volk nahm dort seine Zuflucht mit seinen Erinnerungen und seinem Wissen um die Gesetze des Schattens und des Lichts.«

»Ist es dieses Volk, das wir hier sehen?« fragte Lerina. »Hast du uns seinetwegen in diese Berge geführt? Oder um dieser Berge selbst willen?«

»Du kannst beides nicht voneinander trennen, du kannst eine Erinnerung nicht von dem Boden trennen, der sie aufgenommen hat, denn die Erde ist es, die in Wahrheit die Seelen, und die

Körper zu sich ruft, und nicht umgekehrt. Sie allein weiß mit dem Vater, wessen das Menschengeschlecht bedarf.

An jedem neuen Menschheitstag bewirkt sie gewissermaßen, daß manche sich durch die Gnade einiger Felsen an die alten Himmel erinnern, während andere sich zerstreuen, um in ihrer Seele neue Wege zu gehen. Die Menschheit ist ein Baum, meine Brüder; sie hat Wurzeln, die man nicht sieht, und Zweige, die sich nach allen Richtungen strecken, doch ist das Ganze durch einen Stamm miteinander verbunden. Er ist die Brücke, der ewige Mittler, und sein Saft ist die Liebe, die Große Weisheit, für die es keinen Gegensatz zwischen Himmel und Erde, zwischen Vergangenheit und Zukunft gibt. Das Große Wissen ist es, das seine Kraft in den Felsen senkt und zu den Sternen ausgeht.

Unser Leben und dasjenige des Universums läuft nicht Tag für Tag auf einer unendlichen geraden Straße ab. Es kennt nur die Krümmung, und diese Krümmung ist ein Rad, das wiederum andere Räder mit acht Speichen hervorbringt, die Zahl der Ewigkeit. So gibt es in diesen Bergen Männer und Frauen, die Männer und Frauen des Rades sind. Das Rad ist das Symbol und eines der großen Gesetze aller Völker, die verstanden haben, warum das Meer gegen die Küsten brandet. Das Anbranden der Seelen in dieser Welt geschieht durch die Kraft derselben Bewegung. Der ganze Reichtum derjenigen, die dies verstanden haben, besteht darin, daß sie sich möglichst nahe an der Achse des Rades aufhalten, an der die Logik der Drehung ihren Ausgang nimmt. Die Seele, die auf sich selbst zentriert ist, nimmt alle Speichen des Rades richtig wahr, die die Menschen zu ihrer eigenen Achse führen.

Wenn nun die Kenntnis der Mäander desjenigen, was man die Vergangenheit nennt, nicht zum Herzen des Rades führt, so erleichtert sie manchmal doch den Zugang, öffnet sie Türen.

Dieses Wissen aber, meine Freunde, muß im Bereich eures Seins, nicht demjenigen eures Habens angesiedelt sein. Ich möchte damit sagen, daß es mehr durch einen direkten Kontakt mit bestimmten Orten dieser Welt als durch die Aufnahme eines Wissens außerhalb von euch stimuliert werden muß.

Die Pflanze zu euren Füßen kann von Ewigkeit her lesen, schreiben und hören; seid ihr euch dessen niemals bewußt gewesen?

Laßt sie mit der Erde in Zwiesprache treten, die von ihren alten Erinnerungen singt. Glaubt ihr, daß ich euch deshalb hierher geführt habe, um euch zu sagen, daß es Menschen des Rades in diesem Gebirge gibt und daß der Boden, auf dem wir schreiten, so hohl ist wie eine leere Nußschale?

Gewiß nicht: Es muß hier vielmehr eine weitere Vermählung zwischen der Geschichte eures Fleisches und derjenigen dieser Felsen stattfinden, es muß ein Versprechen erneuert werden, das diesen Menschen schon gegeben wurde, denen ihr jeden Tag begegnet.

Blickt auf den Grund eures Herzens, und ihr werdet sehen, daß sie euch erwarten. Nicht deshalb, weil ihr es seid oder weil ich es bin, denn unsere Namen bedeuten wenig, sondern deshalb, weil ihr Boden fruchtbar ist und weil sie sich erinnern, daß jemand auf ihm wieder eine Fackel entzünden muß.«

Wie es Miriam so deutlich ausgedrückt hatte, fiel es uns tatsächlich so leicht, auf den Bergen und Hochebenen dieser Gegend Fuß zu fassen, wie wir es uns niemals vorgestellt hätten.

Unweit des Thermalbades gab es eine Felsengruppe, von der einige kleine Täler ausstrahlten, in denen die Natur herrliche Wälder wie auch kahle Geröllhalden hatte entstehen lassen. Dort hatte man eine kleine Festung errichtet. Die Palisadenumfriedungen und die winzigen Steinhäuschen, die sich an den Hang schmiegten, dienten einigen Jägerfamilien als Unterkunft. Trotz ihrer rauhen Art hießen sie uns willkommen, wie wenn wir seit jeher zu ihnen gehören würden. Diese Männer und Frauen waren weniger der Kraft des Wortes als derjenigen des Handelns zugänglich. Die Empfindung für das Heilige war ihnen durch den unmittelbaren Kontakt eingeschrieben, den sie mit den stummen Energien der Wälder, der Sturzbäche und der Berggipfel pflegten. Sie begeisterten sich sogleich für die Herstellung und Anwendung der Öle, in der sie Miriam zu unterweisen begann. Wieder einmal wurde dasjenige, was unsere Zunge nicht mitzuteilen vermochte, auf sanfte Art durch diese bernsteingoldene Substanz vermittelt, die wir den Körpern spendeten.

Am Ende des ersten Sommers, den wir dort verbrachten, konnte man nicht selten lange Reihen Kranker oder Neugieriger den Saumpfad heraufziehen und ins Innere der Palisadenumfriedung eintreten sehen, wo man uns in Eile eine Bleibe hergerichtet hatte, in der es köstlich nach frischem Stroh duftete. Der Name des Kristos würde später fallen, wir wußten es. »Es ist manchmal besser, ein Wort, einen Ton zu unterdrücken, wenn man spürt, daß er ängstigen oder auch nur beunruhigen könnte«, sagten wir zueinander. »Man muß erst etwas vorleben, bevor man redet. Dies ist eine der Grundlagen aller Weisheit.«

Und Miriam fügte hinzu:

»Derjenige, dem ihr begegnet, soll nicht denken: ›Wie sehr lasten doch seine Worte auf mir!‹ sondern vielmehr: ›Welche Bürde hat doch sein seltsames Licht von mir genommen!‹ Solcherart muß die Liebe sein, die von euch ausgehen muß. Nicht ihr sollt euch selbst einen Gefallen tun, indem ihr euer Herz überfließen laßt. Wenn euch euer Herz so übervoll ist, daß ihr nicht anders könnt, als seinen Inhalt mitzuteilen, dann sollt ihr wenigstens die Bescheidenheit haben anzuerkennen, daß es einfach noch nicht groß genug ist, diesen Inhalt so zu fassen.

Kristos hat uns nicht aufgefordert, aus uns einen Sturzbach zu machen, der durch die Täler tost. Er möchte, daß wir einfach lebendiges Wasser sind. Akzeptieren wir diese Einfachheit. Seit Anbeginn unserer Tage hat sie uns immer das rechte Wort zur rechten Stunde und das reine Tun finden lassen, das eine Liebkosung ist. Es gibt Baumeister, die zerstören, nämlich diejenigen, die ihre Wahrheit aufdrängen wollen.

Lernen wir auch, meine Freunde, erst dann vom Kristos zu sprechen, wenn die Blicke nach der wahren Sonne verlangen. Seien wir bis dahin so klug, diese Sonne still leuchten zu lassen. Für viele ist dies schon genug, um einem ganzen Leben reiche Nahrung zu geben.

Ich erinnere mich oft an ein Gespräch mit dem Meister, das wir allein in einem Boot mitten auf dem See geführt haben. Dies war kurz vor seinem Aufbruch nach Jerusalem. Weil ich spürte, daß unsere Herzen eine stürmische Bewegung erfaßt hatte, fragte ich ihn voller Eifer, was unsere Mission sei.

›Niemand von euch hat eine Mission, Miriam!‹ antwortete er mir. ›Lasse das Missionieren den Seelen, die nur ihren eigenen Antrieben folgen. Mein Vater verlangt von euch nichts anderes, als daß ihr wieder ihr selbst werdet und diese Wiedergeburt bis in die Poren eurer Haut verwirklicht, nichts weiter. Es gibt kein Banner, das ihr schwingen müßt. Alles Missionieren ist eine Bürde, die sich auf die Seele legt.

Hefte deinen Blick nicht auf dasjenige, was am Wesen äußerlich ist. Das Äußerliche ist nicht der Feind, denn es gibt kein Hindernis, das so hoch wäre, daß es diesen Namen verdient hätte, sondern es ist eine einfache Abspiegelung, während das Wesentliche einen jeden erwartet.‹«

Es kam der Tag, an dem die ersten Flocken oben auf unserem Hügel erschienen. Unsere Freunde hinter den Palisaden hatten viele Stunden damit zugebracht, ihre Wohnungen mit Kräuterbüscheln und trockenem Laub abzudichten und anschließend überall, wo es ging, schwere Tierfelle auszuspannen. Auch unsere Unterkunft, die jetzt zwei Räume mit niedriger Decke umfaßte, hatten sie in derselben Weise hergerichtet. Draußen wurde auf dem kleinen Platz, der sich allmählich mit einem weißen Teppich überzog, die gemeinsame Ziegenherde unter einem

Dach aus Baumrinden und flachen Steinen untergebracht. So bereitete sich das Dorf auf den Winterschlaf vor, und nur eine weiße Fahne dicken Rauchs, die senkrecht in den bleiernen Himmel aufstieg, verriet das hier anwesende Leben. Die Berge senkten ihren Frieden über uns.

An einem dieser Tage entschloß sich Miriam von Magdala, uns auf einen schmalen Pfad mitzunehmen, der tief in die Tannenwälder hineinführte. Ich erinere mich, daß wir eine ganze Weile damit zubrachten, unsere Füße und Beine mit dicken Fellstreifen zu umwickeln, die mit Lederbändseln verschnürt wurden. Dies war für uns eine ebenso seltsame Empfindung wie der Kontakt mit der kalten und friedlichen Gegenwart des Schnees. So drangen wir in das dunkle Gewölbe der großen, windgebeugten Nadelbäume ein. Ein weißes und kristallenes Pulver stob über unsere Gesichter, die wir bis zu den Augen in unsere Mäntel eingehüllt hatten, und wir wanderten wie in einem Heiligtum. Nur Miriam und vielleicht Lerina wußten, wohin wir gingen.

Die geheimnisvolle Miene, die sie zur Schau trug, und die neue Welt, die wir an ihrer Seite entdeckten, erfüllten uns mit einer wunderbaren Freude. Indes erreichten wir erst nach mehreren Stunden den Ort, an den sie uns führen wollte. Es war eine winzige Lichtung, die von der übrigen Welt und insbesondere derjenigen der Menschen abgeschnitten zu sein schien. Ein unsichtbarer Finger hatte sie mitten in die Tannen gezeichet, die wie mächtige, unüberwindliche Wälle aufragten. Der in großen Flocken fallende Schnee hatte mit seinem Glanz die Lichtung wie ein Schmuckkästchen ausgeschlagen. Und niemand von uns wagte es, seinen Fuß auf den Ort zu setzen, um nicht seinen Zauber zu brechen.

»Hier ist es«, sagte schließlich Miriam leise, indem sie sich zu uns umwandte. »Hier hat mein Herz so sehr im Rhythmus unserer Brüder der Natur geschlagen. Es sind Brüder, die man nur allzuoft vergißt! Auch deshalb, weil sie mir in jedem Augenblick bei meiner Arbeit helfen, hat es mir Freude gemacht, euch hierher führen zu können. Der Meister hat mich in den Tiefen meiner Seele den Schlüssel finden lassen, der mir ihr Vertrauen öffnet. Doch seht mich nicht so erstaunt an – ihr wißt, was ich meine! Keinem von uns hat er ein Geheimwort anvertraut, mit dem sich der Stoff oder die ihm innewohnende Kraft unseren Bedürfnissen fügt. Sein Bestreben war vielmehr, uns das ganze Licht des Wortes Liebe begreifen zu lassen, und nur mit ihr allein bin ich zum ersten Mal einige Schritte in diesen Tannenwald eingedrungen. Dort habe ich gefunden, was ich niemals zu finden hätte hoffen können: das ganze Leben der Wesen, die meine Balsame durchdringen und die in Wirklichkeit das göttliche Öl selbst sind. Diese Wesen nenne ich ›meine Brüder‹, und ich wüßte kein passenderes Wort, denn unsere Welten sind einander so nahe, daß man sie nicht voneinander trennen kann, ohne beiden ihre Lebenskraft zu entziehen, ohne sie letztlich zu Staub zerfallen zu lassen. Wenn du eine Blume pflückst, Lerina, und auch ihr anderen, oder wenn ihr ein Samenkorn in die Erde senkt, ist euch dann die ganze Tragweite dieser einfachen Geste bewußt? Freilich, was ist es denn Besonderes, wenn man Korn mäht oder Reben schneidet? Ich weiß nicht, ob meine Brüder genügend an das Leben denken, das in der Mitte dieser Erdenfrüchte kreist. Es ist ›das Leben‹, sagt man, der Vater unterhält es! Auf dasjenige, was eine Frage sein könnte, antwortet man mit einem Wort, das selbst eine Frage ist. Und so verhält es sich, seit der Mensch auf seinem Weg gelernt hat, den Blick auf das Äußere zu richten...

Versteht es recht, was ich euch hier sagen will. Der Meister hat aus mir keinen zweiten Meister gemacht, und ich kann euch im Schoße dieser Lichtung nicht irgendein gelehrtes Wissen vermitteln, das ich nicht habe. Ich habe nur die Hoffnung, euch einen Augenblick an der Liebe teilnehmen zu lassen, außerhalb unserer Zeit, jenseits des Denkens unserer leiblichen Hülle, einen Augenblick, der uns an das Leben heranführen kann, das wir trinken, das wir essen oder das wir auf die Wunden auftragen.«

Als Miriam zu Ende gesprochen hatte, leuchtete ein tiefes Lächeln auf ihrem Gesicht auf, und sie schloß uns alle in ihre Arme.

Meine Augen waren blind vom Schnee, und ich fühlte meine Füße nicht mehr, die in seinem Flaum versanken.

Niemand, glaube ich, hätte ein einziges Wort hervorbringen können. Die Stirnen aneinander gedrückt, bildeten wir ein großes Ganzes...

Alles war weiß, außen wie innen, wie ein Aufleuchten des göttlichen Lichtes, das jenseits unseres Lichtes singt.

Ich schloß die Augen, und die Weiße war noch immer da, makelloser als je zuvor, aufwühlend und so wahr! Ich fühlte eine Woge heißer Tränen sanft aus dem Grunde meines Herzens aufsteigen, ohne angebbaren Grund, einfach wegen des unsäglichen Glücks, hier zu sein, wo alles Denken ruhte, einsgeworden mit dem kristallenen Schnee. Vor dem inneren Auge meiner Seele begann nun etwas langsam zu kreisen und allmählich immer lebhafter zu wirbeln. Es ähnelte Blütenblättern von der Farbe der Mandelbäume, die wir im Frühling immer auf den Händen des

Berges Tabor sahen. Es war etwas, das sich öffnete und sich verdichten wollte.

Plötzlich empfand ich, wie kühles Wasser längs meines Rükkens strömte und sich mit einem Mal mitten in mein Herz ergoß. Aus den Blütenblättern waren Tausende kleiner Wesen geworden, tausend Blicke auf zarten Gesichtern, auf nackten und zerbrechlichen Körpern... Es war irgend etwas in der Luft oder im Licht, das ihnen manchmal Schleier wie aus Sonnenstrahlen webte und wieder verschwand. Und all dies, alle diese wogenden Anwesenheiten tanzten und flüsterten Worte, die immer in meiner Seele weiterklingen werden. Es waren nicht tausend Stimmen und auch nicht eine Stimme, sondern ein einziger Atem, ein liebkosender Atem, ein farbiger Atem...

»Kleine Brüder«, sagte er, »es sind nicht Schritte auf einem beschneiten Weg, die euch hierher geführt haben, sondern ein einziger liebevoller Wille. Liebe – dies ist es, was man sein muß, damit eure Blicke den unseren begegnen. Laßt ein wenig vom Wasser des Lichts aus euren Herzen herausfließen, und das Tor zu unseren Welten wird sich immer für euch öffnen.

Das Licht, das das Menschengeschlecht an seinen Fingerspitzen und den Sohlen seiner Füße aussendet, riecht oft so unangenehm, daß wir es nicht suchen...[1]. Nun weben wir immer dichtere Schleier und arbeiten im stillen. So nähren wir die Erde, kleine Brüder, die Menschen auf der einen Seite und wir auf der anderen. Wir sind ein wenig dasjenige, was den Saft aufsteigen, die Blätter leuchten und die Früchte schwellen läßt.

Laßt uns euch etwas sagen, so gut wir es vermögen... Laßt uns euch sagen, daß eure Sonne und die unsere dieselbe ist und daß unsere Seelen sich mit den euren vermählen werden, wenn ihr ihnen Leben verleiht.

Wer unseren Leib ißt und unsere Seele ignoriert, entzieht sich sein eigenes Leben. Sagt dies euren Menschenbrüdern: Man kann nicht unaufhörlich Leben in sich aufnehmen ohne zu begreifen, daß es ein göttliches Leben ist. Was unsere Arme euch anbieten, was sie euch zu geben bestellt sind, gehört uns nicht. Wir sind die Boten eines der Antlitze des Vaters, wie auch ihr Boten seid. Zerstört also unseren Leib nicht, ohne daß diese Zerstörung die notwendigen Früchte und die ganze Liebesfülle hervorbringt. Es gibt an uns nichts, das man beherrschen oder dem man sich unterwerfen müßte, nur etwas, dem man zuhören und das man verstehen soll. Wißt ihr, daß wir mehr als wir selbst

---

[1] Die Aura des ganzen Körpers sendet nicht nur Farben und Klänge, sondern auch einen Geruch aus.

sind? Wir sind mehr als die Blume, die die Sonne und der Wind liebkosen, mehr als der Stamm, der euch sein Holz anbietet, mehr als die Wurzel, die die Erde mit dem Wasser verbindet, mehr als jene Nahrung, die euch Lebenskraft gibt, oder jener Stoff, in den ihr Formen meißelt. Wir sind auch und vielleicht vor allem jene Seite des Lebens, von der ihr euch selbst abschneidet, denn ihr fühlt euch so viel größer und stärker als all das, seit euch der Vater die Freiheit der Wahl zum Geschenk gemacht hat. Diese Freiheit der Wahl betrifft nicht nur die Wege, auf denen man voranschreitet, sondern sie beinhaltet auch die Gefahr des Vergessens, des Sichvergessens. Kaum eine Verwundung geht im großen Gedächtnis der erwachenden Geister verloren, doch zahlreich sind diejenigen, die man dem Leben zufügen kann.

Es wird eine Zeit kommen, in der die Rasse der Menschen unsere Wurzeln vergiften und jeglicher Geist der Regeneration diese Erde verlassen möchte. Vielleicht werdet ihr in anderen Leibern unter uns sein; zweifellos werden auch wir ein wenig unser Antlitz verändert haben, denn die Zeit formt auch uns nach ihrer Art. Wißt aber, daß unsere Rede dieselbe sein wird. Sie kann sich nicht ändern, denn sie ist nicht die Frucht eines vergänglichen Wollens. Es ist nicht unser Leben, das wir schützen, es ist auch nicht die harmonische Entwicklung bloß unseres Leibes; es ist sehr viel mehr als all dies: Es ist die Empfindung des tiefinneren Zusammenhangs. Wenn der Rasse der Menschen diese Empfindung verlorengeht, kleine Brüder, dann betreibt sie ihre eigene Zersetzung, dann isoliert sie sich in der großartigen Festung ihrer Überlegenheit.

Das Leben hat uns hier in euren Dienst gestellt, doch vergeßt nicht, daß auch ihr im Dienst des Lebens steht. Das Leben ist das Licht des Vaters, und dieses Licht hat nicht auf den Menschen gewartet, um sich zu manifestieren. Jeder steht im Dienste eines jeden, und jeder bleibt in diesem Dienst, wie wenig er auch die Größe der Bescheidenheit hat. Wir kennen die Moral nicht, die die eurige ist, und wir wissen beinahe nichts von jenem Begriff der Moral, denn unser Leben ist nicht demjenigen unterworfen, was ihr Zivilisation nennt. Es gibt eine Welt, in der nichts als die Liebe waltet und die nichts von Bedauern, Urteil und Strafe weiß. Wir nähren uns an ihrer Quelle und können euch nach unserer Art den Weg zu ihr weisen. Versteht aber diese Worte nicht als einen anklagend auf euch gerichteten Finger. Vernehmt vielmehr den Aufruf zur Größe, denn wahrhaftig groß ist es zu verstehen, daß man nicht alleine auf dem Weg ist.

Nehmt die Kraft unserer Körper und diejenige unserer Seelen, die wir euch anbieten, aber glaubt nicht, daß ihr alles eurem

Willen unterwerfen könnt, denn ihr zwingt euch selbst unter ein Joch.

Bemüht euch nicht darum, in allen Einzelheiten zu erfahren, wer wir sind und mit welchem Goldstaub wir wirken. Was hülfe es euch?

Würdet ihr eure Erde mehr lieben? Manche haben auf ihr ihr Dasein geopfert, und zu wenige haben ihr Herz geöffnet ...

Laßt ab, alles in die Falle locken zu wollen, in die Falle des Stolzes, der Macht, die Falle des Schattens der Liebe, die Falle desjenigen, was ihr Intelligenz nennt.

Der Fruchtknoten eures Herzens ist es, den das Leben fordert, und seid euch dessen bewußt, daß euer Herz seit aller Ewigkeit nichts anderes zu geben begehrt.«

Ein Flockenwirbel stob an meinen geschlossenen Augen vorbei, und die tausend kleinen Blicke mit den subtilen und wogenden Leibern schienen sich zu einer einzigen Flamme zu vereinigen. Dann verschwand alles in einem dichten Schweigen, bis mich die beißende Kälte in die Lichtung zurückrief, wo unsere kältestarren Leiber um Miriam versammelt waren.

Lange Stunden konnten nur unsere Blicke sprechen. Wir hatten soviel empfangen ...

# VII. Der Weg des Mondes und der Weg der Sonne

Der Winter war friedevoll. Während das Leben der Körper sich verlangsamte, schienen die Seelen mit jedem Schneeschauer und jedem Platzregen zu reifen, die sie zwangen, einander näherzukommen.

So kreiste ein gewisses Brot zwischen Haus und Hütte, zwischen einsamen Höhen und bewaldeten Tälern, ohne sich scheinbar um den Rest der Welt zu kümmern, dessen Fundamente zu wanken begannen. Unser Aufenthalt bei diesen wortkargen und warmherzigen Menschen ging mit den letzten Schauern rasch seinem Ende zu. Die Wolken vermischten sich mit den erstarrten Seelen, als eines Morgens der Vorsteher unseres Dorfes, ein stämmiger Bergbewohner, der stets von zwei oder drei rauhen Jägern begleitet war, durch die Tür unserer Unterkunft trat.

Es war ein Mann im fünften Lebensjahrzehnt mit sehr dunkler Haut und starkem Haarwuchs. Er band sein langes Haar am Scheitel zu einem einzigen Büschel und trug tagaus, tagein bei jedem Wetter dieselbe Kluft aus Leder und Wolle. Diese kraftvolle Bärennatur, die wenig auf ihr Äußeres gab, hatte sich im Laufe der Monate als eine der Säulen erwiesen, auf die wir uns stützen konnten. Sein geradliniger Geist erfaßte alles mit großer Klarheit.

Was uns an ihm gefiel, war seine ganz persönliche Art, sein Herz sprechen zu lassen, ohne das Gift der Worte und Fragen, die nur um der Böswilligkeit dessen da sind, daß sie Worte und Fragen sind. Baldec sprach durch sein Handeln, auch wenn es noch so unbedeutend war.

Wenn wir an seiner Seite die Gegenwart und Lehren des Meisters wachriefen, war ihm sehr wenig daran gelegen zu wissen, *wer* er eigentlich war und warum er dies oder jenes gesagt hatte. Er wollte vor allem wissen und verstehen, was er getan, was er vollbracht hatte und noch weiterhin vollbrächte. Wir liebten Baldec dafür. Er beurteilte den Baum mehr nach seinen Früchten als nach seinen Blüten, wobei er mit seinen Anschauungen nie hinter dem Berg hielt.

An diesem Morgen aber trat er mit nachdenklicher Miene vor uns hin.

»Immer wieder begegne ich Männern und Frauen, die als Händler zwischen dem Meer und diesen Bergen unterwegs sind«, sagte er, indem er sich neben uns hinhockte. »Und immer wieder höre ich dieselben Erzählungen, immer wieder ist die Rede von einem Menschen, der in den Hügeln an der Küste unterwegs ist. Er vollbringt Wunder, versichern sie mir, und er ruft jedem zu, der es hören will, daß die Menschen in ihm den Abgesandten des Allmächtigen sehen sollen.«

Diese nüchterne Mitteilung Baldecs verschlug uns fast die Sprache.

»Was meinst du, wer er ist«, erwiderte ich, »wem ähnelt er?«

»Ich habe ihn nicht gesehen und weiß nicht, wer er ist. Wenn er aber die Dinge vollbringt, die man ihm nachsagt, werde ich ihn aufsuchen und ihn bitten, mich zu lehren, so zu leben wie er.«

»Weißt du wenigstens seinen Namen?« fragte Miriam.

»Man hat ihn mir nie genannt... ist es denn nicht euer Meister? Ich mußte immerzu an ihn denken, und meinen Gefährten hier ging es nicht anders. Morgen werde ich zum Meer hinabsteigen...«

Elric, der die Stirn in Falten gezogen hatte, sagte sofort zu, ihn zu begleiten.

»Wenn es der Meister ist«, fügte er aufgeregt hinzu, »werde ich nicht aus diesem Leben scheiden, ohne seinen Blick aufgefangen und den Klang seiner Stimme vernommen zu haben!«

Miriam von Magdala erhob sich nun. Ihre Miene blieb undurchdringlich und ließ nur für denjenigen eine plötzliche Entschlossenheit erkennen, der in ihrem Gesicht zu lesen verstand.

»Nun denn!« rief sie schließlich mit einem Ton wirklicher Freude aus, »wenn es dem Namenlosen gefällt, werden wir uns alle zusammen auf den Weg machen!«

Es war noch tiefe Nacht, als wir am nächsten Morgen den Wald und die schlafenden Hütten hinter uns ließen.

Ein feiner Nieselregen hüllte uns ein. Lerina war nervös; schon während unserer ersten Schrite auf dem morastigen und steinigen Weg, der talwärts führte, war ihre Unruhe, ja ihre Entrüstung deutlich spürbar.

»Ich begreife es nicht, meine Schwester«, sagte sie zu Miriam. »Du hast den Meister erlebt, du weißt, wer er ist, du hast ihn unablässig in deinem Herzen... Und du brichst wegen des erstbesten prahlerischen Menschen auf, von dem man dir erzählt!«

»Wer hat dir gesagt, daß es ein Prahler ist, Lerina? Weil du etwas von ihm hast sagen hören? Vielleicht hast du recht, denn es scheint auch mir seltam, daß der Meister an diese Gestade gekommen wäre ... Aber du hast nicht das Recht, über dasjenige zu urteilen, was ein Mensch in seiner Brust trägt, wenn du diesem noch nie von Angesicht zu Angesicht begegnet bist!

Es gibt keinen Menschen, der es nicht wert wäre, daß man sich seinetwegen auf den Weg machte. Und denjenigen, der die Kraft hat, sich Sohn des Allmächtigen zu nennen, kann ich nicht übergehen, bevor ich nicht den Klang seiner Stimme gehört habe!

Weißt du nicht, daß auch du eine Tochter des Allmächtigen bist ... Und wenn du nicht davon sprichst, dann vielleicht deshalb, weil es nicht deine Rolle ist, darüber zu reden, oder weil du es nicht mit genügender Gewißheit weißt und du nicht genügend Licht in dir hast, um es deinerseits auszusprechen. Verzeih mir meine Offenheit, doch Kristos verlangt von uns nicht, zu glauben oder zu verwerfen, sondern vor allem sehende Augen, damit wir verstehen können. Man kann immer etwas finden, und man kann erst vom Wissen und vom letzten Ziel sprechen, wenn man es erlangt hat. Wenn der Meister Jeshua in diesem Augenblick hier wandeln würde, würde er gewiß sagen, ›Sehen wir uns diesen Menschen an‹, und er würde uns vorausgehen!«

So unterhielten wir uns den ganzen Tag über, in unsere groben Wollmäntel eingehüllt, auf unserem Weg über schmale Pfade und gepflasterte Straßen.

Der Ärger einiger von uns und die Müdigkeit des frühen Morgens wichen schließlich unter dem Feuer Miriams einer ungezwungenen Fröhlichkeit.

Sie machte uns auf jenen immerwährenden Wachzustand aufmerksam, den die Seele anstreben muß. Er ist, wie sie uns sagte, Teil jener Jugend, die jeder erleben muß, um neue Eroberungen zu machen, und die uns davor bewahrt, alles ein für allemal in Schubläden abzulegen oder Türen für immer zuzuschlagen.

»Es gibt eine heilige Neugier, die den Menschen zu seiner inneren Sonne hinführt«, sagte Miriam, als wir im Schutze eines Felsens Rast machten. »Es ist nicht die Neugier des Schmetterlings, den sein Appetit von Blüte zu Blüte gaukeln läßt, sondern die Neugier desjenigen, der kein ablehnendes Urteil fällt, bevor er nicht wenigstens versucht hat zu verstehen, worum es geht.

An dieser Neugier, meine Freunde, erweist sich die Heiligkeit des Menschen! Ihre Schwester ist die Fröhlichkeit, und beide zusammen schaffen eine Form der Jugendlichkeit, die immer das Merkmal der alten Seelen ist ...«

Am Abend des zweiten Tages tauchte vor unseren Augen ein graues, windgepeitschtes Band auf: Wir waren am Meer angelangt. Durch Dornensträucher, die an unseren Kleidern zerrten, stiegen wir zum ersten Dorf hinab, das uns der aus den Hügeln aufsteigende Rauch verriet. Die bleiche Sonne stand schon am Horizont, doch herrschte im Dorf noch reges Leben. In allen Gassen saßen Männer in schweren Lederschürzen vor Kohlenfeuern und hämmerten Metall.

Die Männer unterhielten sich laut rufend, um den Lärm der Hämmer zu übertönen. Doch selbst wenn diese schwiegen, schallten ihre Stimmen mit einer gleichmäßigen, fast aggressiven Lautstärke durch die Gassen des Dorfs.

Niemand schien von unserer Ankunft Notiz zu nehmen. Es gab keinen Zweifel, daß der Ort sehr wohlhabend war und von zahlreichen Käufern aus der ganzen Gegend besucht wurde. Auf dem Platz waren zwei kleine Planwagen bereitgestellt. Sie waren mit Kesseln in allen Größen und einer großen Zahl von Waffen, Schwertern und Messern beladen. Nachdem wir eine gute Weile in diesem geschäftigen Treiben umhergewandert waren, um uns zu erkundigen, mußten wir uns beraten. Baldec führte uns schließlich in ein Gasthaus, wo unter einer niedrigen Decke ein langer Tisch und Bänke auf uns zu warten schienen. Andere Tische waren schon mit lärmenden Gästen besetzt, sämtlich Männer, die sich über einen gewaltigen, noch dampfenden gekochten Fisch hermachten.

Wir hatten noch kaum Platz genommen, als der Wirt, ein kleiner, energischer Mann, uns schon dasselbe Gericht vorsetzte, wenn auch eine etwas kleinere Portion.

»Derjenige, den ihr sucht, ist nicht hier«, antwortete er sogleich auf die Frage Baldecs. »Bei uns werdet ihr ihn nicht finden, wie ihr euch denken könnt... Dies ist kein Ort für ihn! Solche Leute leben für sich... Sie gehören nicht zu unserer Welt... Man muß sie auch verstehen. Und wenn man solche Leute sehen will, muß man sie immer suchen! Wir achten die Götter hier nicht so sehr, als daß er zu uns käme. Aber ich weiß nicht, man sagt auch, daß er ein wenig verrückt ist... Und ich habe ihn jedenfalls noch nie gesehen.«

»Wo hält er sich jetzt auf?« fragte ich.

»In einer Art Höhle am Meer, einen halben Tagesmarsch von hier. Es ist ein alter Stall, den niemand mehr braucht. Die Leute unten am Meer aber kennen ihn, sie werden euch den Weg zeigen. Hier kommen fast täglich welche vorbei, die ihn sehen wollen...«

»Und was halten die Römer von ihm?«

»Ach, die Römer, wenn man sie nur ihren Handel treiben läßt... Wir haben mit ihnen keine Probleme, und überhaupt sieht man sie hier selten. Zur Zeit vielleicht etwas mehr; es heißt, daß es irgendwo Kämpfe gegeben hat, aber eine oder zwei Tagesreisen von hier an der Küste im Osten.«

Damit hob der Mann die Brauen und die Arme, wie um eine Art Machtlosigkeit oder amüsierter Gleichgültigkeit auszudrükken, und ging in die Küche zurück. Als er wiederkam, brachte er uns einen Krug Wasser und einige Fladenbrote.

Wir verbrachten einen fröhlichen Abend. In der Feuerstelle am anderen Ende des Raums knackten feuchte Zweige, aus denen ein dichter weißer Rauch aufstieg. Der Qualm war schließlich so unerträglich, daß wir hustend, aber unter fröhlichem Gelächter den Raum verließen, bevor uns die Müdigkeit übermannte. Aber es war alles gut so ...

Als wir am nächsten Morgen auf der gepflasterten Straße zum Meer weitergingen, hatte der auflebende Wind der Nacht alle Wolken vertrieben. Der Himmel bot sich uns in einem erfrischenden kühlen Blau dar, das uns tüchtig auschreiten ließ. Wie schön war doch das hinter den Bäumen funkelnde Meer mit seinen weißen Schaumkronen! Schon um seinetwillen hätten wir uns auf den Weg zu seinen Sandstränden und Klippen machen müssen. Es war mir zu allen Zeiten so gewesen, als ob es Perlenketten der Wahrheit von solcher Reinheit an die Gestade der Erde trüge, wie wenn sie von einem Lichtwesen stammten.

Oft auch hatte ich mir gesagt, daß vielleicht der Kristos und alle, die ihm vorangingen, niemals die Leiden eines dichten Leibs hätten auf sich nehmen müssen, wenn wir nur besser auf dasjenige hören und achten könnten, das das Geflecht des uns umgebenden Raums und der Zeit webt.

Heute freilich war es zu spät, um dem Versäumten nachzutrauern. Die Leiden anderer auf sich zu nehmen konnte nur weitere Leiden bringen.

»Die Suche nach dem Glück und dem Licht ist eine Pflicht«, sagte oft der alte Zerah meiner Kindheit. »Wenn du dies vergißt, ist es eine Beleidigung desjenigen, der da kommen soll.«

»Und nun, da er gekommen ist«, sagte ich zu mir selbst, »bist du immer noch an manchen Tagen so starrköpfig, daß du zu lächeln vergißt!«

Als die Sonne den Zenit erreichte und wir einige Zeit auf sandigen Pfaden gewandert waren, erblickten wir unweit einer kleinen Bucht einen flachen Hügel.

An seinem Hang erhoben sich inmitten von Felstrümmern einige Steinmauern, an denen Esel und Pferde angebunden waren. Als wir näher kamen, trat ein kahlköpfiger Mann in einem langen blauen, sehr reinlichen Gewand mit einem schwärmerischen Ausdruck unsäglicher Frömmigkeit auf uns zu.

»Der Meister erwartet euch«, hauchte er Elric ins Ohr, der in freudiger Erregung auf ihn zugeeilt war. Auf unsere gemeinsame ablehnende Antwort reagierte der Mann, dessen matte Haut von einer ungewöhnlichen Glätte war, mit Erstaunen, ja fast Entrüstung.

Es war, wie wenn er sagen wollte: »Was nehmt ihr euch heraus, ihr wißt nicht, wen ihr vor euch habt.«

Während er ein Gesicht zog, in dem sich eine wunderliche Mischung aus Empörung und höflicher Herablassung ausdrückte, sagte Miriam zu ihm:

»Sage deinem Meister, daß wir morgen vormittag um dieselbe Stunde wiederkommen werden, wenn er uns empfangen will. Doch sage uns zunächst, wie sein Name ist, denn wir sind erst seit kurzem in diesen Bergen.«

»Wir nennen ihn einfach den Meister«, sagte der Mann in dem blauen Gewand voller Stolz, »denn er ist Meister aller Dinge. Sehr alte Schriften, die wir nicht verstehen, haben seine Ankunft hier schon vor sehr langer Zeit verkündet. Ich bin glücklich, daß ihr gekommen seid, um ihn kennenzulernen. Verzeiht meine Zurückhaltung, doch der Meister hat mich zum Hüter seiner Schwelle gemacht, und dies ist das bedeutendste Amt, das sich ein Mensch erträumen kann. Wendet euch morgen wieder an Arinel, damit ihr diese Schwelle überschreiten dürft.«

Wir sagten nichts, denn auch der Kristos selbst hatte sich gelegentlich von den Menschenmassen zurückgezogen. Wir wußten sehr wohl, daß jeder Mensch, wie sehr er auch von Licht erfüllt ist, immer wieder das Bedürfnis nach Einsamkeit hat, damit er den Garten seines Herzens um des größeren Friedens der Menschheit willen weiter bestellen kann. Wir wußten, daß man dies als eines der unumstößlichen Gesetze der Natur verstehen und achten mußte. Die Sonne gießt ihre Strahlen über alle Menschen aus, doch beansprucht nicht auch sie das Recht, sich jeden Abend zurückzuziehen?

Sie läßt uns eine Nacht lang warten, während sie unter anderen Himmeln vielleicht einen anderen Schein gibt. Niemand kann über den Rhythmus richten, den sie sich gegeben hat, und sie weiß gewiß besser als der Mensch, warum eine Wolke ihr Erscheinen verzögert.

Am nächsten Morgen langten wir wieder an der Schwelle des Gebäudes am Fuß des Hügels an. Die Tiere waren verschwunden, und alles atmete eine ruhige Ordnung. Derjenige, der sich gestern als Arinel vorgestellt hatte, trat gemessenen Schrittes mit geschwellter Brust auf uns zu, in ein frisches reinliches Gewand gehüllt.

»Seid willkommen«, sagte er, und er war die Liebenswürdigkeit selbst, wobei er jedoch kaum die Lippen bewegte, »meinem Meister gefällt es, euch zu empfangen, denn es ist seiner Weisheit nicht entgangen, daß euer Herz rein ist.«

Wir durchquerten zwei Räume hinter dem Mann, der sich offensichtlich zwang, in kleinen, langsamen Schritten zu gehen, wie um uns zusätzliche Ehrfurcht einzuflößen. Überall waren Kissen und Tierfelle in säuberlicher Ordnung ausgelegt, die perfekt auf ein nüchternes, aber kunstvoll gearbeitetes Holzmobiliar abgestimmt waren. In einer Ecke saßen einige Frauen flüsternd unter einem Licht versammelt, mit gesenktem Kopf in einige Pergamentrollen vertieft.

Schließlich wurden wir in einen Raum mittlerer Größe geführt, in dem bereits drei oder vier Personen einer stattlichen Gestalt gegenüber auf dem Boden saßen, die auf einem Stuhl aus dunklem Holz thronte.

Arinel wies uns einen bestimmten Platz in diesem Raum an und bat uns dann, uns auf eine Matte zu setzen, die man für uns ausrollte.

Wir hatten nun Muße, den Mann zu betrachten, der uns gegenübersaß. Er zählte wohl kaum mehr als vierzig Jahre und war von beeindruckender Massigkeit. Er trug ein weites, weißes Gewand mit blauen Fransen, und sein Haar war von einer Länge und Üppigkeit, wie wir es nie zuvor gesehen hatten.

Er unterbrach das Gespräch, das er mit den bereits Anwesenden geführt hatte und musterte uns einen nach dem anderen, ohne daß das geringste Lächeln sein Gesicht erhellte. Diese offensichtliche Kühle irritierte mich etwas; dennoch konnte ich nicht umhin, die majestätische Ausstrahlung dieser Persönlichkeit anzuerkennen.

»Wer hat eure Schritte hierhergelenkt, Fremde?« sagte er schließlich mit einer tiefen und warmen Stimme.

»Derselbe, der auch dir deinen Platz hier angewiesen hat«, gab Miriam ganz selbstverständlich zur Antwort.

Unser Gegenüber zuckte mit keiner Wimper, während Arinel zusammenfuhr und einen empörten Blick auf Miriam abschoß.

»Deine Rede ist wahr, Frau«, fuhr er mit demselben Gleichmut fort, »es ist mein Vater, der euch schickt.«

»Es ist unser aller Vater, der die Wege sich kreuzen läßt, und wir kommen in Bescheidenheit zu einem Bruder, um ein wenig Liebe zu empfangen, bevor wir unseren Weg fortsetzen.

Wir kommen von sehr weit, das Herz von Worten des Friedens und der Freiheit erfüllt, und der Ruf deiner Weisheit ist über die Berge bis in unsere Gegend gedrungen.«

Der Meister in dem weißen Gewand deutete ein leises Lächeln an und lehnte sich demonstrativ in seinem Sitz zurück, um uns erneut einen nach dem anderen zu mustern.

»Wenn ihr hierbleiben wollt, müßt ihr euch langen Reinigungen unterziehen«, erklärte er schließlich feierlich. »Ich werde euch erst dann die Herrschaft über die Dinge lehren, wenn ihr diese Entscheidung getroffen habt. Ihr müßt ein wenig euch selbst vergessen und euch auf den Weg meiner Sache begeben, wenn der Friede in euch wachsen soll. Überlegt es euch, es gibt keinen anderen Weg als die Aufgabe des Selbst.«

Ich konnte nicht umhin, das Wort zu ergreifen:

»Mein Bruder, es war nicht unsere Absicht, hierzubleiben. Indem wir hierherkamen, wollten wir nichts weiter als ein weiteres Band mit einer Seele knüpfen, die aufgehört hat, für sich selbst zu arbeiten. Es scheint uns, daß heute die Zeit eines großen Erwachens ist, in der alle diejenigen, die Menschen um sich versammeln, sich verbinden müssen, um zusammen einen mächtigen und einzigen Tempel zu schaffen. Unsere Reinigung sind der Weg, auf dem wir wandern, und die Blicke unserer Brüder, die unser Spiegel sind.«

Die Blicke all derjenigen, die vor uns saßen, richteten sich nun auf mich. Eine beunruhigte Neugierde drückte sich in den Falten auf ihrer Stirn aus.

»Kannst du daran zweifeln, daß es nur einen Weg gibt?« fragte der Meister, indem er sich erhob.

»Ich kann dich nicht lehren, wenn du nicht mehr Bescheidenheit und Klarsichtigkeit in dir hast. Mein Vater hat mich zu euch gesandt, um euren Stolz zu brechen, und die Wunder, die er durch meine Hände wirkt, legen Zeugnis von seiner Gegenwart ab. Schweige daher, denn nicht der Mensch, den du vor dir siehst, spricht zu dir ...«

Nachdem er diese Worte gesprochen hatte, begannen die Lichter seines Körpers zu kreisen und tausend Lichtstrahlen, die Händen ähnelten, auf uns auszusenden. Was war dies für eine Sonne, die ihres Feuers so bewußt war?[1]

Ich schloß die Lider und rief mir die goldene Klarheit des Kristos in Erinnerung. Was hätte er gesagt, und was versuchte er in uns angesichts dieser Kraft zu sagen? Die Antwort lag ganz nahe ... zweifellos unmittelbar vor mir. Ich hätte gerne ein wenig Ruhe gehabt, um sie zu erkennen, um sie in meiner Brust ergreifen zu können ... Doch hielt jener Meister in seinem weiten weißen Gewand weiter seine Hände ausgestreckt.

---

[1] Man ist hier an die altägyptische Darstellung Atons erinnert. (Anm. des Übers.)

»Glaubst du denn, du könntest den Frieden auf deinen Wegen zum Aufblühen bringen, wenn du ihn nicht in dir hast? Wer auch immer dein Meister ist, dies hat er dich jedenfalls nicht gelehrt...«

Ich war im Innersten getroffen und hörte mich antworten:

»Gib dem Schüler die Schuld, nicht dem Meister...«

Draußen mußte ein kräftiger Wind wehen, der das Gebälk knarren ließ. Miriam ergriff nun das Wort, und während der Meister seinen Gleichmut wahrte, sah ich, wie Arinel mit seinen Händen in seinem Gewand wühlte.

»Wisse, mein Bruder, daß wir nicht mit Hochmut und Dualität im Herzen deine Schwelle überschritten haben. Gewiß gibt niemand dasjenige ganz, was er nicht ganz erworben hat... Doch hat jeder zumindest eine Schulter, an die sich ein anderer anlehnen kann. Derjenige, der auf seine eigene Vervollkommnung wartet, um dienen zu können, mästet seinen Stolz, statt ihn zu vernichten. Die menschliche Seele gleicht einem Labyrinth mit vielen Fallstricken. Wie viele von uns sind nicht stolz auf ihre Demut? Man zerbricht die Liebe, wenn man zuviel über seine eigene Vervollkommnung nachdenkt. Ein Geschenk ist immer besser als das beste Gespräch. Es ist der Daseinsgrund meines Atems wie desjenigen meiner Brüder hier.

Ebenso wie zweifellos auch du habe ich immer wieder Menschen erlebt, die mir erklärten:

›Ich bin nirgendwo und überall zugleich, und ich weiß auch, daß ich nichts weiß...‹ Hinter diesen Worten, die klar sein wollen, konnte ich niemals etwas anderes entdecken als einen großen Hochmut, den Hochmut desjenigen, der allmählich glaubt, am Ziel zu sein und dies auf ganz besonders geschickte Art verkünden will. Was ist Demütiges daran zu verkünden, daß man Staub unter Staub ist? Ich jedenfalls wage zu behaupten, daß die Sonne ebenso in mir ist wie in uns allen, und ich möchte sie nicht herabwürdigen, indem ich so tue, als leugnete ich sie, denn es ist ebenso lieblos, sie nicht anerkennen zu wollen, wie sich Meister aller Dinge nennen zu lassen.

Vor sehr langer Zeit begegnete mir ein wie du in Weiß gekleideter Mann. Er sagte zu mir:

›Was glaubst du, wem der Vorrang zukommt, der Sonne oder einem ihrer Strahlen?‹

›Der Sonne natürlich!‹ antwortete ich.

›Du bist im Irrtum, keines von beiden hat Vorrang! Was wäre das Himmelslicht, wenn nicht seine Strahlen von ihm kündeten? Eine Liebe, die zu sich selbst zurückkehrt? Was wäre der Sonnenstrahl, wenn nicht an seinem Ursprung ein Herz schlüge? Nicht einmal ein Schatten. So ist alles in der Mitte von allem, und alles erwacht in allem. Wenn ihr also mich euren Meister nennt, ist dies nichts als ein Wort, das euch unaufhörlich auf euch selbst zurückverweist.‹«

Arinel sprang in heftigster Erregung von dem kleinen Podest herab, auf das er sich einen Augenblick in einer Ecke des Raumes geflüchtet hatte.

»Frau, ist dir denn überhaupt nicht klar, mit wem du in dieser Weise sprichst? Im Namen des Meisters bitte ich dich, dich zu entschuldigen. Seine Weisheit wird darauf verzichten, sich noch länger mit dir abzugeben. Hast du denn nicht verstanden, daß derjenige, der hier eintritt, alles an der Tür zurückläßt?«

»Es ist gut, Arinel«, sagte der Meister gelassen, indem er sich mit äußerster Langsamkeit setzte, »sie wird eines Tages begreifen...

Du da, der du dich zur Hälfte verbirgst, tritt näher...«

Er hob bei diesen Worten den Arm und wies mit dem Finger starr auf einen Punkt zur Rechten Miriams.

»Ja, du...«, wiederholte er, indem er jedes Wort betonte.

Er meinte Elric. Unser Begleiter erhob sich schließlich, und wir sahen, wie er nach einem Augenblick des Zögerns mit wankenden Knien auf den Meister zuging. Als er dicht vor ihm stand, brach er plötzlich zusammen und lag als unförmige Masse vor der weißen Gestalt. Ein heftiges Schluchzen erschütterte seinen Körper, das aus seinem innersten Wesen aufstieg und das er vergeblich zu unterdrücken versuchte.

Der gewichtige Meister beobachtete ihn einige Augenblicke und legte ihm dann die Hand auf den Scheitel, wobei er zwei oder drei unhörbare Worte murmelte. Dies war zuviel für Lerina. Sie sprang mit einem Satz auf und verließ den Raum mit großen Schritten.

Es gab wohl nichts mehr zu sagen. Wir nutzten die Gelegenheit und erhoben uns ebenfalls, und jeder von uns legte in eine kleine goldene Schale zu Füßen des Stuhls ein Weizenkorn oder eine Knospe. So wollte es der Brauch im Lande Kal. Elric folgte uns nicht. Er blieb niedergestreckt liegen, wie an den hölzernen Thron gebannt.

Als wir uns draußen wieder zusammenfanden, stand Lerina weinend vor den Palisaden, die eine Art Hof umgrenzten.

Als wir bei ihr waren, brach sie in heftige Vorwürfe gegen Miriam aus.

»Warum hast du nichts gesagt? Warum hast du dies geschehen lassen? Es ist nicht wahr... Er lügt... Ich weiß es! Spürst du das nicht?«

»Was ich spüre, kleine Schwester, ist, daß jeder seinen Weg gehen muß, der nur selten derselbe ist wie derjenige eines anderen. Laß Elric bei seinem Bruder oder seinem Meister, wenn er sich so mächtig zu ihm hingezogen fühlt. Glaubst du, daß wir alle besser sind als dieser Mann? Er hat Worte, die nicht die unseren sind und an denen Elric vielleicht seinen Willen schmieden muß.

Erhebe die Augen zum Blau des Himmels und atme... Glaubst du, daß einer von uns irgend jemandem gehört, und sei es dem Kristos? Jeder gehört sich selbst. Wenn Elric hierbleibt, werden seine Selee und ein wenig auch unsere Seele etwas hinzugelernt haben. Nichts weiter...«

»Doch wir sind ohnehin so wenige! Und wenn er jetzt den Meister verläßt... Du kannst es nicht zulassen!«

»Glaubst du wirklich, daß wir so wenige sind? Viele haben schon die Botschaft vernommen, ohne demjenigen einen Namen geben zu können, das uns erfüllt. Und was Elric betrifft – warum glaubst du, daß er den Meister verläßt? Wenn er zu Füßen dieses Bruders schluchzt, dann deshalb, weil er ihn weiterhin sucht und er ihn in seinem innersten Wesen anspricht. *Wer* glaubst du, daß der Meister wirklich ist, Lerina?«

»Jeshua ist es, Miriam, Jeshua!«

»Er hat das Antlitz, das Herz und die Hände Jeshuas angenommen, doch vergiß nicht, daß er sich vor allem der Kristos nennt und daß er die Flamme ist, die in allem leuchtet. Wer den Mond für die Sonne hält, kleine Schwester, wählt natürlich einen Nebenweg. Vielleicht schlendert er dort einige Zeit, doch wer kann sagen, daß er die Steine, die er dort finden wird, nicht eines Tages in Edelsteine verwandeln wird? Kannst du dem widersprechen?

Sieh mich nun an und präge dir diesen Tag fest in dein Gedächtnis ein. Er darf dir nicht als ein Tag der Niederlage in Erinnerung bleiben, sondern vielmehr als ein Tag des Sieges des wirklichen Willens über einen ärmlichen Willen. Der Kampf, wie wir ihn noch zu häufig verstehen, ist die Anspannung der Besitzgierigen. Nichts gehört uns persönlich, auch nicht die Wahrheit, die uns hierher geführt hat. Befreie dich von solchen ungeduldigen Aufwallungen, Lerina... Ich kenne ein Licht, das dich darum bittet.«

Das Geräusch von Schritten auf dem staubigen Boden ließ mich umblicken. Elric kam zögernd, doch mit einer Haltung übertriebener Würde auf uns zu.

Er begann zu stammeln, weil er nicht wußte, wen von uns er anblicken sollte. Er fand keine Worte, und auch ich vermochte nur meine Hand auf seine Schulter zu legen.

Es war eine Geste, wie um zu sagen: »Du brauchst uns nichts zu erklären. Atme frei und geh deinen Weg, wenn du glaubst, ihn gefunden zu haben.«

»Aber...«, brachte er mit einer letzten Anstrengung heraus, »er vollbringt Wunder! Warum sollte ich nicht glauben, was man von ihm sagt? Wunder sind doch ein Beweis, oder etwa nicht?«

»Nein, Elric, ein Wunder ist niemals ein Beweis«, antwortete Miriam von Magdala. »Ich habe einst Wüstenmagier den Massen Hunderte von Wundern vorgaukeln sehen. Sie spielten mit einem der Gärten der Natur, die wir nicht bestellen.

Dasjenige, was du jetzt siehst, ist, wenn du meine Meinung hören willst, unbestreitbar ein Beweis, dein Beweis, der Beweis dafür, daß du dasjenige gefunden hast, wonach deine Seele in diesen Tagen dürstete.

Gib diesem Durst nach, wenn es etwas anderes ist als eine bloße Gefühlsaufwallung. Lösche ihn bis zum nächsten Brunnen. Hüte dich aber davor, ewig von Brunnen zu Brunnen zu wandern, in der Hoffnung, immerzu Wasser zu finden, das anders schmeckt...«

»Miriam, man sagt, daß er vor einigen Tagen in einer Schale einen goldenen Ring erscheinen ließ! Hunderte haben dies gesehen!«

»Du hörst mir nicht zu, mein Bruder... Ich spreche von der Quelle, und du antwortest mit den Steinen, die manchmal von ihrem Strom emporgerissen werden. Wenn du die Kraft hast, die Wahrheit anzuschauen und nüchtern die Regungen deines Leibes zu beobachten, wirst du heute nacht den Grund dafür entdecken, warum du Wunder brauchst!... Nicht daß es das Wunderbare nicht gäbe – es folgt uns mit jedem Schritt, aber es ist nur für diejenigen ein Argument, denen die Augen für das alleinige und wahrhaftige Wunder noch nicht aufgegangen sind. Ich bin nicht deine große Schwester, Elric, die ihrem Bruder Lehren erteilt. Ich habe niemanden zu unterweisen. Ich richte nur eine Bitte an dich, die Bitte, dir selbst treu zu bleiben. Alles übrige sind nur Worte und Spielereien der Seele!«

Elric senkte den Kopf und nickte mehrmals leise, wie um seine Zustimmung anzudeuten. Er wagte nicht, uns nochmals anzusehen, und ging zu einer steinernen Bank neben der Schwelle zu der alten Schäferei, wo er seinen Leinenbeutel zurückgelassen hatte. Er nahm ihn zögernd in die Hand und verschwand schließlich im Halbdunkel des Hauses.

Eine große friedliche Stille wie nach einem Gewitterschauer senkte sich auf den Hof, in dem wir versammelt waren. Ich erinnere mich, wie das helle Funkeln der Sonne uns unwiderstehlich zum Meer rief. Wir warfen unsere Mäntel über die Schultern, Miriam drückte Lerina an ihre Brust, und wir schlugen den Weg ein, der zu den gischtumsprühten Klippen hinabführte.

# VIII. Die Sonne des Kristos

Eine kalte Sonne tauchte den kleinen Strand in weißes Licht. Baldec, der sich in der Gegend ein wenig auskannte, führte uns zu einer Gruppe von Felsen inmitten der schäumenden Brandung. Wir verspürten ein Bedürfnis nach der Unendlichkeit des Meeres, um die Unendlichkeit des Bewußtseins nicht zu vergessen. Er war in der Tat ein Bewußtsein, an das uns diese tiefblauen Wellen erinnerten. Wir konnten ihm keinen Namen geben, ohne es einzukerkern, und es gab schon so viele Kerker auf dieser Welt...

Bei den Felsen hatten Fischer auf dünnen Stangen, die sie in den Boden gestoßen hatten, Sonnensegel ausgespannt. Auch Netze, die nicht mehr taugten und in deren Maschen vertrocknete Algen hingen, waren daran befestigt.

»Setzen wir uns einige Augenblicke!« rief einer von uns aus.

Wir waren uns alle einig, daß dies die beste Idee des Tages war. Baldec fand noch in einer Ledertasche einige Handvoll von Trokkenfrüchten, die wir miteinander teilten. Was nur eine kurze Rast sein sollte, bevor wir uns auf den Rückweg machten, wurde schließlich zu einem ausgedehnten Aufenthalt bis in den späten Nachmittag. Unsere Körper und unsere Seelen brauchten diese Erholung, bei der man die schönsten Dinge mit anderen Worten aussprechen konnte. Sein Herz anderen und der Sonne anzuvertrauen, von der Liebe und vom Licht zu sprechen, ohne hohle Worte zu gebrauchen – dies ist eine Form des Dienstes und des Dankes gegenüber dem Leben; es ist manchmal auch eine Herausforderung, die man auf einem bestimmten Weg oft anzunehmen vergißt.

Miriam und ich konnten nicht widerstehen, vor unseren Gefährten Erinnerungen an unser Land mit seinen pastellfarbenen Bergen und den rötlichen Wüsten wachzurufen.

»Die Wüsten! Simon, erinerst du dich an jene Straße nach Jericho, die sich zwischen den Felsen dahinwand?

Ich weiß nicht, wie oft wir sie beschritten haben, doch es war immer dieselbe Geschichte! Es gab dort jene Höhlen hoch über dem Weg, kurz vor dem Ausgang zum Tal. In jeder dieser Höhlen wohnte ein Einsiedler ohne Alter... die diese Alterslosigkeit geradezu für ihre Pflicht hielten! Sooft wir mit dem Meister dort vorbeikamen, gerieten wir immer mit einem von ihnen aneinander. Es ging nämlich immer recht lustig zu, wenn wir mit dem Meister durch die Berge wanderten. Wir unterhielten uns fröhlich miteinander, und unser Lachen oder unsere Scherzworte, die von Felsen zu Felsen hallten, waren nicht immer nach dem Geschmack dieser Alten! Es war mir bald klar, daß es nicht darum ging, daß die Fröhlichkeit, die der Kristos um sich verbreitete, ihre Gebete gestört hätte. Es ging um ihre Art der Weltansicht, um die Zwangsjacke, in die sie die Liebe und das Leben gesteckt hatten. Oft keiften sie von ihren hohen Behausungen zum Meister herab: ›Das ist nun wirklich nicht die rechte Art zu meditieren und zu beten! Und es gibt Wörter, die man nicht ausspricht! Und das Lachen hat der Satan auf die Welt gebracht; es ist eine Zerstreuung des Geistes, die beweist, wie wenig wir uns unserer Fehler bewußt sind!‹ Ach, meine Brüder, hierüber gab es oft lange Debatten...«

»Aber meinst du nicht auch, Miriam, daß es Wörter gibt, die man nicht aussprechen darf?« unterbrach sie Baldec, der sich unter dem ausgespannten Segel ausgestreckt hatte und sich plötzlich aufrichtete.

»Wenn es ein Wort gibt, Baldec, dann bedeutet dies, daß der Gedanke, der es in die Welt gebracht hat, noch im Herzen der Menschen lebendig ist. Was nützt es, ein Wort zu meiden, wenn man nicht in seinem Geist und auch im Geist seiner Rasse den ganzen dahinterstehenden Begriff auslöscht? Ich weiß, daß Klänge eine Kraft sind, mein Bruder, und daß man diejenigen meiden muß, die zerstören können. Meide sie also, ohne in dir die Empfindung aufkeimen zu lassen, einen Fehler begangen zu haben. Fehler begehen die Schwachen, Irrtümer diejenigen, die danach streben, zu erkennen und im Leben Fortschritte zu machen. Bevor das Wort noch aus deinem Mund gekommen ist, hat der Gedanke schon in einem Blitzstrahl deinen Geist verlassen. Das Problem liegt in der Kraft deines Gedankens. Reinige dein Denken, und kein Wort wird dich ängstigen oder zerstörerische Wirkung entfalten.«

»Auch ich kenne Menschen wie diejenigen, von denen du uns erzählst, Miriam«, sagte Lerina, während sie versuchte, den kleinen Felsen hinaufzuklettern, der uns vor dem Wind schützte. »Auch ich glaubte, wenn ich sie vor mir sah, lange Zeit, daß die von der Liebe des Awen inspirierten Gesichter ohne Lächeln und von Kasteiungen versteinert sein müßten. Heute weiß ich, daß man einfach an einem Strand sein oder eine Palisade bauen kann und dabei lachen und essen, ohne deswegen gottlos oder eine eitle Seele zu sein. Auch ich habe nur allzuviele Masken gesehen. Du hast mir die wahre Art gezeigt, den Kristos zu empfangen, und wenn ich mich noch errege, dann deswegen, weil diese wahre Art in Wahrheit so einfach ist, daß ich sie in all ihrer Offensichtlichkeit noch nicht fassen kann. An dem Tag, an dem die Liebe nicht mehr nur jede meiner Handlungen beseelt, sondern das Fleisch und der Kern all meines Tuns ist, an diesem Tag werde ich wissen, Miriam, daß nichts mehr bloß nichtssagend profan oder aber hochtrabend heilig sein wird... Alles wird *sein*!«

Nach diesen Worten kletterte Lerina in ihrem langen, rosenholzfarbenen Gewand schnell von ihrem Felsen herab und eilte in die Arme Miriams.

Baldec war indessen einige Schritte auf das Buschwerk zugegangen, das sich längs des Strands hinzog. Ich sah, wie er sich mit nachdenklicher Miene energisch mit den Fingern durch das Haar strich.

»Ich würde heute nacht sehr gerne hier bleiben«, sagte er schließlich mit jener Bestimmtheit, die wir an ihm so gut kannten. »Wir müssen uns ein Lager herrichten, und ich werde Feuer machen.«

Sein Vorschlag wurde mit Begeisterung aufgenommen, und er entfernte sich, um etwas Reisig und Holz für die Nacht zu sammeln. Er hatte sich jedoch kaum von uns entfernt, als wir ihn plötzlich wieder hinter einer kleinen Böschung auftauchen und heftig winken sahen: »Kommt schnell«, rief er, »kommt und seht!«

Zwischen Felsen, Gras und Wurzeln lag ein Boot, das noch in einwandfreiem Zustand war. Es schien uns mit seinem schönen grauen Holz, das von Wind und Wasser geglättet war, geradezu einzuladen. Es war groß genug, um sechs Personen aufzunehmen. Wir alle hatten denselben Gedanken: Wir könnten mit diesem Boot ein wenig längs der Küste fahren, um unser fröhliches Beisammensein noch etwas zu verlängern...

Wir ließen also das Boot auf kleinen Holzrundlingen zum Wasser gleiten, die noch dalagen und auf denen das Boot wohl aus dem Wasser gezogen worden war.

Sobald das Boot schwamm, stiegen die beiden Frauen ein, während Baldec und ich es ins Meer schoben, bis uns das Wasser zu den Hüften reichte. Einige Ruderschläge, und bald lag der Strand hinter uns... Miriam, in ihr großes nachtblaues Wolltuch gehüllt, saß vorne auf der Bank am Bug. Lerina hatte sich hinten neben den Resten eines Ruders hingekauert, während wir mit vereinten Kräften in einiger Entfernung vom Strand zu bleiben versuchten.

Die frische Luft und das Silberblau dieses Spätnachmittags dämpften in uns bald jeden Antrieb, uns anders als schweigend zu unterhalten. Das Plätschern der Wellen am Kiel und das Geräusch der ins Wasser eintauchenden Ruder erzeugten eine Art heiligen Rhythmus, den ich schon längst vergessen zu haben glaubte. Es rief in mir die ganze subtile Kraft der Gerüche von einst wach, als die Boote vor dem Strand von Karphanaum fuhren.

Während unser aller Gedanken zu fernen Ufern schweiften, bemerkte ich plötzlich, daß sich unsere Ruder von selbst im Fahrwasser an die Bordwand angelegt hatten. Der Strand war nur mehr ein weißes Band vor der geschwungenen Silhouette der amberfarbenen Berge, und alles schien stillzustehen...

»Wie schön es ist, bei euch zu sein, meine Freunde...«

Eine warme und kraftvolle Stimme drang in mich, eine Stimme, die mich aufspringen ließ, eine so bekannte Stimme, die ich lange vermißt hatte...

Ich sah Miriam an, die aufrecht vor mir auf ihrer Bank saß. Ihr Schleier war von ihrem Kopf geglitten, und ihr bleiches Gesicht blickte starr auf einen Punkt hinter dem Boot. Irgend etwas ging vor sich... Auch sie hatte etwas gehört...

»Miriam...«, sagte ich, und mir schien, daß alle meine Kräfte aus meinen Armen wichen. Ich konnte nicht weitersprechen. Eine durchdringende Kälte überlief meinen Rücken, und ich mußte mich umdrehen. Etwas zwang mich...

Die Zeit schien stehenzubleiben. Ich sah mich hinten im Boot auf die Knie sinken; ich wandte mich um, die Augen starr in dieselbe Richtung geheftet wie Miriam. Neben Lerina, deren Gesicht kreidebleich war, saß ein Mann von hoher Gestalt, der in ein langes weißes Gewand gekleidet war und lächelte. Meine Kehle schnürte sich zusammen... Es war der Meister!

Er war hier, und sein Gesicht war dasselbe wie einst... Um sein dichtes Haar glaubte ich kleine knisternde Flammen tanzen zu sehen.

Ich fühlte, wie auch Baldec an meiner Seite zusammensank und zu zittern begann.

»Wie schön ist es, unter euch zu sein, meine Freunde...«

Die Stimme des Meisters wiederholte dieselben Worte mit derselben Wärme, derselben Liebe. Ich sah, wie sich seine Lippen bewegten, wie sein Lächeln zunahm... Es war kein Bild, das unserer Phantasie entsprang, er war wirklich da, und er hatte einen Ellbogen an der Bordwand unseres Kahns aufgestützt.

»Was seid ihr in solcher Furcht? Habt ihr so wenig Vertrauen in die Liebe meines Vaters, daß ihr an meiner Gegenwart unter euch zweifelt? Habt ihr denn jemals in all diesen Jahren auf jedem eurer Wege an dieser Gegenwart gezweifelt? Wenn mein Bewußtsein seit dieser Zeit in euren Herzen lebt, meine Freunde, dann kann auch mein Körper euch in diesem Boot Gesellschaft leisten...

Euer Bewußtsein wiederum soll eins mit dem meinigen sein, damit es in allem Frieden erkennt, daß es kein ›Hier‹ und ›Dort‹ gibt. Begreift, daß euer Bewußtsein euer einziger Körper ist. Das wahre Geheimnis liegt nicht darin, ihm zu erlauben, zu anderen Himmeln zu entfliehen und auch nicht darin, daß man es andere Welten bauen läßt. Das wahre Geheimnis liegt darin zu wissen, daß es in allen Himmeln dauerhaft gegenwärtig ist, auch in denjenigen, deren Form sich noch nicht manifestiert hat.

Dort, wo auch nur der geringste Kieselstein vorhanden ist, ist auch mein Bewußtsein, meine Brüder, und eines Tages werden sich dort das eure und dasjenige aller Menschen, dasjenige aller Leben zusammenfinden.

Seht mich doch nicht so verstört an...! Es spricht weder ein Toter noch ein Gespenst zu euch, und ich möchte zu eurem Herzen sprechen, wie ich es auch früher getan habe.

Ich möchte zu euch in ganz einfachen Worten von dem verheißenen Tag sprechen, an dem so viele Dinge gesagt werden können, denn nichts kann den Menschen verschleiert bleiben, wenn die Menschen sich vor sich selbst entschleiern.

Der Wille, den der Vater und der Kristos in mich gelegt haben, wird für alle Zeiten denjenigen zur Seite stehen, die wie ihr den Geist der Eroberung aus dem Herzen der Menschheit auslöschen wollen. Es ist mein Wille, daß diejenigen, die euren Spuren folgen werden, niemals aufhören den Menschen zu sagen, daß sie ihr eigenes Ziel sind. Ich weiß, daß in den kommenden Jahrhunderten nur wenige die Klarheit des Blicks haben werden, um dies zu begreifen. Aber ich spreche dies schon heute aus, damit ihr es eurerseits wiederholt und dies überall dort Wurzeln fasse, wo die Erde fruchtbar ist.

Das Menschengeschlecht muß nicht zu demjenigen geführt werden, was ihr Gott nennt. Es gibt keine zwei Wirklichkeiten, die sich betrachten. Es gibt keine Schöpfung, die ihren Schöpfer betrachtet, und keinen Vater, der seine Kinder hütet und sie mit Belohnung und Strafen lenkt. Es gibt das Leben, und ihr seid zugleich ein Teil und die Gesamtheit desselben. Ebenso gibt es eine Flamme in euch, die ganz die Abspiegelung des Einen und das Eine in seiner Umfassendheit ist.

Jeder von euch, meine Freunde, meine Brüder, ist ein wenig vom Fleisch des Ewigen der Tage; wer sich in der Liebe schult, weiß auch, daß er ein wenig von seiner Seele ist, und es kommt der Tag, an dem er begreift, daß er schließlich in seinem Geiste ruht. Und wenn er sieht, daß er alles zugleich ist, ein wenig von seinem Fleisch, von seiner Seele und von seinem Geiste, ist er in Ihm, und er ist Er in vollem Bewußtsein. Wisset, daß dies allein das Entscheidende ist...

Was man bis zu dem Tag akzeptieren muß, an dem sich diese Erinnerung durchsetzen wird, ist, daß nicht der Weg langsam ist, sondern der Wanderer.

Ich sehe schon die Banner, die man in meinem Namen aufpflanzen wird, und Zeichen wie Galgen, marschierende Heere und Ehrungen, die man beansprucht... Der Mensch dieser Erde macht sich selbst noch zum Maß aller Dinge und kann von der Sonne nur dasjenige zurückgeben, was er von ihr aufzufangen den Mut hat. Ihr aber sollt so wirken, daß alle diejenigen, die wirklich in die Fußstapfen des Kristos treten, dieselbe Einfachheit und dieselbe Freude bewahren. Sie sollen wissen, daß es in meinem Herzen weder Leiden noch ein Bild des Galgens gibt, sondern daß ich zwei Arme bin, die sich öffnen... Daß sie nichts anderes zu sein brauchen als jene Offenheit bis zu dem Tag, an dem ich wiederkommen werde...«

»Du wirst wiederkommen, Meister...?«

Hinter mir stieg die Stimme Miriams auf wie der Schrei eines Vogels, der den Himmel zerreißt.

»Du wirst also wiederkommen?«

»Ich werde wiederkommen, wenn die Menschen nicht mehr umhin können, den Kristos anzuerkennen. Ich werde wiederkommen, wenn die Priester und die Könige den Vorwand ihrer Macht noch ein wenig mehr strapaziert haben werden, wenn die Völker, die ihnen Macht gegeben haben, ihrer Irrtümer überdrüssig sind.«

»Du willst sagen, daß sie uns nicht folgen werden, daß das Feuer unserer Brust sich in den Wüsten verzehren wird?«

Miriam schleuderte diese Frage heraus. Dies war die Frage, die wir uns alle stellten, die wir Hunderte von Malen, wenn irgendwo der Regen fiel, zum Himmel schicken wollten: »Werden sie begreifen, werden sie uns folgen, alle diejenigen, für die wir so sehr um die richtigen Worte ringen?«

»Sie werden euch nicht folgen, meine Schwester Miriam. Dein Fleisch ist es, das in dieser Weise denkt und sich auflehnt. Aber du weißt es doch, sie werden weder euch noch denjenigen folgen, die euch die Hand reichen werden, wenn eure Tage gezählt sein werden. Das Leben, das einen Körper annimmt, folgt immer nur sich selbst. Es muß mit seinem eigenen Gedächtnis die Fäden seines Schicksalsgeflechts aufspulen. Niemand darf hoffen, mehr als eine Mahnung für diejenigen zu sein, deren Gedächtnis schwach wird, mehr als ein Windhauch für diejenigen, die ihre Segel spannen wollen. ›Wem gehört denn das göttliche Licht?‹, hast du heute morgen deinen Bruder gefragt. Ich bin jetzt unter euch, damit ihr euch daran erinnert: Was ihr in der Zukunft seid, ist schon auf der Suche nach euch.«

Ich hörte mich einige Worte murmeln, aber vielleicht waren es nur die Gedanken, die in meinem Herzen brannten, die den Meister den Blick auf mich richten ließen.

»Deine Pergamentrollen, Simon? Ist es ihretwegen, daß du dir den Kopf zerbrichst? Sie sind außerordentlich wichtig und völlig unwichtig zugleich. Einige Blätter davon werden für den Aufbau deines Landes und für seine Könige eine Rolle spielen, denn es gibt ein Licht, das auf das Angebot der Erde wartet... Doch sind diese Könige und diese Länder, dieses Angebot noch ein Gedankenbild.

Akzeptiere dies, denn es spielt die Rolle eines Marksteins, damit der Wanderer nicht zu weit von seinem Wege abirrt. Die Zeit, die auch unsere Schwester ist, wird für das übrige sorgen. Versuche nicht, sie zu beschleunigen, wie du es mit deiner Begleiterin tatest, nachdem ihr Zachäus verließet. Siehe, die Adern der Erde haben es nicht verstanden, und die Hälfte deines Lebens hat sich oben auf einem kahlen Berg zurückgezogen. Nun, da du die Spur am Boden wiedergefunden hast, die dich in Wahrheit rief, wirst du deine Pergamentrollen demjenigen übergeben, der auf sie wartet. Sie werden ihre Aufgabe erfüllen. Du mußt nur akzeptieren, daß nicht dein Wille und dein Streben den Weg vorgeben.

Was ich dir sage, gilt für so viele Menschen, die bei der Erfüllung ihrer Aufgabe dieser voraneilen, statt ihr unter der weisen Führung der Umwege, die das Leben bereithält, gelassen entgegenzugehen.«

Es trat nun in unserem Boot ein langes Schweigen ein. Wir hatten die Empfindung, im Schoße eines Lichteies, in einem so tiefen Frieden dahinzugleiten, daß auch das Plätschern des Wassers schwieg. Lerina saß mit geschlossenen Augen zu Füßen des Meisters und schien wie betäubt. Wo war das Meer, wo war die Küste, wo die Berge?

Alle Erinnerungen waren in uns ausgelöscht. Es gab nur noch dieses Antlitz und diese Augen, die nicht von uns wichen, diesen köstlichen Austausch von Herz zu Herz, der das blanke Holz des Bootes adelte, die Luft, die Zeit und all dasjenige, das man in so sonderbarer Weise »den Rest« nennt...

»Wenn ich wiederkehren werde«, fuhr der Meister fort, »wenn euch die Färbung der Zeit sagen wird, daß ich auf dem Weg zu euch bin, werdet ihr viele Male das Gesicht und den Namen gewechselt haben. Ihr werdet sehen, daß auch ich meinen Namen geändert habe und daß einzig mein Herz euren Herzen und denjenigen, die ihnen ähneln, entgegengehen wird. Es wird das einzige Zeichen des Wiedererkennens, der einzige Wiederanknüpfungspunkt sein. Groß ist die Zahl derer, die als letzten Beweis meiner Gegenwart auf Wunder warten werden. Es wird freilich unauslöschliche Zeichen am Himmel und auf der Erde geben; sie stammen nicht von meiner Hand, sondern von derjenigen des Universums, das mein Herz so sehr liebt, daß es in seinem Rhythmus atmet. Durch mein Schweigen werdet ihr mich erkennen, denn in ihm und im Blick der Augen hat Kristos meine Kraft verankert. Das Spektakuläre werdet ihr denjenigen überlassen, die noch nicht zu sich gekommen sind. Manche müssen ihre Selbstherrlichkeit an diesem Spiel erproben, bis sie begreifen, daß es kein Spiel ist.

Wenn ihr mich wiedererkannt haben werdet, wobei ich bescheiden hinter dem Kristos zurücktreten werde, werdet ihr nicht vergessen, daß keiner von uns oder von meinen Brüdern von den anderen Himmeln gekommen ist, um euch zu erlösen, sondern nur, um euch eine Tür etwas weiter zu öffnen. Niemand prägt einer Seele das Siegel der Liebe auf, wenn diese Seele nicht schon selbst dessen Konturen aufweist und sie mit ihrem eigenen Feuer läutert...

Ich habe euch gesagt, meine Freunde, ›wenn ich wiederkommen werde‹, doch werden meine Füße und mein Atem diese Erde nicht verlassen, bevor nicht ihre Bewohner eine entscheidende Seite ihres Buches umgeschlagen haben. Auch werde nicht ich es sein, der die Entscheidung fällen wird, mich wieder in die Realität desjenigen zu begeben, was ich bin, sondern der Ruf der Menschen wird meine Gegenwart bewirken... So wie es eure Liebe ist, die uns hier versammelt hat.«

Ich schloß die Augen, und es schien mir, daß der Boden des Bootes sich in eine von Millionen weißen Glockenblumen bedeckte Wiese verwandelt hätte. Er war eine unabsehbare bebende Weite. Über allem lag ein unaussprechliches Glück, die ruhige Gewißheit der uranfänglichen Einfachheit der Welt. Ohne Vorurteile, ohne Regeln, ohne Fußangeln und Lebensformen, bei denen man sich durch das Ich in immer neue Sackgassen locken läßt, während hier, mit Händen greifbar, etwas so Schönes war, wenn man nur ein wenig Unbefangenheit aufbrächte und es sprechen lassen würde!

Die große Wiese und die Millionen von weißen Glockenblumen verschwanden nun unter mir, wie wenn ich ein Adler wäre, der kraftvoll und von Frieden erfüllt seine Schwingen aufspannte und davonflog...

Meine Hände faßten wieder das glatte Holz des Bootes, die Wellen schlugen wieder gegen den Rumpf, und meine Augen öffneten sich.

Der Meister war verschwunden. Hinten im Boot sah ich Lerina, den Kopf auf den Knien, die sie an den Körper gezogen hatte.

Bevor ich noch die Zeit hatte, mich aufzurichten, fühlte ich, wie sich eine Hand auf meine Schulter legte.

»Komm«, sagte jemand, »wir steigen aus.«

Es war Miriam von Magdala mit ihrem großen blauen Schleier, in den sie sich wieder gehüllt hatte.

Es gab einen kurzen Ruck, und ich sprang auf.

»Komm«, wiederholte sie, indem sie mit dem Finger auf die Felsen wies. Ich richtete mich nun endgültig auf und sah, daß die Strömung uns an den Strand getragen hatte und unser Boot schon auf den Rundhölzern rollte.

# IX. Im Schatten der Kelter

Hinter den Palisaden unseres Dorfes sahen wir nun die Zeit herannahen, in der der Frühling sanft sein Wiederauferstehungswerk verrichtete. Die kleinen Bäche, die wie Quecksilber über die Hänge zu Tal stürzten, waren von ungestümem Leben erfüllt, und die Gegenwart, die noch in unserer Brust nachklang, speiste uns mit einer nie versiegenden Kraft und machte uns ihnen ähnlich. Jeder widmete sich irgendwelchen kleineren Arbeiten; der Töpfer stellte seine Scheibe ins Freie, und man holte das letzte Korn aus den Speichern, an dem sich die Mäuse gütlich getan hatten. Ich erinnere mich an Simon, der wie einst in seiner Kindheit das Bedürfnis verspürte, an die Brüstung gelehnt viele Stunden auf seinem Hügel zu verbringen. Tief unten bot sich ihm auf dem gewundenen Pfad fast dasselbe Bild wie einst: schwer beladene Maultierkarawanen, schwerfällig dahinrumpelnde Karren und einsame Wanderer. Die Thermen der Stadt zogen viele Menschen an, und ich stellte mir die Menge vor, die sich an ihren Toren drängte und die große Wiese bevölkerte.

Baldec bestellte wieder seine Felder und organisierte das Dorf neu, um es zu einer großen Stätte der Begegnung und Zuwendung zu machen.

Nach dem Schock seiner Begegnung mit dem Meister lenkte er seine Schritte nur mehr zu den Leidenden, zu denjenigen, denen das Leben nicht zulächelte ... oder die es nicht verstanden hatten, dem Leben zuzulächeln. Miriam von Magdala hatte mit der Unterstützung Lerinas wieder mit der Zubereitung des Öls begonnen. Sie hatte Baldec und einigen Männern und Frauen aus dem Dorf eine ganz bestimmte Aufgabe zugewiesen: sie sollten aus der Gemeinschaft ihrer Seelen einen strukturierten, fest zwischen Himmel und Erde eingefügten Ort machen, an dem jeder Reisende, jeder Mensch, dem die Zügel seines Daseins zu entgleiten drohten, ein Dach finden und Heilung seiner Wunden empfangen könnte.

Während die Tage nun länger wurden, wuchs in mir die Überzeugung, daß ich meine Blicke anderswohin wenden müßte. Wenn ich den Zugvögeln nachsah, die in großen, geordneten Formationen den Himmel durchquerten, stieg in mir wieder die Erinnerung an die ursprüngliche Absicht meiner Reise auf. Der

Ruf ertönte laut. Ich fühlte, daß ich ein Geschenk in Händen trug, das ich nicht für mich allein behalten durfte.

So nahm ich denn eines Morgens, von einem unwiderstehlichen Drang getrieben, von meinen Gefährten Abschied. Sie verstanden es längst, in meinem Inneren zu lesen, und sie waren daher kaum erstaunt, daß ich mich aufmachte, den Leinenbeutel an meiner Seite.

Bei mir wie bei den anderen fühlte ich, wie das Herz schwer und doch von einer großen Freude erfüllt war. Es war eine seltsame Empfindung, den anderen zu verlassen und doch zu wissen, daß der Weg, der uns trennen würde, doch nur unsere Kraft mehren und unsere Verbindung stärken würde.

Es war uns klar, daß dies so sein mußte, und auch, daß seit langen Jahren Worte dasjenige nicht ausdrücken konnten, was wir erlebten.

Wieder einmal war ich allein unter den großen Kiefern. Ich mußte wieder Richtung Osten, zur Küste gehen. Irgend etwas zog mich unwiderstehlich in die Gegend, in der immer noch die Söhne Benjamins lebten. War der Zeitpunkt nun wirklich gekommen? Ich wußte es nicht. Indes, der Boden rief mich, und ich konnte ihm nicht widerstehen. Was ich vor mir sah, war kein Weg ins Ungewisse; es hatte im Gegenteil die Gewalt einer großen Klarheit mit scharf begrenzten Konturen.

Als die Berge sanfteren Hügeln wichen, sah ich vor mir eine Landschaft mit kleinen Eichen und Tamarisken, in die ich eindrang. Da und dort zeigten sich auf einem steinigen Hang knospende Reben unter dem wilden Lavendel. Diese Welt war eher die meinige als diejenige der schroffen Berge. Hier schöpfte ich auf einer tagelangen Wanderung Kraft, bis ich an eine kleine Stadt gelangte, die dicht am Meer entstanden war.

Schon am ersten Tag meiner Ankunft schien mir die Atmosphäre, die die Herzen der Menschen ausströmten, lastend und überhitzt zu sein. Als ich die Tore der Stadt durchschritt, in der der sich lärmende römische Soldaten und stolze Krieger aus Kal mit wettergegerbtem Gesicht drängten, schlug mir die Empfindung entgegen, in eine Welt der Emotionen geraten zu sein. Viel Volk drängte sich in den Straßen rings um die römische Festung. Überall wurde diskutiert, und ein Gespräch schien mir heftiger zu sein als das andere.

Im Labyrinth der Gassen, die in ein Licht von blendender Weiße getaucht waren, und unter den Vordächern, unter denen man braunes Mehl und Fisch verkaufte, sah ich nichts als Menschen mit stechendem Blick, die sich mit erhobener Stimme unterhielten. Mein erster Eindruck war, daß die nazaräischen

Brüder diesen Aufruhr verursacht haben mußten. Und doch war dies nicht so. Dies wurde mir am Tisch eines bescheidenen Gasthauses klar, wo in einem gewaltigen Kamin noch einige Reisigzweige knisterten. Die nazaräischen Brüder? Man hatte nie von ihnen gehört. Freilich hatte es in der letzten Zeit in einigen Orten Unruhen gegeben. Mit dem Schwert bewaffnete Männer in weißen Gewändern hatten sie im Namen eines Glaubens angezettelt, von dem man nur wenig wußte, doch war ihre Zahl offenbar im Abnehmen begriffen.

Während ich mich bemühte, die singende Sprache desjenigen zu verstehen, der mir auftrug, ertappte ich mich dabei, wie ich mich einen Augenblick über diese Nachricht freute, und ich tadelte mich dafür.

Hatte ich die nazaräischen Brüder so sehr als meine Feinde betrachtet, ohne mir dessen bewußt zu sein? Auch sie gehörten ein wenig zu mir, ein wenig zu uns allen und zu jener Auflehnung, die jeder in seinem Innersten in sich trägt. Die einen schwingen ihr Schwert, die anderen ihre Zunge... Unterscheidet sich das Prinzip, das sie antreibt, wirklich so sehr? Zweifellos offenbarte es sich hier, dieses Prinzip, dessen Räderwerk man ohne Zugeständnisse zum Stillstand bringen mußte.

»Beunruhigt dich dieser ganze Aufruhr hier?« fragte mich schließlich der Wirt, indem er mich leicht spöttisch aus den Augenwinkeln musterte.

»Seit drei Tagen hält sich ein Mann eine Meile außerhalb dieser Mauern auf, der für Gesprächsstoff sorgt. Er ist es, der alle in Aufregung versetzt. Man sieht ein Gebäude mit einer großen Kelter neben der Straße. Du wirst es sehen ... wenn es dich interessiert, was vielleicht schon morgen sein wird. Aber sei vorsichtig... Die Römer haben ein Auge auf ihn! Bist du seinetwegen hierhergekommen?«

Der Mann hatte schon zuviel gesagt, ich hörte schon den Klang seiner Stimme nicht mehr, in der sich der Fels und die Sonne in seltsamer Weise mischten.

»Nein«, antwortete ich , ohne auf die Worte zu achten, die ich aussprach. »Ich bin wegen des Meisters Jeshua gekommen, wegen des Kristos...«

»Na also!« gab der Mann mit herausfordernder und amüsierter Miene zurück, indem er seine Schultern in übertriebener Weise hochzog, »das sagte ich doch... Du bist seinetwegen gekommen. Nach allem, was man mir erzählt hat, spricht er nur von jenem Meister Kristos!«

Ich nahm hastig meine Mahlzeit zu mir, schwankend zwischen dem Glück, vielleicht einem der unsrigen zu begegnen, und der Besorgnis, möglicherweise mit etwas Unerwartetem konfrontiert zu werden. Aber wie auch immer... Morgen würde ich in aller Frühe die Stadt verlassen und zu der Kelter gehen.

Die Nacht schien mir nicht enden zu wollen. Als der Morgen endlich graute, warf ich meinen schweren Mantel über meine Schultern und ging mit raschen Schritten die Treppe hinab, die vom Schlafraum nach unten führte.

Die römische Straße, auf der ich die Stadt verließ, verlor sich schnurgerade in der Ferne. Einige dürre Gräser sprossen zwischen den kalten Steinplatten, auf denen der Tau glänzte. Die frische Luft des frühen Morgens erfüllte mich mit einer einzigartigen Kraft und Begeisterung, die den etwas durchfrorenen Wachen an den Toren der Stadt gewiß seltsam vorkam. Aber wozu hatte ich eigentlich solche Eile? Um diese Stunde würde ich der einzige an der großen Kelter sein, und es war nicht einmal gewiß, ob derjenige, der das Volk in Aufregung versetzte, überhaupt erscheinen würde. Vielleicht hatte er sich auch entschlossen, zu den Menschen des nächsten Ortes zu sprechen.

Als schließlich die Kelter vor mir auftauchte, ein großes viereckiges Gebäude mit flachem Dach, sah ich indes schon jemanden auf einem Stein liegen. Er hatte die Füße angezogen und beide Hände über die Augen gelegt, wie um die Nacht noch zu verlängern.

Ich ging entschlossen auf ihn zu; als er meine Schritte im Staub des Bodens wahrnahm, sprang er sofort auf die Füße.

Es war ein sehr junger Mann mit unregelmäßigem Bartwuchs. Er war in eine kurze Tunika gekleidet, die er über ein Paar schmutziger Hosen gestreift hatte.

»Nein, er kommt noch...« antwortete er etwas verlegen auf meine erste Frage.

»Ich wohne drei Tagesreisen von hier, mein Dorf liegt zu weit in den Bergen, und ich warte deshalb hier...«

Der junge Mann schien mir erschöpft und von einer großen Erregung befallen zu sein. Ich bot ihm ein wenig Wasser aus meiner Reiseflasche an, aus der er begierig seinen Durst stilte.

»Was spricht dieser Mann, daß du so sehr auf ihn wartest?« fragte ich ihn schließlich.

»Er spricht von einem, der sich Kristos nennt«, sprudelte er hervor. »Er sagt, daß er Gott auf Erden ist, daß er Ihm begegnet ist, und daß er seinetwegen bis hierher gekommen ist... Es muß wahr sein,« fügte er laut hinzu, »er hat solche Kraft in seinen Augen und in seinen Worten! Ich bin nie zuvor einem solchen Menschen begegnet. Er hat so viele schöne Dinge gesagt, und ich glaube, ich werde ihm überallhin folgen!«

Es lag soviel Bewegung und Leid in jedem seiner Sätze, daß ich nicht anders konnte, als ihn an mich zu drücken, wie es bei unserem Volk Sitte war. Er war wie ein verwundetes Tier, und seine Seele lag wie ein offenes Buch vor mir. Während er sich löste und in seinen Worten vom Meister zu sprechen begann, sahen wir einige Leute in einem von einem zottigen Pferd gezogenen Wagen ankommen. Sie winkten zu uns her und begannen Anstalten zu treffen, unter einem der Bäume ein Lager aufzuschlagen.

»Aber von woher kommst du?« fragte mein Begleiter.

»Vielleicht aus der selben Gegend wie er...« konnte ich mich nicht zurückhalten.

Während ich die Überraschung genoß, die ich ausgelöst hatte, ließ mich das Geräusch von Pferden, die sich im Trott näherten, den Kopf wenden.

»Da ist er!« rief der junge Mann, indem er die Hand aussteckte.

Im nächsten Augenblick machten drei Reiter einige Schritte vor uns halt und banden ihre Reittiere an der Mauer der Kelter fest. Der Mann, der der Anführer zu sein schien, mußte im sechsten Lebensjahrzehnt stehen. Das von einem stark grauen Bart umrahmte Gesicht, die erkahlte Stirn und das lange braunrote Gewand machten ihn zweifellos zu einer respektheischenden Erscheinung.

Er blieb eine Weile bei den Pferden stehen und wandte sich schließlich mit prüfendem Blick zu mir. Ohne zu überlegen und von einer inneren Freude ergriffen, ging ich einige Schritte auf ihn zu, um seine Züge besser erkennen zu können. Ich bemerkte, wie er seinerseits den Blick lange auf meinem Gewand und dann auf meiner Hand ruhen ließ, die ich wie im Reflex zu meinem Herzen geführt hatte.

Je näher ich kam, desto mehr schien es mir, dieses Gesicht zu kennen, das sich in mich zu bohren schien. Je mehr die Bilder früherer Zeiten vor mir auftauchten, desto mehr glätteten sich die Falten seiner Stirn, und desto mehr umrahmte sich sein Gesicht mit schwarzen, sorgfältig gelegten Locken.

War es möglich, daß er es war? Ich blieb stehen, und er deutete eine Geste in meiner Richtung an.

»Saulus...?« sagte ich mit kaum vernehmbarer Stimme. »Bist du es, Saulus[1]?«

---

[1] Saulus von Tarsos (siehe S. 198). Zwar ist seine Ankunft in Gallien historisch nicht belegt, doch gibt es Traditionen, nach denen er nach römischer Kerkerhaft mit unbekanntem Ziel aus Rom floh.

»Woher weißt du das?« antwortete er, indem er die Brauen zusammenzog. »Wer bist du? Dein Gewand und dein Haar sagen mir schon einiges ...«

»Simon, Sohn des Joshe ... Doch kannst du mich nicht kennen. Wir waren in den letzten Tagen in den Straßen von Jerusalem so viele an der Seite des Meisters.«

Sein Gesicht hellte sich auf, und sein Ton wurde milder:

»Sei gegrüßt«, sagte er einfach und lächelte.

Ich fühlte, wie irgend etwas Undefinierbares uns trennte und hinderte, uns herzlich zu umarmen. Ich konnte die richtigen Worte nicht finden, und es schien ihm nicht anders zu ergehen, so daß wir beide zu lachen begannen, doch war es ein Lachen aus Verlegenheit. Vielleicht war es die Furcht, sich erklären zu müssen, oder an so viele Dinge zu rühren, die man mit unterschiedlichen Augen sah ...

»Miriam ...«, sagte ich zu ihm, wobei ich an meine Schwester von Magdala dachte, von der ich vor kurzem Abschied genommen hatte, doch hielt ich plötzlich an mich ... »Miriam war der Name meiner Frau ... Wir kamen zusammen mit einigen anderen hierher, wie es der Meister uns auftrug. Jetzt, da sein Körper nicht mehr ist, ziehe ich wie du über die Straßen ...«

»Ah,« sagte Saulus, »die Brüder in Weiß ... Ich hatte den Eindruck, daß einige von euch an diese Küste gelangt waren!«

»Dieser Name ist nur noch Erinnerung, Saulus ... Bei jedem von uns haben sich seit jener Zeit so viele innere Augen geöffnet. Wir waren so wenige, und nun sind wir so viele, die den Fuß auf denselben Weg setzen. Aber nun, man sagt mir, daß die Leute hierher kommen, um dich von Kristos sprechen zu hören, und mit demselben Anliegen durchwandere ich nun schon seit Jahren dieses Land!«

Mittlerweile hatte sich eine kleine Gruppe von Männern und Frauen um uns versammelt. Saulus schien dies sehr unangenehm zu sein, und indem er die Menge um Ruhe bat, die rasch größer wurde, zog er mich beiseite zu einigen Baumstämmen und Ginsterbüschen.

Als wir allein waren, konnte ich nicht umhin, ihm meine Verwunderung darüber auszudrücken, ihn hier zu finden. Zunächst schien er auf die Frage nicht eingehen zu wollen, die sich hinter meiner Bemerkung verbarg. Dann aber schien plötzlich eine Kraft in ihm aufzusteigen, und sein Blick änderte sich wiederum.

»Ich habe nichts zu bereuen«, sagte er. »Ich weiß nicht, was man dir von mir erzählt hat, doch spielt es auch keine Rolle. Ich glaubte, aus meinem Leben das Gewesene ausradieren zu können, doch sehe ich, daß es immer Gesichter wie das deinige geben wird, die mich daran erinnern.«

»Ich bin nicht gekommen, um zu richten, Saulus; ich bin nur zu dem Menschen aufgebrochen, der das ganze Volk hier mit dem bloßen Namen des Kristos in Aufruhr versetzt! Ich bin glücklich, daß du es bist, den ich doch kaum kenne, ich bin glücklich zu wissen, daß dasselbe Licht in unserer Brust dieselben Worte aufsteigen läßt.«

»Bist du eigentlich sicher, daß es dieselben Worte sind?« erwiederte er mir in einem Ton, der irgendwie herausfordernd klang.

»Wenn es nicht dieselben Worte sind, so ist es doch dieselbe Kraft...«

»Ich weiß nicht, in welcher Richtung deine Gedanken gehen; ich weiß nur, daß die Macht Jeshuas in diesem Land und überall dort, wohin ich gehen werde, wie auf einem Fels Fuß fassen wird. Ich werde seine Kirche bauen, was immer es mich kosten mag, und was immer es diejenigen kosten mag, die keine Ohren haben, um zu hören. Ich habe Leute gekannt, die sein Herz und seine Kraft an einem nebulösen Ort zwischen dem Himmel und der Erde ansiedelten; ich jedenfalls habe mich für die Erde entschieden. Die Rasse, der wir alle angehören, hat lange genug gewartet...«

Einigermaßen verwirrt unterbrach ich ihn:

»Aber welche Kirche willst du bauen? Willst du allen diesen Menschen Gesetze geben?«

»Wenn es sein muß, werde ich ihnen dasjenige geben, wonach sie verlangen. Ein Ideal, dem sie sich unterordnen können, Wälle, hinter denen sie Zuflucht finden können.«

Der bloße Gedanke der Unterordnung ließ mich aufspringen, und zugleich hatte ich die Gewißheit, daß ich keine Worte würde finden können, die gänzlich verstanden werden würden. Dennoch wagte ich einen Einwand:

»Glaubst du, mein Bruder, daß die Furcht des Ewigen und die Wälle, von denen du sprichst, alle Menschen in die Mitte ihres eigenen Herzens führen können?

Dadurch entsteht doch nur wieder ein Kult!«

»Dadurch wird ein Kult entstehen, und es ist der Kult des Kristos, durch den jene erlöst werden. Was willst du sie denn lehren? Daß Kristos in ihnen wohnt? Überschätze nicht ihr Begriffsvermögen... Furcht und Ehrfurcht ist es vor allen Dingen, was sie brauchen. Wenn ich selbst heute stark bin, dann deshalb, weil meine Seele sich aufgelehnt hat und sie eine Macht fürchten gelernt hat, der sie nicht gewachsen ist.

Nein, Simon, ich glaube nicht, daß man zu den Menschen anders sprechen kann. Die Liebe, die ich vom Kristos empfangen habe, ist wie ein Donnerschlag, der die starrsten Nacken beugen wird.

Vor kurzem noch war ich in Rom, wo man mich jahrelang in Kerkern schmachten ließ. Daß ich ihm entronnen bin, verdanke ich dieser Liebe und auch meinem Willen. Ich habe mir geschworen, auch die Peitsche zu gebrauchen, wenn es sein muß, um die Menschheit aus ihrem Sumpf zu holen...«

Ich blickte Saulus unbeweglich an, und das Feuer, daß in seinen Augen war, weckte in mir die Erinnerung an den Täufer, der am Ufer seines Flusses die Phantasie der Massen beflügelte. Sie schienen aus demselben Holz geschnitzt zu sein. Dem Ersteren war es gelungen, sich im Anblick der Sonne zu bescheiden; bei Saulus wußte ich an diesem seltsamen Vormittag unter den Ginsterstauden nicht recht, für wen er eigentlich das Wort ergriff. Bei jedem seiner Sätze hatte ich das Gefühl, daß er mir auf Gedeih und Verderb *seine* Auffassung des Kristos aufdrängen wollte. Er hatte gefunden, er hatte gewählt, und alle anderen sollten ihm folgen.

»Saulus,« sagte ich schließlich zu ihm, »der Kristos, den ich kenne, das ist auch der erste Strahl der Sonne, der mir an jedem Morgen die Augen öffnet. Ich weiß, daß dieser Strahl nicht unbedingt für alle denselben Duft oder die selbe Wärme hat. Es ist nicht meine Entdeckung, sondern diejenige eines jeden Einzelnen; dadurch wird es zu demjenigen, was es ist, nämlich etwas Unersetzliches. Aus diesem Grund kann ich meine Auffassung, die Farbe, in der er sich mir manifestiert, nicht anderen aufdrängen. Ich kann nicht für denjenigen denken, dessen Aufgabe es ist, selbst denken zu lernen. Der Meister, den ich gekannt habe, hat uns nicht die Samenkörner einer Religion anvertraut. Die Religion war immer das Werk der Menschen, eine Frucht seines Verdichtungswillens.

Vielleicht hast du recht, vielleicht sind wir noch nicht schwer genug, vielleicht haben sich unsere Seelen und unsere Körper noch nicht genügend an der Macht und ihren Festungswällen abgenutzt. Ich jedenfalls habe immer festgestellt, daß Wälle, diese oder andere, den Horizont verdecken.«

Die Kiefer Saulus' begannen zu mahlen, während seine Lippen sich kaum öffeten:

»Lasse mich meine Aufgabe tun, mein Bruder«, preßte er aus kaum geöffneten Lippen hervor. »Ich habe zu viel daran gelitten, zu einer Zeit nichts verstanden zu haben, zu der ich viel mehr hätte verstehen können! Ich werde den Menschen ein Bild des

Jeshua geben, daß sie nicht vergessen werden, und auf das sie alle ihre Hoffnungen setzen werden!«

»Aber ihre Hoffnung bist jetzt du ... Verfälsche nichts, Saulus!«

Saulus blickte mich in seiner rotbraunen Tunika mit einem rätselhaften Lächeln an, drückte mir mit einer Hand kräftig den Arm und ging schließlich mit entschlossenen Schritten zu der Menge hinüber, die unter den Bäumen auf ihn wartete.

Ich blieb wie erstarrt zurück. Einerseits von seinem kraftvollen Willen beeindruckt, andererseits über seine wilde Entschlossenheit erschrocken, empfand ich das Bedürfnis, allein einige Schritte unter den Bäumen und Sträuchern zu wandern. Als nach einiger Zeit die Natur wieder ihre heitere Gelassenheit in mein Herz gesenkt hatte, entschloß ich mich, mich zu der Menge zu begeben, die stumm zu Saulus' Füßen saß.

Dieser hatte sich auf einen großen Steinblock gestellt und sprach in einer Art zu der Menge, wie ich es selten bei einem Menschen erlebt hatte. Jedes seiner Worte schien die Gewalt eines Wirbelsturms zu haben. Sie hatten Gewicht, daran gab es keinen Zweifel. Es waren Worte der Liebe, einer Liebe, in denen sich einmal unglaublich Göttliches, einmal erschreckend Menschliches aussprach.

Sprach Saulus für Saulus, sprach er für Kristos, oder erbaute Saulus einen anderen Kristos?

Indem ich näher zu ihm hinging, um ihn besser hören zu können, überfielen mich viele Fragen, auf die nichts in mir eine endgültige Antwort geben konnte.

... »Erwacht!« rief er mit unerhörter Glut den Männern und Frauen in vornehmen Gewändern und jenen in Lumpen zu, die die Augen nicht von ihm wandten. »Werdet wiedergeboren in eurer Seele, die bisher nur geträumt hat!

Jetzt, da ihr die große Neuigkeit von seiner Ankunft wißt, erkennt euch wie ich als Erben des Jeshua, des Kristos. Ich, der ich seinen blendenden Glanz gesehen habe, ich sage euch, daß nur er euch den Weg zur Ewigkeit bereiten kann.

Nach mir werden andere kommen, dann wieder andere bis zum Ende der Zeiten. Wie ich werden sie euch sagen: ›Glaubt‹ und ›Selig sind diejenigen, die schon die Pforte ihres Herzens geöffnet haben, ohne gesehen zu haben, denn ihnen ist ein Platz im Himmelreich bereitet!‹«

Saulus sprach noch lange so fort, wobei er vor jede andere Tugend einen starren Glauben setzte, der in seinem reinigenden Feuer alles verzehrte.

Er war von Spiralen weißen Lichts und purpurnen Flammen umgeben, die er aus dem Azurblau zu schöpfen und in großen, wohlgesetzten Gesten über die Menge zu verteilen schien. Ein einziges Mal richtete er den Blick auf mich. Es war ein kurzer Blick, doch von solcher Intensität... Und auch dieser Blick schien mir sagen zu wollen: »Lasse mich meine Aufgabe tun, mein Bruder!«

Die Sonne stand fast im Zenit, als ich die Kelter verließ, an der sich immer noch eine große Menschenmenge drängte. Saulus war von seinem Stein herabgestiegen; er nahm Männer und Frauen beiseite und gab ihnen einzelne Erläuterungen, wie er es gut für sie hielt... So entstand der Keim eines neuen Dogmas, das Kind einer ungestümen Liebe und eines verzehrenden Willens. Notwendigkeit eines unergründlichen Schicksalwaltens oder Umweg in der Geschichte der Seelen – nur die Brüder des Schicksals können eines Tages den Schlüssel hierzu liefern...

# X. Die Übergabe

Die Begegnung mit Saulus ließ mich meine Anstrengungen verdoppeln. Monat um Monat wanderte ich von einem Ort zum anderen. Mein einziges Bestreben war es, im Namen des Meisters zu heilen und die Parteikämpfe zu schlichten, wo sie die Menschen entzweiten.

Oft versuchte man mit herausfordernder Miene, von mir immer klarere Antworten auf Fragen zu erhalten, die für mich keine Fragen waren. Wer war der Mächtigere, wer der Stärkere? Esus, Lug, Cernunnos, der Kristos des Saulus oder Derjenige, von dem ich sprach?

Man verlangte unaufhörlich Beweise von mir, und jeden Tag mußte ich in stiller Zurückgezogenheit die Ewige Kraft um ein wenig mehr Licht für meine ausgestreckten Hände bitten.

In allen Hütten, in denen man mich aufnahm, auf allen Plätzen, auf denen die Menschen spontan zusammenkamen, mußte ich denjenigen, die bereit waren zu hören, unablässig sagen, daß sich die Beweise von selbst einstellen, wenn die Liebe ihre Hälfte des Weges gegangen ist.

»Sie allein läßt die Seele sich bewegen und sich öffnen«, fügte ich stets hinzu. »Die Beweise, die ihr verlangt, sind auch keine Belohnung. Kristos belohnt und bestraft nicht! Ihr irrt vom Weg ab, wenn ihr anders denkt. Die wirklichen Beweise gebt ihr euch selbst, ihr gewährt sie euch als Zugabe, wenn euer Lebenswille und alles Licht eures Herzens von eurem inneren Wesen Besitz ergriffen haben! Sie sind die natürliche Folge einer Reinigung eures Bewußtseins, das nicht mehr urteilt, einteilt und trennt, sondern vereinigt.«

Indem ich so alleine unter den Völkern der heißen und feuchten Gegend[1] wanderte, von der ich jeden Tag mehr entdeckte, begriff ich, daß nichts in mir mehr kämpfte. Ich predigte nicht »meinen Kristos«, nicht denjenigen von Miriam, von Joseph oder auch denjenigen der Brüder von Heliopolis. Er sprach von selbst in dem tiefen Frieden, der mich erfüllte. Mochten die Anführer der kleinen Stämme, die mich oft von ihren Reittieren

[1] Das Gebiet zwischen dem heutigen Carcassonne und Sète, das früher sehr waldreich war.

herab abschätzig musterten, ihm in der geheimen Hoffnung auf eine Reaktion einen triumphierenden Lug entgegenhalten – solche Provokationen konnten mich nicht mehr erreichen.

»Ich achte eure Götter und ihre Priester«, wiederholte ich immer wieder. »Jeshua, der Kristos, von dem ich zu euch sprechen möchte, wurde nicht geboren, um sie zu vernichten, sondern sie zu einer einzigen und einheitlichen Kraft zu vereinigen, zu einem unermeßlichen Licht, daß er in eurer Brust jetzt, hier, oder dann offenbaren kann, sobald ihr das dringende Bedürfnis empfindet.

Glaubt ihr, daß meine Brüder und ich unser Leben auf den Straßen zugebracht haben, um euch einen neuen Gott aufzudrängen?

Ihr habt schon so viele Götter, meine Freunde, daß mancher von euch ihre vielen Gesichter nicht mehr zählen kann.

Ich leugne nicht euren Herrn des Blitzes und nicht denjenigen des Wassers, doch bitte ich euch, euch ein wenig mehr an jenen Großen Willen zu lieben zu erinnern, der ihnen auf dieser Erde Antlitz und Arm verleiht. Ich bitte euch, ihn anzuerkennen und zu dem eurigen zu machen. Wenn meine Brüder und ich eure Wunden und die Leiden eurer Seelen heilen können, dann haben nicht wir dies bewirkt, sondern jener Wille. Fragt mich nicht: ›Wo ist er denn, damit ich ihn suchen kann?‹ Er ist um euch und in euch. Nichts anderes erwartet mein Bruder der Kristos von euch, als daß ihr dies versteht.«

Bald war ich auf den staubigen Straßen unter der glühenden Sonne in Wirklichkeit nicht mehr allein, denn es war im Laufe der Zeit, fast ohne daß ich es merkte, eine neue Seelengemeinschaft aus Dorfvorstehern, Händlern oder einfachen Bauern entstanden, die alle bereit waren, die Tür ihres Herzens zu öffnen und die Waffen zu strecken, die das menschliche Bewußtsein sich für den Kampf gegen seine Ängste schmiedet.

Indes wurden unsere Zusammenkünfte in den kleinen Häfen oder an den Hängen der Berge doch so häufig, daß die römischen Machthaber, die sich schon von den nazaräischen Brüdern wie auch von Saulus herausgefordert fühlten, allmählich eine rigorosere Haltung einnahmen.

Eines Abends, als ich bei einem jener Stammesführer, die in der ganzen Provinz Macht ausübten, Herberge gefunden hatte, entdeckte ich in einem Spiegel aus poliertem Metall, der auf einer Holztruhe lag, mein Gesicht. Es war lange Jahre her, daß ich alleine vor einem solchen Gegenstand gestanden hatte, und was ich entdeckte, erschreckte mich zutiefst. Das Gesicht, das mir der Spiegel zeigte, war mir fremd geworden. War dies nun

Simon? Dieses etwas zu sehr zerfurchte Gesicht mit den grauen Bartsträhnen? Ich versuchte die Jahre zu zählen, seit unsere Schiffe an dieser Küste angelangt waren; wie viele mochten es gewesen sein? Ich wußte es nicht mehr... Zwölf, fünfzehn? Fünf, seit Miriam zu anderen Ländern aufgebrochen war... Vielleicht auch mehr; es spielte kaum eine Rolle, doch wußte ich tief in meinem Inneren, daß es für mich etwas zu bedeuten hatte, wenn jemand diesen Spiegel achtlos hierher gelegt hatte. Vielleicht sollte ich begreifen, daß ein Körper sich manchmal schneller verbraucht als eine Seele, vielleicht sollte ich mich darauf vorbereiten, meine Fackel zu übergeben...

All die verborgenen Lehren, die man den kleinen Mönchen des Karmel anvertraut, die verschleierten Worte, die uns der Meister den Menschen mitzuteilen aufgetragen hatte – sollten diejenigen, denen sie übergeben waren, sie eines Tages mit ins Grab nehmen? Freilich, all dies war doch nicht das Wesentliche. Der wirkliche Schatz lag woanders... An einem so anderen Ort und doch so leicht zugänglich, daß ihn nur wenige sahen!

Auch wenn ein Buch dazu gemacht ist, aufgeschlagen und gelesen zu werden, hat auch dasjenige, das geschlossen bleibt und in dem manche Menschen nur ein wenig blättern, seine Daseinsberechtigung. Es kommt nicht darauf an, daß dieses Buch größer als die anderen oder daß diejenigen, die es entdecken, besser wären; es ist aber schwer von Gewicht, und es ist mehr für Arbeiter bestimmt, die in bestimmten Minen schürfen...

Ich nahm nicht an, daß ich einem einzelnen Menschen begegnen würde, in dessen Hände ich alles übergeben würde. Eine unerklärliche Gewißheit ließ mich vielmehr an eine Gruppe von Menschen denken, die dieselben Gaben und denselben Glauben in sich trugen. Freilich konnte ich mir auch nicht vorstellen, eine solche Gruppe zu suchen. Wenn es sie geben sollte, dann mußte sie schon vorhanden sein, mußte sie sich irgendwo durch unsichtbare Bänder manifestiert haben. Es genügte also, wenn sie selbst ihr Gewebe spann und ich einfach die Augen offen hielt.

Joseph hatte oft von einem Traum gesprochen, daß sich ein Palast im Herzen eines jeden Menschen und zugleich im Herzen vieler vereinigter Menschen erbauen würde. Er beschrieb ihn uns als den höheren Aufenthaltsort derjenigen, die noch in das Gewand des Fleisches gekleidet waren, das Ideal ihres Lebens aber jenseits ihrer eigenen Persönlichkeit angesiedelt hatten. Er beschrieb es uns keineswegs als das Refugium einiger Leute, die einer gemeinsamen Sache verpflichtet waren, sondern im Gegenteil als ein Schloß ohne Mauern, das nichts und niemanden zurückwies, und in dem Menschen lebten, für die Dienen eine

Freude, nicht eine Qual war. Es war keine Fliehburg von Träumern, und er scheute sich nicht, sie gelegentlich auch mit einer riesigen Schmiede zu vergleichen. Freilich wurde der Zugang von einem Tal mit hundert Umwegen gehütet, das er das Tal der Torheit nannte.

Jeder Bewohner des Palastes, alle, die den Pfad ihres eigenen Herzens gefunden hatten, das heißt die Achse des Lebens, waren eine Zeitlang im Irrgarten dieses Tals vom Weg abgekommen. Sie sahen sich von den Sümpfen ihrer beschränkten Persönlichkeit eingeschlossen, sie kletterten auf die Bäume ihres Hochmuts, um irgendwo den Ausgang zu sehen ... um schließlich ihre Eitelkeit zu erkennen.

»Wie stellt ihr euch nun diesen Palast vor?» schloß Joseph. »Er ist das unveränderliche Reich der bewußten Liebe. Jeder von uns hat es in sich, und Gruppen von Menschen müssen es untereinander schaffen, damit sich das Reich des Kristos allmählich unter uns inkarnieren kann. Wir irren noch von unserem Weg ab und wandeln auf den Pfaden der Torheit. Verfluchen wir sie nicht, verfluchen wir nicht unsere Verirrungen und unsere Leiden, denn durch sie wird sich das Großartige erfüllen. Ich sage, *wird sich erfüllen,* und seht ihr, wie uns Worte Fallen stellen können, denn so wie ich euch bitte, nicht auf die vergangenen Jahre zu blicken, so sollt ihr euch auch hüten, die Zukunft mit Hoffnungen zu befrachten.

Die Zukunft ist ein Schlupfloch, eine Frist, die man sich gönnt. Aber nur in der unmittelbaren Gegenwart kann man das Hindernis wirklich überschreiten.«

Während ich mir diese Worte in Erinnerung rief, holte ich die Pergamente aus dem leinenen Tuch, in dem sie seit Jahren zuunterst in meinem Beutel lagen. Ich betrachtete sie lange, und ich fand, daß sie schön waren. Wenn sie eines Tages ihre Aufgabe erfüllen sollten, dessen war ich mir jetzt sicher, würde eine Gruppe von Menschen auf der Suche nach ihnen zu mir kommen und die Worte aussprechen, die es mich würden erkennen lassen.

Freilich ließ mich nichts ahnen, daß ich die Stunde der Übergabe ohne jedes Hochgefühl und an einem Ort erleben würde, an dem das Blut in Strömen floß.

Die Stammesführer von Kal, die mir Obdach gewährten, traten zu jener Zeit immer häufiger über meine Schwelle und berichteten mir immer häufiger von neuen Unruhen. Die Menschen begannen anders zu denken, und Rom wurde nervös.

»Bleibe lieber hier,« sagte mir eines Tages einer von ihnen, der mir zu Pferd nachgeeilt war, als ich die hölzerne Umfriedung seines Dorfs verlassen wollte. »Die Römer machen Jagd auf Männer wie dich; ich weiß, daß sie von ihrem Kaiser entsprechende Befehle erhalten haben. Es heißt, daß derjenige, den du Saulus nennst, vor etwas mehr als einem Mond von Soldaten verhaftet wurde. Ich war gestern in der Stadt, um einige Felle zu tauschen, und ich habe erlebt, wie der bloße Name des Jeshua die Römer reizt. Die Worte, die die Leute deiner Rasse verbreiten, erschüttern die Grundfesten unserer Welt... oder derjenigen, die man um uns errichtet hat, und ich bin froh darüber; es weht ein Wind der Freiheit, den weder die anderen noch ich ungenutzt lassen wollen. Ich möchte lieben, wie ihr es uns lehrt. Bleibe also heute hier, denn dein Leben ist uns teuer.«

So lebte ich etwa eine Woche beinahe wie ein Gefangener hinter den wuchtigen Palisaden eines kleinen Dorfs in einem abgelegenen Tal zwischen grauen Felsen und Reben.

Meine Gastgeber sprachen Gebete, die mehr Befehlen ähnelten, und wenn ich sie immer wieder mit dem Beil in der Faust wiederkehren sah, konnte ich kaum meinen Unmut unterdrükken.

»Ist dies alles, was ihr von unserer Ankunft bei euch begriffen habt?« rief ich aus, indem ich auf einen Wagen sprang. »Wo seht ihr Kristos mit all diesen Mordwerkzeugen in euren Händen? Unsere Welt dürstet nach Liebe und Handeln, und ihr ertränkt sie in Rohheit. Ihr seid nur die verzerrte Maske desjenigen, was ich erhoffte, als ich hierherkam!«

Mein Wutausbruch machte sie sprachlos. Niemand wagte den geringsten Widerspruch und niemand hielt dem Blick stand, der durchaus nicht mehr der meinige war, als ich sie einen nach dem anderen musterte.

»Seht euch an in euren Tierfellen,« fügte ich etwas sanfter hinzu. »Fürchtet ihr nicht, daß sie euch am Fleisch klebenbleiben könnten? Es ist noch nicht lange her, daß einige von euch zu mir sagten: ›Wir wollen lieben, wie du es uns lehrst.‹ Wenn ich zu euch niemals vom Schwert oder vom Beil gesprochen habe, dann deshalb, um eure Persönlichkeit mitten durchzuschneiden; es gibt keinen anderen Kampf zu führen als diesen, wenn ihr wirklich kämpfen wollt!«

Am frühen Morgen des nächsten Tages wurde ich durch das Wiehern von Pferden und gedämpfte Stimmen aus dem Schlaf gerissen. Ich befürchtete neue schlimme Nachrichten und stürzte nach draußen.

Am Horizont schien das graue Band des Meeres noch zu schlafen. Man konnte in den Gassen des Dorfs noch kaum etwas sehen. Ich stolperte durch die Spurrinnen, in denen schon die ersten Enten watschelten, und kam schließlich an den kleinen Platz, von dem die Geräusche herkamen. Dort standen drei Pferde und ihre Reiter, die sich heftig gestikulierend und immer lauter unterhielten. Ich beschleunigte den Schritt.

»Die römische Armee hat die Vorsteher eines Fischerdorfs dort unten verhört,« erklärte einer der Männer, als er mich herannahen sah. »Es kam schließlich zu Zusammenstößen, und die Soldaten halten jetzt das ganze Dorf besetzt. Ich habe es dir gesagt, wir können die Dinge nicht mehr aufhalten... Wir können nicht länger untätig bleiben!«

»Niemals dürft ihr Gewalt mit Gewalt vergelten,« gab ich zur Antwort, »niemals! Zu viele Flammen schlagen aus euren Körpern heraus, die die Glut im Herzen derjenigen schüren werden, die ihr immer noch als eure Feinde betrachtet... Führt mich hinunter!«

»Aber was sollen wir tun, was wird aus uns, wenn sie dich ergreifen? Wir werden niemanden mehr haben, der uns an das Wort des Jeshua erinnert!«

»Und was glaubt ihr, was jetzt aus euch wird?«

Mit diesen Worten ging ich zu einem der Pferde, um es zu besteigen. Im Halbdunkel bemerkte ich nicht sofort, daß der Mann, der die Zügel hielt, mich seltsam anblickte. Es schien mir nur, daß er etwas anders war als die anderen. An seiner langen weißen Tunika, die weit über die Hosen herabreichte, die an den Waden mit Lederbändern verschnürt waren, hing keine Waffe. Ich faßte das Tier an der Mähne, als ich plötzlich bemerkte, daß der Mann seine Rechte auf sein Herz legte.

»Simon...?« hörte ich ihn sagen.

Ich hielt inne und versuchte, den Blick und die Züge desjenigen schärfer wahrzunehmen, der immer noch die Zügel des Pferdes hielt.

»Simon...!« hörte ich ihn ein zweites Mal sagen, während er einen Schritt auf mich zutrat. »Ich bin es, Simon!«

Der Mann hatte lange blonde Haare und einen dichten Bart. Im Bruchteil einer Sekunde zogen Hunderte, vielleicht Tausende von Gesichtern vor meinen Augen vorbei. Dann kam wie fragend ein Name aus meiner Brust:

»Belsat?«

Statt einer Antwort warf sich der Mann in meine Arme und hielt mich lange fest.

»Ich bin es,« sagte er schließlich, als er die Umarmung löste. »Du siehst, Er hat es zugelassen, daß wir uns wiederfinden. Hildrec ist noch im Dorf, wo dies sich alles gestern abend zugetragen hat. Du mußt mitkommen...«

Ich erinnere mich, daß mich eine tiefe Bewegung erfüllte. Ich glaube, daß ich mit nichts anderem als einem Lächeln antwortete, denn ich konnte keinen Ton herausbringen.

Belsat und Hildrec... warum waren von den unzähligen Namen, die sich mir im Laufe all dieser Jahre eingeprägt hatten, gerade diese beiden unversehrt und so frisch wie am ersten Tag geblieben? Es ist das Mysterium der Seelen, die sich immer wieder begegnen, das wunderbare Geheimnis der Lichtfinger, die das große Geflecht auf dieser Welt gewebt haben...

Wir hatten einander keine Fragen zu stellen. Diesmal gab es niemanden, der mich gehindert hätte, das Dorf zu verlassen.

So trabten an diesem Morgen vier Pferde durch die Kiefernwälder hinunter zum Sand der Küste. Ich hatte nur den einen Gedanken, mich von jeglicher Leidenschaft zu befreien. Der Blick Belsats, den ich während des Ritts in meinem Nacken verspürte, war für mich ein Zeichen. Er wollte sagen, daß alles weiterging, daß, ohne daß ich oder all die anderen es wußten, die sich in diesem Land verstreut hatten, Menschen bereit waren und den Ruf der Adern der Erde vernommen hatten, um dort zu sein, wo sie gebraucht wurden.

Als der Wald abrupt in graublättriges Dorngestrüpp überging, bemerkten wir einen gewaltigen weißen Rauch, der hoch zum Himmel aufstieg und den der Wind bis zu uns hertrug.

»Sieh dort unten,« rief Belsat aus, »sie haben das halbe Dorf niedergebrannt!«

Ich konnte nichts antworten, doch stiegen bekannte Bilder in mir auf. Ob es auf den Straßen Galiläas oder in irgendeiner Gegend des Landes Kal war – Unverständnis zeigt schließlich immer dasselbe Antlitz, dasjenige der Gewalt.

Und doch gab es nirgendwo eine Festung, die man verteidigen, oder eine Partei, für die man eintreten mußte. Derjenige, der sein Stückchen Himmel und sein Fleckchen Erde abgrenzt, blockiert sein Leben und schnürt sich vom Leben überhaupt ab... Ich war entschlossen, dies diesen Menschen zu sagen, die den Kristos hören wollten, aber auch den Römern selbst.

Bald hüllten uns die dichten Rauchwolken ein, die wir wahrgenommen hatten. Wir stiegen unter einigen großen Bäumen ab und gingen zu Fuß zu den Überresten des Dorfes. Von der Umfriedung waren nur noch einige Lehmwände und verkohlte Pfähle übriggeblieben. Die römischen Gruppen hatten den Ort offenbar ohne jedes Leben zurückgelassen. Ich war allerdings erstaunt, keine Spuren eines Kampfes, keine Leichen zu sehen.

Belsat eilte uns nun voraus auf eine Stelle zu, die er offenbar kannte. Die Reisigdächer, aus denen da und dort noch Flammen schlugen, verbreiteten einen stechenden Geruch, der uns kaum vorankommen ließ. Während wir um Atem rangen, tauchte schließlich vor uns eine Steinmauer auf, die weitgehend unversehrt geblieben war und die wohl eine zweite Einfriedung des Dorfs gebildet hatte. Hierhin mußte Belsat wohl geeilt sein. Die schwere Zugangstür war noch unversehrt und stand halb offen. Sogleich erschien unser Begleiter in der Türöffnung:

»Kommt,« sagte er mit verstörtem Blick.

Wir eilten in großen Schritten hinzu, und bald zeichnete sich hinter ihm inmitten des Rauchs eine weitere Gestalt ab. Es war eine Frau, die heftig hustend um Atem rang und ein Stück Tuch vor das Gesicht gepreßt hielt. Sie schien sehr erschöpft zu sein, und als ich sah, daß sie sich an Belsat schmiegte, begriff ich, daß es Hildrec war. Hildrec... Ich konnte sie so kaum wiedererkennen... Mit ihrem aufgelösten Haar und dem rußverschmierten Gesicht machte sie einen beinahe stumpfsinnigen Eindruck: »Komm herein...,« sagte sie voller Bewegung zu mir, indem sie mich an der Hand hereinzog.

Ein furchtbarer Anblick erwartete uns auf der anderen Seite der Mauer. Überall lagen Menschen auf dem Boden, blutend, die meisten bewegungslos. Es mochten etwa einhundert sein, die man auf die sandige Erde gebettet hatte, und wenig mehr als ein Dutzend Helfer beugten sich über sie, um einen Verband anzulegen oder ihnen einen Krug Wasser zu reichen.

»Es ist wegen der Römer...,« zürnte ein Alter, der heftig blutete und zu dem ich gestürzt war.

Es ist wegen der Römer... Wie oft habe ich deine Klage nicht schon gehört, Alter...? Es ging eigentlich nicht so sehr um dich mit deiner Kopfwunde und dem aus dir weichenden Leben, es ging um jenen Alten, dessen Fasern jeder von uns noch in seinem Innersten trägt.

»Nein, Alter«, hörte ich mich sagen, »es ist nicht wegen der Römer, es ist wegen unseres Hochmuts, wegen der Wurzel jenes unbegreiflichen Antriebs, immer recht haben zu wollen und immer unsere Ansicht durchzusetzen. Glaubst du, daß dir derjenige, für den du die Soldaten herausfordern zu müssen glaubtest, auch nur einen Augenblick zur Seite stand? Er steht denjenigen zur Seite, die ›Liebe‹ sagen, die ›Liebe‹ in die Erde einpflanzen, aber nicht mit ihr das Herz ihres Nächsten durchbohren.

Jeshua, der Kristos, ist der Sämann der Freiheit, doch die Freiheit, die wahre Freiheit erntet man nicht so, wie sich die Menschen dies immer vorgestellt haben.

Sage mir, Alter, ist jener wirklich so frei, der sich die Freiheit herausnimmt, zu herrschen oder zu töten? Sage mir nichts davon, daß du recht hast… Vielleicht hast du sogar ›gute Gründe‹ und dein ›gutes Recht‹, doch dasjenige, was wir dir auf dieser Erde sagen wollen, ist so viel größer, so viel wahrer als das ›gute Recht‹, das sich jeder zurechtlegt. Nein, meine Brüder und ich wollen nicht, daß du und die Deinigen bloß das Schema der alten Menschenreiche wiederholen. Diese lähmen die menschliche Rasse so sehr, daß es kein Weiterkommen gibt! Es ist jetzt an der Zeit, die Ketten zu sprengen. Auch wenn es noch Jahrhunderte und Jahrtausende dauern sollte, auch wenn die Sümpfe der Nicht-Liebe sich schier endlos um uns dehnen, gibt es doch hier und heute schon im Herzen eines jeden ein Land, in dem man eine andere Auffassung von der Freiheit hat, Alter! Seit ich an diesen Ufern angelangt bin, höre ich nichts anderes als dieses Wort. Aber weiß man hier und anderswo, was die Freiheit ist?

Der Meister, der begonnen hat, mich zu meinem eigenen Herzen zu führen, hat gesagt, daß sie nichts anderes ist als die Kraft zu lieben.

›Frei zu leben,‹ fügte er hinzu, ›heißt nicht, alle Zwänge abzuschütteln; es heißt vielmehr, jenseits der Zwänge zu leben, die das Leben unfehlbar für uns bereithält. Frei zu leben heißt, sich die Möglichkeit wieder zu erringen, die Hand gelassen zu dem Gegner auszustrecken, der uns, wie wir fälschlich glauben, den Weg versperrt. Freiheit… das ist der grenzenlose Raum in unserem Bewußtsein!‹«

Ich weiß nicht, wie oft mir diese Worte aus dem tiefsten Grund meines Herzens und meines Willens aufstiegen, wie oft ich sie nicht an diesem langen Tag aussprach, während ich den Wunden der Leiber und denjenigen der Seelen Linderung zu geben versuchte.

Hildrec, Belsat und die übrigen, die unversehrt geblieben waren, sandten unaufhörlich Blicke zu mir her, die mehr als tausend Worte sagten. Vor all dem unsäglichen Leid beschränkten wir uns darauf, uns mit den Augen zu verständigen, und wir entdeckten darin eine Kraft des Friedens, die ohne jeden Tadel war.

Wie, wenn dieses Grauen keinem anderen Zweck als diesem diente?

Heute, nach zweitausend Jahren, kann ich daran nicht mehr zweifeln, denn an diesem Tag, dessen Morgen mit solchem Grauen begann, entstand eine Seelengemeinschaft, die willens war, die Fackel so lange zu tragen, wie es vermochte…

Ich erinnere mich an die vielen, vielen Streitäxte und Messer, die einen Augenblick zum Himmel emporgereckt wurden, bevor sie in den Sümpfen am Meer verschwanden. Dies war das Versprechen einiger einst kriegerischer Stammesführer des Landes Kal, die schließlich die Stimme des Kristos entdeckten. Als dies geschah, brauchte ich keine großen Worte zu sprechen und keine Eide abzunehmen. Eide sind wie die Regeln unserer menschlichen Gesellschaften: Man erfindet sie, weil man kein Vertrauen hat und den anderen Menschen fürchtet. Sie sind für diejenigen, deren Wort wenig gilt und deren Wollen einen kurzen Atem hat.

In der Tiefe einer jener Nächte, in denen man sich manchmal im Angesicht seiner selbst am Gipfel eines Berges findet, schwanden meine letzten Zweifel ...

Ich erkannte nun, daß der Pfad, den ich eingeschlagen hatte, frei war. Ich mußte Belsat, dem einige andere zur Seite standen, die Schaffung einer Gemeinschaft von Seelen anvertrauen, die von Liebe zum Samen des Friedens erfüllt waren.

In dem kleinen Dorf Kur haben Belsat und Hildrec jene Pergamente niemals vergessen, die ihnen unter dem Schnee anvertraut wurden. Wenn das Leben sie jetzt dorthin in die Nähe der großen blauen Weite geführt hatte, die bis zu uns heranwogte, dann war dies zweifellos auch deshalb geschehen, damit sie jetzt diese Pergamentrollen empfingen. Es geschah am hellen Mittag unter einer grellen Sonne, ohne Feierlichkeit, und die Worte, die ausgetauscht wurden, werden für immer vom Gesang der Nachtigallen verschleiert bleiben. Was Belsat und Hildrec weiterhin mit diesem Pergamenten taten, weiß niemand, doch spricht das Gedächtnis der Zeiten von Menschen, die nach und nach aus dieser in weißes Licht getauchten Gegend hervorgingen und sich mit denjenigen aus dem Stamme Benjamin verbanden. Es spricht auch von Markus,[1] der die Verbindungen zur Vollendung führen wollte, damit Sonne und Mond einen gemeinsamen Schein gäben. Es spricht schließlich von einer Wurzel, die sich als Angelpunkt tief in den Felsen von Kal einsenkte, wo sie geduldig und in Gewißheit der Stunde harrt, in der die Menschen sie freilegen werden.

---

[1] Siehe Kapitel III von Buch II, »Die Geschichte Miriams«. Die Christianisierung des Südens Galliens durch Markus, der später unter dem Namen St. Trophimus bekannt wurde, führte zu einer Verbindung der von Belsat versammelten Stammesführer mit einigen anderen. Die Nachkommenschaft des Markus verband sich schließlich mit derjenigen von Benjamin, woraus die Dynastie der Merowinger entstand.

# XI. Es wird viele weitere Tropfen geben…

Die Tage und die Monate zogen nun an mir vorbei wie ein in rasendem Galopp dahineilendes Gespann. Es schien mir, daß der Mensch, der ich einst war, keine Ähnlichkeit mehr mit sich selber hatte, daß jetzt eine Kraft in ihm wohnte, die völlig anders war als diejenige, die seine Pfade ihn gelehrt hatten. Sie lag jenseits meines Willens und ließ Worte über meine Lippen kommen, die nicht von mir waren und die ich niemals hätte aussprechen können. Vor allem schien mir, daß ich ein »Etwas« sei, das in einem Körper wohnte. Es war mir freilich klar, daß ich seit meinen ersten zögernden Schritten auf dem Boden des Karmels immer in diesem Bewußtsein gelebt hatte, doch diesmal war doch alles anders… Ich lebte gar nicht mehr in meinem Fleisch; seine Äußerungen, seine Form schienen mir plötzlich so sehr beschränkt. Freilich floh das Leben nicht aus diesem Leib, der nun schon so viele Wege kannte. Ich erlebte ihn manchmal von außen, von einer köstlichen Energie gespeist, die ihre Kraft noch nicht erschöpft hatte.

Und doch hatte ich das Gefühl, daß ich ihn nicht mehr restlos beherrschte; ich wußte am Morgen nicht, wo ich am Abend mein Lager haben würde, und der Kuß des Regens war mir ebenso lieb wie die Liebkosung der Sonne. Mein Bewußtsein löste sich einfach von ihm ab, von Wogen der Liebe getragen, wenn ich den Körper des Meisters an meiner Seite wußte. Und ohne Zweifel war er da, auf allen Plätzen, auf den Landungsstegen, wo ich so häufig sprach… wo ich sprechen mußte. Längst war von mir die Furcht vor verständnislosen Blicken und den Ohren gewichen, die nur ihren eigenen Klang vernehmen können. Die Arme, die sich öffneten, oder die Schultern, die sich ironisch hoben – alles machte mich glücklich, weil alles von der eigenen Kraft zeugte.

»Das einzige, was die Welt zu fürchten hat,« sagte ich mir oft auf meinen einsamen Wegen zwischen zwei Orten, »ist die Gleichgültigkeit. In ihr kann das Leben sich nicht mehr äußern, in ihr wird der Kristos verhöhnt. Sie ist von jener Starre, die das Herz verwelken läßt. Manche hören, ohne zuzuhören, manche wollen nicht hören… Und doch nehmen alle Seelen in ihrer Weise Licht in sich auf… Begreife nun, Simon, daß du gar kein

Ziel mehr verfolgst. Du hast aufgehört zu wandern, denn das Ziel ist hier, wie es überhaupt niemals irgendwo anders als hier war. Wenn du es nicht sahst, dann deshalb, weil du es woanders vermutetest, auch wenn du das Gegenteil zu wissen vorgabst. Das Anderswo erscheint uns schöner und kraftvoller, aber nur deshalb, weil wir uns dort nicht ins Antlitz sehen müssen und uns die Begegnung mit uns selbst erspart bleibt. Weil aber dein Herz jetzt keine Vorbehalte mehr hat, weil du keine Scheu mehr hast, in all denjenigen, die deine Wege kreuzen, deine Brüder zu sehen, weil die Wahrheit nicht mehr »deine Wahrheit« ist, hast du deine Ketten gesprengt. Nun kannst du aufhören zu handeln, denn du *bist* das Handeln, du bist der Donnerschlag und jener Friede zugleich, den man mit Worten nur unzulänglich ausdrükken kann.«

Wenn die Gesichter, die Ufer und die Berge jener Zeit wieder in mein Bewußtsein treten, scheint es mir, daß ich dort wie auf einem Ozean wandelte, auf dem immer die Sonne schien.

Doch mögen sich diejenigen nicht täuschen, die heute dieselbe Kraft aufsteigen fühlen. In diesen Stunden großer Klarheit waren weder Simon noch einer seiner Brüder aus dem alten Essania und anderswoher Träumer. Sie hieben auch dann Holz, sammelten Steine und flickten Netze, damit die Versöhnung mit der Erde weiterginge. Sie suchten nach immer einfacheren Worten, die den Duft des Lehms und der täglichen Wärme der Sonne an sich trugen, denn niemand entschleiert den großen Tempel des Menschen mit Philosophie.

Wenn alle Brüder des Kristos, die im Lande Kal verstreut waren, längst die heiligen Texte ihrer Kindheit vergessen hatten, so ließ die Flamme, die sie in den Tiefen der Brust eines jeden Menschen entdeckten, sie in ihrem ganzen Gehalt wiederfinden... darin bestand ihr Leben... Und dies ist auch die Woge aus dem Urgrund der Zeiten des Menschen, die Woge des Urgrunds, die es wieder zu erregen gilt!

An einem Tag sengender Sonne, an dem ein buntes Volk auf dem Marktplatz eines kleinen Hafens nach dem Wort des Kristos verlangte, sah ich wieder einmal die schimmernden Helme einer römischen Kohorte erscheinen.

Die Soldaten marschierten schnell; ihr Blick war fest, und sie hatten das Schwert gezückt. Die Schreie der Menge werde ich nie vergessen, den Druck der Lanzenspitzen auf meinen Körper...

Im Nu verwandelte sich der Platz in ein Chaos umgestürzter Fischstände, durcheinandergeworfener Körbe und zertretener Früchte. Dann trat Schweigen ein, ein seltsam luftiges Schweigen. Schließlich schrie jemand einen Befehl, und man band mir die Hände hinter dem Rücken zusammen. Ich weiß, daß in mir weder die geringste Überraschung noch die leiseste Unruhe aufkam. Blitzartig wurde mir klar, daß ich in meinem Leben wie in einem offenen Buch lesen konnte, und daß dieser Platz, diese Soldaten, diese Wortfetzen, die an meine Ohren drangen, ohne daß ich sie verstanden hätte, in diesem Buch säuberlich verzeichnet waren.

Während ich nichts als mein Schweigen anzubieten hatte, sah ich zwei Männer, von denen einer einen purpurnen Mantel trug, die sich in einiger Entfernung von den Soldaten lebhaft gestikulierend besprachen. Der eine redete heftig auf den anderen ein, der mit einem Zipfel seiner Tunika seinen Helm polierte.

»Ja, ich bin es immer noch,« wandte ich mich in dem langen Schweigen meines Herzens an sie, während ich die tanzenden Flammen ihrer Körper betrachtete. »Ich bin es immer noch, auch wenn ich morgen oder in tausend Jahren ein anderes Gesicht haben werde. Jener Simon, den ihr ergriffen habt, ist recht unbedeutend... Er ist ein Tropfen Wasser im Meer, doch über diese Tropfen wird das Leben, das euch durchströmt, immer seinen Weg finden. Ihr könnt sie zum Verdunsten bringen, doch gibt es einen Lichtfinger, der sie immer den Boden netzen lassen wird, der dürstet, auch wenn er es nicht zugeben will. Ich danke euch, daß ihr mich so klar erkennen laßt, daß heute nicht und niemals meine Kraft *meine* Kraft und mein Leben *mein* Leben ist.«

Zwei Legionäre nahmen mich mit dem Wurfspieß in der Hand in die Mitte, und man führte mich hinter einem Pferd durch die sonnenhellen Gassen, die aus der Stadt hinausführten. Alles war stumm und wie ausgestorben, doch ich wußte, daß hinter den verschlossenen Türen und auf den flachen Dächern verborgene Gesichter, Blicke und Ohren waren, die sich eines Tages regen würden.

Die beiden Männer, die mich eskortierten, schienen nichts von mir zu wissen. Sie stellten mir in ihrer Sprache, die ich kaum verstand, einige belanglose Fragen. Wieder einmal wußte ich nicht, was ich und wie ich antworten sollte... Doch war ich es längst leid, mich immer und immer wieder zu rechtfertigen. Sie drängten mich schließlich, etwas schneller zu gehen, damit wir bald das Gewirr der Ziegel- und Lehmhäuser hinter uns ließen.

Als wir die mächtigen Holztore durchschritten, öffnete sich die Weite der hitzeglühenden Landschaft vor mir, in die eine gerade, gepflasterte Straße hineinführte, die von knorrigen Bäumen gesäumt war. Wohin würden wir gehen? Freilich, ich wußte es, denn es schien mir, daß ich diesen Augenblick schon immer vor Augen gehabt hätte, daß ich schon immer diese bloßen Füße gespürt hätte, die man auf dem Staub der Steine zur Eile antrieb, und daß ich schon immer dieses Summen der Insekten gehört hatte, das dem Menschen den Kopf zersprengen konnte.

So marschierten wir eine gute Weile. Die Soldaten wechselten ab und zu einige Scherzworte und fielen dann wieder in Schweigen.

Bald wich die Straße einem kleinen steinigen Weg, von dem aus man das Meer zwischen einigen Gruppen großer Kiefern sehen konnte. Das silberne Glitzern des Meeres ließ mich an Miriam denken, an Sarah und an all die anderen, deren Namen die Zeit verschlungen hatte und die noch immer in diesem Landstrich wanderten. Ich hätte gerne getrunken, gerne ein wenig gerastet, um meine Seele mit den Bildern dieses Bandes zu erfüllen, das uns für alle Zeiten verband...

Als vor uns ein etwas größerer Wald auftauchte, machte mir einer der Soldaten mit der flachen Klinge seiner Lanze deutlich, daß dieser unser Ziel war. Die spärlichen Gräser waren vertrocknet, und ich habe noch die Tausende von Heuschrecken in Erinnerung, die meine Fußsohlen aufstörten, als wir die Straße verließen. Ich war glücklich, ein wenig Schatten zu finden, und eilte meinen Wächtern einige Schritte voraus, um noch einmal die Gegenwart der Bäume, ihren Duft in mich aufzusaugen.

Unser Weg war zu Ende. Dies wurde mir in einer Woge des Friedens klar, als plötzlich um uns die Geräusche der Natur verstummten. Ein bleiernes Schweigen lähmte alles, ließ den Vogel mitten in seinem Gesang verstummen.

Ich wandte mich abrupt zu den Soldaten um. Noch während dieser Bewegung nahm ich das Aufblitzen eines Wurfspießes wahr, der sich in meine Brust bohrte. Der Aufprall war heftig, und ein dumpfer Schmerz breitete sich an der Stelle aus, an die ich so oft meine Hand geführt hatte. Dann war nichts mehr... Nicht einmal das Geräusch eines Körpers, der zu Boden stürzte.

Dort lag nun dieser Körper, ich sah ihn unter mir, mit einem bleichen Gesicht und noch triefend von Schweiß. Zu seinen Füßen waren zwei Männer, die fast ebenso bleich waren wie er und die die Spitze einer Lanze mit Laub abwischten. Ich hörte sie kein einziges Wort sagen, doch sah ich sie mit eiligen Schritten zurück zur Straße gehen, nachdem sie rasch einige Zweige über den Leichnam geworfen hatten.

Dies war also der Tod... Jener Berg des Schweigens um eine leere Hülle, jene Regenbögen, die über den Bäumen aufstiegen und sich um mich zu drehen begannen... »um mich!« wie seltsam war doch dieses Wort, das in meinem Bewußtsein nun einen ganz anderen Klang hatte...

Von einer unsäglichen Seligkeit durchschauert begriff ich jetzt, daß dieses »Ich« nicht mehr dort in jener Gestalt war, die irgendwo unter einem Baum ausgestreckt lag, sondern überall zugleich, im geringsten Licht, das in dieser wunderschönen Natur aufstrahlte. Zum erstenmal war ich in ihrem Einatmen und in ihrem Ausatmen, in ihrem Saft, vom Strom ihrer Liebe getragen, von einer heiteren weißen Spirale emporgehoben...

Dies war also der Tod, der Tod, der von selbst kommt, wenn man in aller Gelassenheit seine Seite im Buch des Lebens fertig geschrieben hat. Die Seele außerhalb... nein, auf der Schwelle unermeßlich weiter Horizonte!

Aus diesen Sekunden der Ewigkeit trat wieder ein wenig mehr die unglaubliche Gegenwart jener namenlosen Liebe hervor, die unermüdlich alle Unruhe hinwegfegt, jene Liebe, die uns immer wieder auf die Wanderschaft schickt und auch heute zur Feder greifen läßt...

Zweitausend Jahre sind nichts...

Mögen diese Zeilen nicht die Sehnsucht nach einer Zeit nähren, die die unsere vorbereitete. Möge man jetzt begreifen, daß die Verheißung, die die Zwölf, die Zweiundzwanzig oder die Einhundertacht wiederholt haben, keine Verheißung ist, weil sie unmittelbare Wirklichkeit ist. Die feuerfarbenen Karten erheben sich hier, flammender als je, um Millionen von Seelen gekräftigt, die sich heute mit ihnen verbinden!

Heute das Heute leben! Denn jene Perle, die einst den mißverstandenen Namen der Liebe trug, jene vollkommene Blüte des Friedens, die alle Menschen in ihrem Herzen schlummernd tragen, diese Blüte muß sich jetzt im Angesicht der Welt strahlend entfalten.

*Weitere Titel*
*aus dem*
*Kailash-Programm*

Anne und Daniel Meurios-Givaudan

## Vom Geist der Sonne

Die Friedensbotschaft der Lichtgestalt aus Damaskus

*170 Seiten, Festeinband*

Im Nahen Osten soll sich ein neuer Jesus inkarniert haben. Die Autoren empfangen dank ihrer spirituellen Medialität in Syrien die Botschaften dieser Lichtgestalt, die verkündet: Wir müssen die Mauern der Illusionen niederreißen, die wir immer wieder um uns herum errichten – denn das Licht scheint in jedem einzelnen von uns. Dieses Ziel ist nicht durch Gewalt und Kampf, sondern nur durch die reinigende Kraft der Liebe zu erreichen: »Ich habe Euch nur ein Gesetz zu verkündigen: dasjenige Eures Herzens...«
Die Reise, von der Anne und Daniel Meurois-Givaudan hier berichten, führt weiter als bis Damaskus: Sie führt in unser Herz, in dem es ein ewiges Licht zu entdecken gilt...

Anne und Daniel Meurois-Givaudan

## Die neun Schritte ins Leben

Der Initiationsweg zur Geburt

*199 Seiten, Festeinband*

Ein Mädchen kommt zur Welt – und während der neun Monate der Schwangerschaft wird seine Seele, die sich auf ihre Reinkarnation vorbereitet, von den Autoren, Spezialisten außerkörperlicher Erfahrungen, begleitet. In allen Einzelheiten beschreiben sie die psychologischen und physischen Wandlungen dieser Seele; durch ihre Teilnahme an diesem Prozeß, in dem sich das Lichtwesen einer paradiesähnlichen Zwischenwelt zum neugeborenen Kind unserer Erdenwelt entwickelt, lernen sie schließlich eine neue menschliche Dimension unseres Daseins kennen.
So sehen sich die Leser, als Zeugen dieser Reise aus der Welt des Jenseits ins Diesseits, dazu aufgefordert, selbst die beschriebene Wandlung mitzuvollziehen: »Sollten die folgenden Seiten dazu beitragen, etwas mehr Liebe, etwas mehr Zärtlichkeit und etwas mehr Freude in dieser Welt zu verbreiten, dann haben wir den richtigen Ton getroffen...«